丁震医学教育® www.dzyxedu.com 护理考试丛书

丁震主管护师急救包®

护理学（中级）

单科第3科专业知识

考点背诵及强化1000题

丁　震　编著

山东城市出版传媒集团·济南出版社

图书在版编目（CIP）数据

护理学（中级）单科第 3 科专业知识考点背诵及强化 1000 题 / 丁震编著 . — 济南 : 济南出版社 , 2023.9
（丁震主管护师急救包）
ISBN 978-7-5488-5910-9

Ⅰ . ①护… Ⅱ . ①丁… Ⅲ . ①护理学—资格考试—自学参考资料 Ⅳ . ① R47

中国国家版本馆 CIP 数据核字 (2023) 第 181582 号

丁震主管护师急救包 护理学（中级）单科第 3 科专业知识考点背诵及强化 1000 题
DING ZHEN ZHUGUAN HUSHI JIJIUBAO HULIXUE (ZHONGJI) DANKE DI 3 KE ZHUANYE ZHISHI KAODIAN BEISONG JI QIANGHUA 1000 TI
丁震 / 编著

出 版 人 田俊林
责任编辑 李 哲
装帧设计 舜思教育

出版发行 济南出版社
地 址 济南市市中区二环南路 1 号（250002）
总 编 室 （0531）86131715
印 刷 三河市中晟雅豪印务有限公司
版 次 2023 年 9 月第 1 版
印 次 2023 年 9 月第 1 次印刷
成品尺寸 210mm × 285mm 16 开
印 张 15.75
字 数 504 千
定 价 59.00 元

内容简介

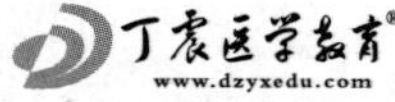

本书是护理学（中级）资格考试的复习参考用书，主要为上一年度主管护师主专业（代码368）第三科（专业知识）考试未通过的考生编写。全书分为考点背诵和强化试题两个部分。考点背诵部分根据考试大纲对单科目考核的内容要求和历年考试命题情况编写，分为内科、外科、妇产科、儿科四章，主要从疾病的临床表现、治疗要点、用药护理等几个方面做了较大跨度的知识总结和归纳，方便考生强化理解和背诵；另外还涉及少数跨科目的辅助检查、病因与发病机制等内容，以确保单科复习的系统性和完整性。强化试题部分精选1000题，共10套试卷，供考生专项实战模拟；1000题均配有原创解析，对有干扰价值的选项逐项对比解析，帮助考生深刻理解考试重点。本书也可供第一年参加考试并习惯拆分为单科报考和复习的考生使用。

前 言

全国卫生专业技术资格（初、中级）以考代评工作从2001年开始正式实施，参加并通过考试是用人单位评聘相应技术职称的必要依据。2011年，原初级护士专业考试并轨、独立为全国护士执业资格考试。自2024年起，取消中医护理学（师）和中医护理学（中级）2个专业，将中医护理学并入护理学专业，在护理学专业考试中增加中医内容；另外取消了结核病学、职业病学、计划生育和职业卫生4个专业。目前，全国卫生专业技术资格（初、中级）考试共设113个专业，涵盖护理、临床医学、药学、检验、影像、康复、口腔、预防医学、中医药等学科领域。

全国卫生专业技术资格（初、中级）考试采用4个科目的考试形式，4个科目分别为第一科基础知识、第二科相关专业知识、第三科专业知识、第四科专业实践能力。每个科目有100个得分点，满分100分，60分即通过该科目。科目成绩实行2年有效的滚动管理办法，考生须在连续的2个考试年度内通过同一专业的所有4个考试科目，方为所报考专业成绩合格。各专业考试涉及知识范围广，有一定难度，考生对应考复习资料的需求较强烈。

目前，除护理学（师）专业仍为纸笔答题外，其余的112个考试专业均采用人机对话方式。采用人机对话考试后，每个考试科目的考试时间由原纸笔方式的120分钟减少至90分钟，完整的一个专业考试时间也由原纸笔方式的2天变为1天，即采用人机对话方式考试的4个科目分别在上午和下午各完成2个科目。

全国卫生专业技术资格（初、中级）考试共分为A1/A2、B1、A3/A4和案例分析题4类题型（已取消X型多选题），案例分析题只出现在临床医学专业的第四科。人机对话考试根据报考专业和科目的不同，每个科目会按上述4类题型划分为不同的模块，每个模块答题结束须提交方可进入下一个模块的答题，已提交的模块不可再回退修改答案；A3/A4和案例分析题的每道题或每个提问也只能向前点击，不可回退修改。A1/A2和B1两类题型在该模块未提交时可回退修改。

护理学（中级）考试也称为主管护师考试，分为主专业（专业代码368）以及内科（专业代码369）、外科（专业代码370）、妇产科（专业代码371）、儿科（专业代码372）和社区（专业代码373）亚专业，共6个专业。

主专业因考生人数较多，每年通常分为多个批次（3或4批）考试，亚专业均为1个批次，具体考试批次及时间以当年国家卫生健康委人才交流服务中心发布的官方通知为准。分多个批次的主专业考试，各批次的命题均不相同。

主专业和各亚专业的考试范围相互交叉、关系复杂，根据我们汇总的考生提问发现，如果没有针对性的复习参考书和培训课程，绝大多数考生分不清楚自己所报考主专业或亚专业的复习范围，以至于花费大量精力，却做了很多无用功。为此，考生在报考前务必对自己报考专业的考查范围做到心中有数。

首先，要明确第一、第二2个科目为主专业和亚专业共用。内科、外科、妇产科、儿科和社区这5个亚专业根据当年考试时间安排，第一、第二 2 个科目与同时间考试的主专业使用相同的试卷。第二科的考试范围非常清晰，是护理健康教育学、医院感染护理学、护理管理学这 3 章的内容。但需要特别强调的是，第一科的考试范围是内科、外科、妇产科和儿科这 4 个临床学科全部疾病的相应内容，比如，内科亚专业的考生，第一科并不只考内科，还要考外科、妇产科和儿科，如果仅仅复习内科，将会差之甚远。

其次，要明确社区护理学仅是报考社区亚专业才会考的内容，报考主专业以及内科、外科、妇产科和儿科这 4 个亚专业的考生都不需要复习社区护理学的内容。

再次，要明确主、亚专业第三、第四 2 个科目的考试范围。内科、外科、妇产科、儿科和社区这 5 个亚专业分别只考各自对应学科的全部内容。比如，内科亚专业，第三、第四科只考内科，不考外科、妇产科和儿科；社区亚专业只考社区护理学。而主专业第三、第四科包含了内科、外科、妇产科和儿科这 4 个学科的内容，但是要注意，并不是这 4 个学科的全部内容，而仅仅是考试大纲中标“*”的疾病或内容。

此外，还需要特别强调，主管护师考试只有第二科的考试范围非常清晰，第一、第三、第四这 3 个科目除涉及主、亚专业复杂的学科和疾病复习范围划分之外，还涉及疾病的病因与发病机制、解剖生理、病理、病理生理、临床表现、辅助检查、治疗要点和护理措施（我称以上内容为“大纲要点”）等命题范围区分。

第一、第三、第四科的大纲要点考查规则非常复杂，对一次考试同时报考这 3 个科目的考生来讲，全部复习即可，对每个科目的大纲要点范围可以不作区分，这个问题并不重要；但对于需要在这 3 个科目中只选取其中的 1 或 2 个科目报考的考生来讲，就应该把这 3 个科目所对应的大纲要点范围区分清楚，否则会做很多无用功。虽然考试大纲对这 3 个科目的大纲要点范围有具体要求，但在考试大纲中的标记琐碎、复杂，并且实际考试命题与考试大纲并不完全相符，甚至有些方面相差巨大，即便完全按考试大纲复习，也难免“掉坑”，这成为导致主管护师考试未通过的重要因素。尤其对于单科补考的考生，补考失利就意味着第 3 年需要全部重新报考。

以上考试规则非常复杂，把不同考试专业的不同考试科目从学科、疾病及大纲要点之间复杂的命题范围关系区分清楚，是一件非常困难的事，所以很多考生只会捧着一本厚厚的考试指导教材，不作区分、全书复习，虽精神可嘉，但复习效率非常低。

为了很好地解决不同专业考生分科目应考的难题，最佳的方法不是告诉考生每个专业各个科目的复习范围，而是直接向考生提供各专业、各单科的图书或课程。所以，我早在任人民军医出版社考试中心主任时期，就策划编写了主专业单科复习应考的图书，此后的十几年，不断修订并增加了内科、外科亚专业的相应科目，形成了“丁震单科考点背诵及强化 1000 题丛书”。该系列图书以试题为主，每本图书包含单科试卷 10 套，共 1000 题；同时总结了需要强化背诵的重点考试内容，以表格归纳为主。本丛书特别适合单科补考的考生，也适用于偏好拆分成单科复习的考生。

应试指导教材对复习备考必不可少，尤其对于基础相对薄弱的考生，有助于建立系统的知识体系，把握更多考试细节。丁震版应试指导教材以历年考试命题为依据，对历年常考的重点内容编写得非常详细，而对不常考的内容则一笔带过，并舍去了主专业及内科、外科、妇产科、儿科 5 个专业都不会考的社区护理学，大大压缩了教材篇幅，减轻了考生的备考复习压力。

考试前大量综合刷题更是必不可少，丁震版综合刷题卷题量大，且区分了主、亚专业。主专业有《护理学（中级）模拟 6 套卷全解析》《护理学（中级）预测 5 套卷全解析》《护理学（中级）冲刺 4 套卷全解析》3 种试卷（简称“主专业 6 ＋ 5 ＋ 4 刷题三本套”），共 15 套卷 6000 题；内科、外科亚专业分别有“模拟 6 套卷”和“冲刺 4 套卷”各 2 本（简称“亚专业 6 ＋ 4 刷题两本套”），每个亚专业共有 10 套卷 4000 题。

2024 年，新增了两本图书。一本是《护理学（中级）历年真题考点解读 5 套卷》，这本书是我们根据近两年多批考试原创的全真试卷和解析，体现了近年考试命题微妙的变化，参考价值特别高。另一本是《护理学（中级）札记》，这是一本图表化的记忆手册，以表格总结归纳历年考试的高频知识点，以流程图和思维导图梳理重点疾病的知识逻辑，并配套近 20 节重点难点疾病的精品课程。

由于主管护师考试难度大，对于复习应考较吃力或想尽快通过考试的考生，培训课程可以大幅度降低复习备考难度。课程充分体现了我和我的讲师团队对主管护师考试教学的专业研究成果，对考生顺利通过考试将大有裨益，且可以大幅降低复习的时间成本。

丁震主管护师“单科预测课”和“单科押题课”于 2019 年首次以直播形式推出，此后课件经过不断修订完善，试题和考点覆盖更广；2023 年起已全部转变为线上录播课的形式，既有以讲题为主的“单科预测课”“单科押题课”“历年题讲解课”“病例分析专项课”，也有以讲知识点为主的“核心考点课”等。“单科预测课”“单科押题课”是主干课程，以“点线学习法”的思路展开讲解，重在类似知识点的分类和归纳。在讲解中对知识点的扩展是课程的最大特色，特别有助于考生深刻理解每道题和每个知识点，融会贯通，举一反三。

2024 年，我们还将增加高端班型，其对考生最大的价值是用最少的精力通过考试。课程中增加了近两年考试新题，主要课程均为全新录制，针对性更强，押中率更高。

在图书编写和课程制作过程中，我和我的团队始终坚持两个基本原则：一是内容原创原则；二是及时修订原则，每年增补新的知识总结和新试题。只有不断努力，才能出精品。

由于编写和出版的时间紧、任务重，书中不足之处，请考生批评指正。

丁震

2023 年 9 月于北京

目 录

丁震医学教育 www.dzyxedu.com

第一部分 考点背诵

第二部分　强化 1000 题

附：答案与解析

第一部分　考点背诵

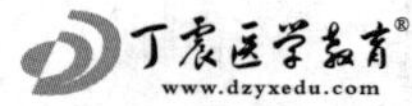

第一章　内科护理学

考点背诵 1：叩诊音

叩诊音	临床意义
实　音	大量胸腔积液、肺实变
浊　音	肺炎、肺不张、胸膜增厚
清　音	正常肺叩诊音
过清音	慢性阻塞性肺疾病
鼓　音	气胸、肺空洞

考点背诵 2：肺源性呼吸困难

分　类	临床表现	常见疾病
吸气性呼吸困难	吸气费力，吸气时间延长，出现三凹征，由上呼吸道部分梗阻所致	喉头水肿、气管异物等
呼气性呼吸困难	呼气费力，呼气时间延长，由下呼吸道部分梗阻所致	支气管哮喘、小支气管痉挛、慢性阻塞性肺疾病（COPD）、喘息型慢性支气管炎等
混合性呼吸困难	吸气和呼气均感费力，呼吸表浅、频率增加	重症肺炎、胸腔积液、大面积肺不张等

助记歌谣　喉水肿，管异物，吸气困难要记住。慢阻肺，小痉挛，哮喘喘支呼气难。重肺炎，肺不张，胸腔积液混合样。

考点背诵 3：呼吸系统疾病的临床表现

疾　病	重要的临床表现
急性呼吸道感染	根据主要感染部位的不同可分为急性鼻炎、急性咽炎、急性扁桃体炎等。成人、年长儿以鼻部症状为主； 急性气管 - 支气管炎：初为刺激性干咳，后出现咳嗽、咳痰
慢性阻塞性肺疾病	慢性支气管炎：“咳、痰、喘、炎”。长期反复咳嗽、咳痰为其最突出的症状； COPD：特征性症状是慢性和进行性加重的呼吸困难、咳嗽和咳痰。可出现桶状胸，严重者可有缩唇呼吸
慢性肺源性心脏病	肺、心功能代偿期：发绀，肺气肿，肺动脉瓣区第二心音（P_2）亢进、三尖瓣区收缩期杂音或剑突下心脏搏动增强； 肺、心功能失代偿期：最突出的表现为呼吸困难加重，严重者出现肺性脑病，表现为谵妄、嗜睡、躁动、抽搐等，是慢性肺源性心脏病死亡的首要原因。心力衰竭以右心衰竭为主

续 表

疾　病	重要的临床表现
肺结核	发热最常见，多表现为长期午后低热；1/3~1/2患者有小量咯血（＜100ml/d），严重者可大咯血（＞500ml/d，或1次＞300ml），最危急的并发症是窒息
呼吸衰竭	呼吸困难：是最早、最突出的症状。主要通过动脉血氧分压（PaO_2）检查判定； Ⅰ型呼吸衰竭：PaO_2＜60mmHg，$PaCO_2$正常或低于正常； Ⅱ型呼吸衰竭：PaO_2＜60mmHg且$PaCO_2$＞50mmHg； 呼吸形式：呼吸性酸中毒，浅快呼吸；CO_2麻醉，浅慢呼吸； 肺性脑病：神经系统先兴奋后抑制；皮肤黏膜充血、温暖多汗、球结膜水肿、血压先升高后下降

考点背诵4：肺炎的临床表现及治疗药物

疾　病	临床表现	治疗药物
肺炎链球菌肺炎	急性起病，寒战、高热多呈稽留热，伴头痛和全身肌肉酸痛。早期干咳，继之出现脓痰，呈铁锈色	首选青霉素。对青霉素过敏者，可选用大环内酯类或喹诺酮类药物
肺炎支原体肺炎	阵发性刺激性干咳，可有少量黏痰或脓痰。胸部体征不明显，与肺部病变程度常不成比例	首选大环内酯类抗生素，如红霉素、罗红霉素和阿奇霉素
军团菌肺炎	高热（稽留热）伴寒战。咳嗽，咳少量黏痰，可伴胸痛、呼吸困难等。急性病容、相对缓脉，肺外症状明显	首选大环内酯类抗生素，如红霉素、罗红霉素和阿奇霉素
金黄色葡萄球菌肺炎	起病急、病情严重、进展快，全身中毒症状明显。高热呈弛张热，肺部啰音出现早，有荨麻疹或猩红热样皮疹，迁徙性脓肿	半合成青霉素或头孢菌素类联合氨基糖苷类，耐药者选用万古霉素
肺炎克雷伯菌肺炎	典型痰液为砖红色胶冻样痰	首选头孢菌素类和氨基糖苷类
铜绿假单胞菌肺炎	中毒症状明显，高热呈弛张热，典型痰液呈翠绿色脓性痰	β-内酰胺类、氨基糖苷类和喹诺酮类
呼吸道合胞病毒肺炎（喘憋性肺炎）	最常见的病毒性肺炎，多见于1岁以内婴儿，呼吸困难、喘憋、口唇发绀、鼻翼扇动及三凹征	首选抗病毒药物如利巴韦林，若合并感染性休克可短期应用糖皮质激素
腺病毒肺炎	多见于6个月至2岁婴幼儿，起病急骤、高热多呈稽留热或弛张热，麻疹样皮疹。X线检查改变较肺部啰音出现早	首选抗病毒药物如利巴韦林

考点背诵5：呼吸系统疾病的治疗与护理

疾　病	治疗与护理
急性呼吸道感染	病毒感染者常选用抗病毒药物；细菌感染者应用抗菌药物治疗，常选用青霉素类、头孢菌素类或大环内酯类
慢性支气管炎	急性发作期的治疗包括病因治疗和对症治疗，其中最主要的是病因治疗即控制感染。其次是祛痰镇咳、解痉、平喘、雾化吸入等对症治疗
慢性阻塞性肺疾病	发生低氧血症者可用鼻导管或面罩吸氧。采用低浓度、低流量持续给氧，避免吸入氧浓度过高引起二氧化碳潴留； 呼吸功能锻炼是改善早期肺气肿的关键措施

续　表

疾　病	治疗与护理
慢性肺源性心脏病	治疗原则：治肺为本、治心为辅； 合理氧疗，采用低浓度、低流量持续给氧，24 小时不间断； 选用温和的利尿药，小剂量、短疗程使用，如氢氯噻嗪； 急性加重期禁用镇静药
肺结核	治疗原则：早期、联合、适量、规律和全程治疗； 一线化疗药物包括全杀菌药(异烟肼、利福平)、半杀菌药(链霉素、吡嗪酰胺)、抑菌药(乙胺丁醇)； 化疗方案分为强化期和巩固期。总疗程 6~8 个月，初治强化期 2 个月，巩固期 4~6 个月； 中、大量咯血者应严格卧床，取患侧卧位，保持呼吸道通畅（关键措施），大量咯血者静脉给予垂体后叶素，窒息时取头低足高俯卧位
呼吸衰竭	治疗原则：保持呼吸道通畅（最重要），迅速纠正缺氧，改善通气，积极治疗原发病，消除病因，纠正酸碱平衡失调及维持重要脏器的功能； 呼吸衰竭患者应取半坐卧位或端坐位，促进肺膨胀，有利于改善呼吸

考点背诵 6：呼吸系统疾病吸氧流量、浓度及注意事项

疾　病	氧流量（L/min）	氧浓度（%）	注意事项
慢性阻塞性肺疾病	1~2	28~30	给氧不少于 15 小时 / 天，尤其夜间不可间断
慢性肺源性心脏病	1~2	28~30	
Ⅱ型呼吸衰竭	1~2	＜ 35	
Ⅰ型呼吸衰竭		＞ 35	
慢性心力衰竭	2~4	29~37	
急性心力衰竭	6~8	45~53	20%~30% 乙醇湿化吸氧
急性呼吸窘迫综合征（ARDS）		＞ 50	呼气末正压（PEEP）

考点背诵 7：缺氧程度的判断及氧疗

（1）血气分析检查结果是氧疗的客观指标。

① PaO_2 是反映缺氧的敏感指标，是决定是否给氧的重要依据，对于成年患者，特别是慢性呼吸衰竭者（PaO_2 ＜ 60mmHg），应给予吸氧。

② $PaCO_2$ 是决定给氧方式的主要依据，若无二氧化碳潴留，则高浓度给氧。若存在二氧化碳潴留，则低流量、低浓度给氧，防止高浓度吸氧解除主动脉体和颈动脉体的兴奋性，从而抑制呼吸，加重缺氧和二氧化碳潴留。

（2）PaO_2 正常值为 95~100mmHg。

（3）$PaCO_2$ 正常值为 35~45mmHg。

（4）SaO_2 正常值为 95%~98%。

考点背诵 8：结核菌素试验判断标准

硬结直径	判断标准
＜ 5mm	阴性（－）
5~9mm	阳性（＋），常为接种卡介苗后，硬结浅红，边缘不清，2~3 天后消失

续 表

硬结直径	判断标准
10~19mm	中度阳性（＋＋），提示有结核分枝杆菌感染，硬结深红，边缘清，7~10 天后消失
≥ 20mm	强阳性（＋＋＋），提示有活动性结核病的可能
除硬结外，还有水疱、破溃、淋巴管炎及双圈反应	极强阳性（＋＋＋＋）

助记歌谣　小五阴，阳到九，接种卡介经常有。十九中，感结核，二十强阳结核活。

考点背诵 9：常用抗结核药物的不良反应

抗结核药物	不良反应
链霉素	听力障碍、眩晕、口周麻木、肾损害及过敏反应
利福平	肝损害（ALT 升高和黄疸）、胃肠道不适、过敏反应
异烟肼	周围神经炎、肝损害（ALT 升高）
吡嗪酰胺	高尿酸血症常见，药物性肝炎（ALT 升高、黄疸）、皮疹、胃肠道反应少见
乙胺丁醇	球后视神经炎、胃肠道反应
对氨基水杨酸	胃肠道反应、过敏反应、肝损害

助记歌谣　全异周围利福肝，半链听肾吡尿酸。抑菌乙胺最伤眼，伤胃对氨水杨酸。

考点背诵 10：心力衰竭的临床表现

	主要症状	主要体征
左心衰竭	劳力性呼吸困难：最早出现的症状； 夜间阵发性呼吸困难：最典型的表现； 端坐呼吸：肺淤血达到一定程度，患者不能平卧； 急性肺水肿：最严重的情况； 咳嗽、咳痰、咯血：咳粉红色泡沫样痰是急性肺水肿的典型表现	肺部湿啰音是主要肺部体征； 心脏体征：左心室扩大，可闻及舒张早期奔马律，肺动脉瓣区第二心音（P_2）亢进。交替脉是重要体征
右心衰竭	消化道症状：恶心、呕吐、食欲减退、腹胀、肝区胀痛等是最常见的症状； 呼吸困难：发绀是由体循环静脉淤血，血流缓慢，血液中的还原血红蛋白增多所致	颈静脉征：颈静脉充盈、颈静脉怒张是最早征象； 水肿：典型体征，是由体循环静脉压力增高所致；水肿从足、踝开始，逐渐向上蔓延，呈对称性、凹陷性，长期卧床患者以骶尾部最明显； 胸腔积液和腹腔积液； 心脏体征：右心室扩大，胸骨左缘或剑突下可见心脏搏动。三尖瓣听诊区可闻及收缩期杂音

考点背诵 11：心功能分级及活动指导

分　级	心功能表现	活动指导
Ⅰ　级	体力活动不受限，日常活动（一般活动）不引起明显的气促、乏力或心悸	注意休息，不限制一般的体力活动，适当锻炼，但应避免剧烈运动和重体力劳动

续 表

分　级	心功能表现	活动指导
Ⅱ　级	体力活动轻度受限，休息时无症状，日常活动（一般活动）如平地步行 200~400m 或以常速上 3 层以上楼梯的高度时，出现气促、乏力或心悸	适当限制体力活动，可从事轻体力活动和家务劳动，增加午睡时间，劳逸结合
Ⅲ　级	体力活动明显受限，稍事活动或轻于日常活动（一般活动）如平地步行 100~200m 或以常速上 3 层以下楼梯的高度时，即引起显著气促、乏力或心悸	限制日常体力活动，以卧床休息为主，鼓励或协助患者自理日常生活
Ⅳ　级	体力活动重度受限，休息时也有气促、乏力或心悸，稍有体力活动症状即加重，任何体力活动均会引起不适	不需要静脉给药者为Ⅳ a 级，可在室内或床边略活动；需要静脉给药者为Ⅳ b 级，应绝对卧床休息，日常生活由他人照顾，卧床时应做肢体被动运动

助记歌谣 Ⅰ级心衰不受限，日常活动难出现。Ⅱ级活动轻受限，行 2 上 3 症状现。Ⅲ级明显活动限，未及 23 就出现。Ⅳ级重度活动限，即便休息也常见。

考点背诵 12：心脏瓣膜病的临床表现

	二尖瓣狭窄	二尖瓣关闭不全	主动脉瓣狭窄	主动脉瓣关闭不全
早期症状	劳力性呼吸困难	无症状或疲劳、乏力	无明显症状	无症状或心悸、心尖区不适
严重症状	急性肺水肿常见	呼吸困难出现较晚	呼吸困难、心绞痛、晕厥三联征	呼吸困难
杂音听诊部位	心尖区	心尖区	胸骨右缘第 2 肋间	胸骨左缘第 3、4 肋间
杂音时期	舒张中晚期	全收缩期	收缩期	舒张期
杂音性质	隆隆样	粗糙吹风样	粗糙、响亮吹风样	高调叹息样
最常见并发症	心房颤动	心房颤动	心房颤动	感染性心内膜炎
其他并发症	左心衰竭、血栓栓塞、右心衰竭、肺炎、感染性心内膜炎	左心衰竭、感染性心内膜炎、体循环栓塞	左心衰竭、胃肠道出血	左心衰竭、室性心律失常

助记歌谣 二狭主不全，音在舒张期。二为隆隆样，不全高叹息。主狭二不全，音在收缩期。粗糙吹风样，主狭更响亮。

考点背诵 13：稳定型心绞痛与急性心肌梗死的鉴别

	稳定型心绞痛	急性心肌梗死
典型症状	发作性胸痛和胸部不适	心前区剧烈疼痛是最早出现和最突出的症状
胸痛特点	压榨、憋闷、紧缩、烧灼或窒息感	
濒死、恐惧感	偶伴	常伴
胸痛部位	胸骨后上中段或心前区	
放　射	多至左肩，沿左臂尺侧至环指和小指；向上可至颈、咽部和下颌部	
持续时间	一般 3~5 分钟，不超过 30 分钟	10~20 分钟以上
诱　因	体力劳动、情绪激动、饱餐、寒冷、吸烟	一般无明显诱因
好发时段	早晨和上午	

续 表

	稳定型心绞痛	急性心肌梗死
含服硝酸甘油	1~2 分钟开始起效，10 分钟以上不缓解考虑非心绞痛	无效
消化道症状	无	恶心、呕吐、上腹胀，重者可有呃逆
全身症状	无	发热，38℃左右
体　征	心率增快，血压下降	心率多增快，血压下降，第四心音奔马律
严重表现	无	心律失常（多数患者会在发病 1~2 天出现，尤其是 24 小时内，以室性心律失常最多见。心室颤动常是急性心肌梗死早期，特别是入院前患者死亡最主要的原因。下壁心肌梗死常易发生完全性房室传导阻滞）、心力衰竭、休克、猝死

考点背诵 14：洋地黄的用药护理

	说　明
常用药物	地高辛、毛花苷丙（西地兰）
药理机制 临床应用	治疗剂量可增强心肌收缩力、减慢心率、抑制心脏传导系统，使心脏每搏输出量和心排血量增加，改善肺循环及体循环淤血
	心力衰竭：伴快速心房颤动 / 心房扑动的收缩性心力衰竭是应用洋地黄的最佳指征
	心房颤动：抑制房室传导，使过快的心房纤维颤动不能通过房室结向下传导至心室，减慢心室率，改善循环功能障碍。但并不能终止心房颤动
	心房扑动：是治疗心房扑动最常用的药物
禁忌证	阵发性室上性心动过速：有效，但少用
	绝对禁忌证：洋地黄中毒或过量者
	相对禁忌证：重度二尖瓣狭窄、严重房室传导阻滞、梗阻性肥厚型心肌病
	慎用：急性心肌梗死等缺血性心脏病、慢性肺源性心脏病
不良反应	心脏毒性反应： 快速型心律失常最常见和最早出现的是室性期前收缩，如二联律、三联律甚至心室颤动； 缓慢型心律失常常见房室传导阻滞或窦性心动过缓； 胃肠道反应：食欲减退、恶心、呕吐等； 神经系统反应：头痛、头晕、视物模糊、黄视、绿视等
用药护理	当患者心律或脉搏节律由规则变为不规则，或由不规则变为规则，心率或脉搏＜ 60 次 / 分，均提示洋地黄中毒，应暂停用药并通知医生； 洋地黄化心电图特征性表现：ST 段出现鱼钩样改变
毒性反应处理	一旦发现中毒，应立即停用洋地黄，严格卧床，取半坐卧位； 快速型心律失常：停用排钾利尿药，积极补钾，避免诱因；严重者可遵医嘱给予苯妥英钠（首选）或利多卡因治疗； 缓慢型心律失常：使用阿托品治疗，不宜补钾
配伍禁忌	注意不与奎尼丁、普罗帕酮、维拉帕米、胺碘酮、钙剂、阿司匹林等药物合用

考点背诵 15：循环系统疾病治疗用药及用药护理

药　物	使用情况
利尿药	应从小剂量开始，间断使用； 排钾利尿药首选呋塞米，易引起低钾血症； 保钾利尿药有螺内酯（安体舒通），不良反应可引起男性乳腺增生，停药后可消失
血管紧张素转换酶抑制剂（ACEI）	常用药物有卡托普利、依那普利、福辛普利等； 是目前治疗和改善慢性心力衰竭预后的首选药；是原发性高血压治疗的一线用药之一；降低心绞痛和急性心肌梗死病死率；延缓慢性肾衰竭；改善或阻止肾功能恶化。从小剂量开始，终身用药
血管紧张素Ⅱ受体拮抗剂（ARB）	常用药物有氯沙坦、缬沙坦等； ARB 与 ACEI 的药理作用基本相同，当患者因 ACEI 引起的干咳不能耐受时，可改用 ARB
β 受体阻滞剂	常用药物：美托洛尔（倍他乐克）、比索洛尔、卡维地洛等； 治疗高血压的基础药物；对心绞痛有良好疗效；降低心力衰竭患者病死率；对多种原因引起的室上性和室性心律失常均有效；支气管哮喘、心动过缓、房室传导阻滞、重度心力衰竭患者禁用
钙通道阻滞剂（CCB）	二氢吡啶类钙通道阻滞剂：硝苯地平、尼卡地平、非洛地平等； 降低血压，对各型心绞痛均有用。心力衰竭患者慎用
硝酸甘油	终止心绞痛发作最有效、作用最快的药物。常见给药方式为舌下含服，用药后应立即平卧，以防直立性低血压的发生
硝普钠	高血压急症首选药物，同时扩张小动脉和小静脉； 应现用现配，保存和应用不超过 24 小时。滴注过程中应避光，并用黑纸遮挡
胺碘酮	目前临床应用最广泛的抗心律失常药，常见不良反应有窦性心动过缓、房室传导阻滞，静脉给药时低血压常见，很少引起致命性心律失常。心外毒性最严重的为肺纤维化，长期使用可致死亡
利多卡因	不良反应可出现中枢神经系统毒性反应；眼球震颤是中毒的早期症状
肾上腺素	心脏复苏的首选药，可增强心脏传导系统自律性和心肌收缩力

考点背诵 16：心律失常的心电图特点

心律失常	分　类	心电图特点
窦性心律失常	窦性心动过速	窦性 P 波规律出现，频率＞100 次 / 分，PP（或 RR）间期＜0.6 秒
	窦性心动过缓	窦性 P 波规律出现，频率＜60 次 / 分，PP（或 RR）间期＞1 秒
	窦性心律不齐	窦性 P 波，PP（或 RR）间期长短不一，相差 0.12 秒以上
期前收缩	房性期前收缩	P' 波提早出现，其形态与窦性 P 波不同；PR 间期＞0.12 秒；QRS 波群形态与正常窦性心律的 QRS 波群相同，期前收缩后有一不完全代偿间歇
	室性期前收缩	QRS 波群提前出现，形态宽大畸形，QRS 时限＞0.12 秒，其前无相关的 P 波；T 波常与 QRS 波群的主波方向相反；期前收缩后有完全代偿间歇
心动过速	房性心动过速	心房率 150~200 次 / 分；P 波形态与窦性者不同；QRS 波形态正常
	阵发性室上性心动过速	心率 150~250 次 / 分，节律规则；QRS 波形态正常，P 波为逆行性；起始突然，通常由一个房性期前收缩触发
	室性心动过速	心室率 150~250 次 / 分，QRS 波群宽大畸形，时限＞0.12 秒，ST-T 波常与 QRS 波群主波方向相反；心律规则或轻度不规则，P 波与 QRS 波群无固定关系

续 表

心律失常	分 类	心电图特点
扑动和颤动	心房扑动	窦性 P 波消失，F 波出现，频率 250~350 次 / 分，房扑波常以 2∶1 的比例传导到心室，一般情况下 QRS 波群形态正常
	心房颤动	窦性 P 波消失，代之以小而不规则的 f 波，频率 350~600 次 / 分；一般情况下 QRS 波群形态正常；心室率（RR 间隔）极不规则，通常在 100~160 次 / 分
	心室扑动	呈正弦波形，波幅大而规则，频率 150~300 次 / 分
	心室颤动	波形、振幅和频率完全无规则，无法辨认 QRS 波群与 T 波
房室传导阻滞	一度房室传导阻滞	PR 间期＞ 0.20 秒，每个 P 波之后都有 1 个下传的 QRS 波群
	二度房室传导阻滞	二度Ⅰ型：PR 间期进行性延长，直至 P 波不能下传心室，QRS 波群脱落，传导的比例为 3∶2 或 5∶4，之后 PR 间期又恢复以前时限，如此周而复始； 二度Ⅱ型：PR 间期固定，时限正常或延长，QRS 波群间歇性脱落，传导比多为 2∶1 或 3∶1
	三度房室传导阻滞	全部心房冲动均不能传导至心室，心房和心室各自独立活动，P 波与 QRS 波群完全脱离关系，心房率快于心室率

考点背诵 17：心律失常的非药物治疗方法

治疗方法	临床意义
直流非同步电除颤	是目前治疗心室颤动和心室扑动最有效的方法
直流同步电复律	适用于除心室颤动和心室扑动外的快速型心律失常，如室上性心动过速、室性心动过速、持续性心房颤动、心房扑动等，同步装置可使放电时电流正好与 R 波同步
心脏起搏治疗	二度Ⅱ型及三度房室传导阻滞患者，若心室率缓慢可伴有血流动力学障碍，甚至出现阿 - 斯综合征，应及早给予临时或永久心脏起搏治疗
射频消融术	心房扑动和心房颤动患者药物治疗无效，可选用射频消融术

考点背诵 18：胃溃疡与十二指肠溃疡

	胃溃疡	十二指肠溃疡
发病年龄	中老年	青壮年
好发部位	胃角及胃窦小弯侧	球部，前壁较常见
疼痛部位	剑突下正中或稍偏左	上腹正中或稍偏右
疼痛性质	烧灼或痉挛感	钝痛、灼痛、胀痛或剧痛，或仅有饥饿样不适感
疼痛规律	“进食—疼痛—空腹缓解”规律 餐后 0.5~1 小时出现，至下次进食前消失	“空腹疼痛—进食—缓解”规律 餐后 3~4 小时出现，若不服药或进食则持续至下次进食后才缓解
空腹痛	无	有
午夜痛	少有	多有（半数患者）
可否癌变	可能	极少

考点背诵 19：消化系统疾病的临床表现

疾　病	临床表现
消化性溃疡	以慢性、周期性发作、节律性上腹部疼痛为特点，伴反酸、嗳气、烧灼感、恶心、食欲减退等消化不良症状； 常见并发症包括出血（最常见）、急性穿孔（突发刀割样疼痛，可有腹部压痛、反跳痛、腹肌紧张呈“木板样”强直等急性腹膜炎的体征）、幽门梗阻（呕吐宿食）、癌变（疼痛节律变为无规律性）
肝硬化	食欲减退是最常见症状； 出血倾向和贫血（肝合成凝血因子减少、脾功能亢进和毛细血管脆性增加）； 蜘蛛痣和肝掌（肝对雌激素的灭活功能减退，雌激素增多）； 面部和其他暴露部位皮肤色素沉着（肾上腺皮质激素减少）； 腹水是失代偿期最突出的临床表现（门静脉压力增高为决定性因素，其他因素有有效循环血容量不足、肝脏对醛固酮和血管升压素灭活作用减弱等）； 侧支循环建立和开放（食管胃底静脉、腹壁静脉、痔静脉、腹膜后吻合支曲张，脾肾分流）； 脾大、脾功能亢进（最早）； 上消化道出血是最常见的并发症（食管胃底静脉曲张破裂出血）； 肝性脑病是肝硬化失代偿期最严重的并发症，也是最常见的死因
原发性肝癌	肝区持续性胀痛、钝痛或刺痛，当肿瘤侵犯横膈时，疼痛可放射至右肩，肝癌结节破裂出血可引起剧烈全腹痛，遍及全腹，有腹膜刺激征等急腹症表现
急性胰腺炎	腹痛是主要表现和首发症状，多于暴饮暴食或酗酒后突然发作； 腹痛多位于中、左上腹，向腰背部呈带状放射，进食后疼痛加重，一般解痉药不能缓解； 少数急性出血坏死性胰腺炎患者因外溢的胰液及坏死溶解的组织沿组织间隙到达皮下，并溶解皮下脂肪，使毛细血管破裂出血，导致腰部两侧皮肤呈暗灰蓝色（Grey-Turner 征），或脐周皮肤出现青紫色（Cullen 征）； 急性出血坏死性胰腺炎早期发生的休克多为低血容量性休克
上消化道出血	呕血与黑便是上消化道出血的特征性表现； 出血量＞ 5ml/d，大便隐血试验阳性； 出血量＞ 50ml/d，可出现黑便； 胃内积血量＞ 250ml，可引起呕血； 1 次出血量＜ 400ml，多不引起全身症状； 1 次出血量≥ 400ml，可出现头晕、心悸、乏力等全身症状； 短时间内出血量＞ 1000ml，可有休克表现

助记歌谣　五阳五十出黑便，千休四百晕乏现。

考点背诵 20：肝性脑病的临床分期

分　期	0期（潜伏期）	1期（前驱期）	2期（昏迷前期）	3期（昏睡期）	4期（昏迷期）
意识障碍程度	无	无	嗜睡	昏睡	昏迷
精神行为	心理或智力测试轻微异常	轻度性格改变（如焦虑、欣快激动、淡漠）和行为异常	行为异常、言语不清、书写障碍、定向力障碍	常有神志不清或幻觉	昏迷，不能唤醒
腱反射	正常	正常	亢进	亢进	浅昏迷亢进 深昏迷消失
肌张力	正常	正常	增高	增高	浅昏迷增高 深昏迷降低
病理反射	（－）	（－）	（＋）	（＋）	无法引出

续 表

分 期	0期（潜伏期）	1期（前驱期）	2期（昏迷前期）	3期（昏睡期）	4期（昏迷期）
脑电图改变	正常	多数正常	特征性异常	异常	明显异常
扑翼样震颤	无	可有	有	有	无法引出

助记歌谣 0 期潜伏无症状，只有测试轻异常。1 期前驱性格异，多数正常扑翼样。2 期昏迷前嗜睡，肌增腱亢定向障。3 期昏睡与 2 同，脑电异常病理阳。4 期昏迷无法引，腱反肌张记浅亢。

考点背诵 21：幽门螺杆菌感染、原发性肝癌、急性胰腺炎的治疗要点

疾 病	治疗要点
幽门螺杆菌（Hp）感染	标准三联疗法：质子泵抑制剂＋ 2 种抗生素； 经典四联疗法：质子泵抑制剂＋铋剂＋ 2 种抗生素； 具有抗 Hp 作用的抗生素包括克拉霉素、阿莫西林、甲硝唑、替硝唑、喹诺酮类抗生素、呋喃唑酮、四环素等
原发性肝癌	手术是最主要的治疗方法； 肝动脉化疗栓塞（TACE）是肝癌非手术疗法中的首选方法，肝动脉插管化疗使用的冲洗液为 25U/ml 肝素液
急性胰腺炎	减少胰液分泌是最主要的措施，而减少胰液分泌最主要的措施是禁食、禁饮和胃肠减压； 生长抑素、奥曲肽可抑制生长激素释放，还可抑制胃酸、胰腺内分泌（胰岛素和胰高血糖素）及外分泌（胰酶），对胰腺有保护作用； 抗感染早期使用对革兰阴性菌和厌氧菌敏感的抗生素，如喹诺酮类、头孢类或甲硝唑

考点背诵 22：消化性溃疡的药物治疗

类 别	药 物	作用机制	服药时间
H_2 受体拮抗剂	×× 替丁（西咪 / 法莫 / 雷尼）	阻止组胺与 H_2 受体相结合，抑制胃酸分泌	餐中或餐后即刻 / 睡前，与抗酸药间隔 1 小时以上
质子泵抑制剂	×× 拉唑（奥美 / 兰索 / 艾司奥美）	抑制 H^+-K^+-ATP 酶，是最强的抑制胃酸分泌药	晨起吞服或早、晚各服 1 次，不可咀嚼
铋 剂	枸橼酸铋钾、胶体果胶铋	形成胃黏膜保护屏障，兼有抗 Hp 的作用	餐前半小时，不可与抗酸药同时服
胃黏膜保护药	硫糖铝	保护胃黏膜，刺激内源性前列腺素合成，增加黏膜血流量	餐前 1 小时及睡前嚼服
弱碱抗酸药	氢氧化铝（铝）、铝碳酸镁（镁）	使胃内酸度降低	餐前 0.5~1 小时或疼痛嚼服（铝），餐后 1~2 小时或睡前嚼服（镁）
促胃肠动力药	西沙必利、多潘立酮（吗丁啉）	5-HT_4 受体激动剂（西）、多巴胺受体拮抗剂（多）； 促进胃肠动力，治疗反流性疾病	早餐前或睡前（西）； 餐前半小时（多）
硝咪唑类	甲硝唑 / 替硝唑	抗厌氧菌 / 抗滴虫 / 抗阿米巴原虫	餐后半小时
青霉素类	阿莫西林	敏感菌所致的呼吸道、尿路、胆道感染；抗肺炎链球菌、幽门螺杆菌效果好	餐后

续 表

类 别	药 物	作用机制	服药时间
大环内酯类抗生素	克拉霉素 / 红霉素 / 阿奇霉素	治疗葡萄球菌、肺炎链球菌、肺炎支原体、流感嗜血杆菌、淋球菌等感染	多于餐后，但阿奇霉素应空腹

考点背诵 23：上消化道出血的治疗

上消化道出血类型	治疗措施
非静脉曲张性（以消化性溃疡出血最常见）	药物止血：常用质子泵抑制剂（首选）或 H_2 受体拮抗剂，抑制胃酸分泌，大出血时静脉给药
	内镜治疗：适用于活动性出血或暴露血管的溃疡，注射肾上腺素或硬化剂，使用电凝及止血夹等
静脉曲张性（食管胃底静脉曲张破裂）	药物止血：生长抑素和奥曲肽是最常用的血管活性药物，可减少门静脉血流量，降低门静脉压而控制出血
	三腔二囊管压迫止血：在药物治疗无效的大出血时暂时使用，先向胃囊内注气 150~200ml 至囊内压 50~70mmHg，再向食管囊内注气约 100ml 至囊内压 35~45mmHg；为防止黏膜糜烂，气囊充气加压 12~24 小时应放松牵引，放气 15~30 分钟； 因患者痛苦、并发症多、早期再出血率高，不可长期使用，不推荐为首选措施

考点背诵 24：肝硬化腹水的治疗与护理

（1）限制钠、水的摄入：限制钠盐 1.2~2.0g/d，24 小时液体入量＜ 1000ml。若合并低钠血症，24 小时液体入量应限制在 500ml 以内。

（2）利尿药：目前临床应用最广泛的治疗腹水方法。首选醛固酮受体拮抗剂螺内酯。同时应合用排钾利尿药呋塞米。注意利尿速度不宜过快，每天体重下降不超过 0.5（无水肿）~1kg（有下肢水肿），防止诱发肝性脑病和肝肾综合征。

（3）提高血浆胶体渗透压：定期输注血浆、新鲜血或白蛋白。

（4）放腹水、输注白蛋白：适用于无并发症（如肝性脑病）、肝代偿功能尚可、凝血功能正常的难治性腹水者。

（5）腹水浓缩回输：已较少使用。

（6）经颈静脉肝内门腔分流术。

考点背诵 25：肝性脑病的治疗

治疗要点	具体措施
识别和去除诱因	纠正电解质和酸碱平衡紊乱；止血和清除肠道积血；预防和控制感染；避免使用镇静药及损害肝功能的药物
减少肠内毒物的生成和吸收	开始数天内禁食蛋白质，因进入体内的蛋白质可分解产生氨（NH_3）
	使用生理盐水或弱酸溶液（如稀醋酸溶液）清洁灌肠或导泻，禁用肥皂水等碱性溶液灌肠
	口服乳果糖或乳梨醇：酸化肠道，使肠道细菌产氨减少，同时减少氨的吸收，促进血液中的氨渗入肠道并排出体外。乳果糖也可稀释后保留灌肠
	口服抗菌药：抑制肠内细菌生长，减少氨的形成和吸收。常用的抗菌药有利福昔明、新霉素、甲硝唑

续 表

治疗要点	具体措施
促进有毒物质的代谢清除	*L*- 鸟氨酸 -*L*- 天冬氨酸：鸟氨酸可通过鸟氨酸循环合成尿素而降低血氨，天冬氨酸可增加谷氨酰胺合成酶的活性
	L- 精氨酸、谷氨酸钾或谷氨酸钠：临床应用广泛，但疗效不确定； 伴肝肾综合征患者禁用谷氨酸钾，以免引起高钾血症
减少或拮抗假性神经递质	支链氨基酸制剂可竞争性抑制芳香族氨基酸进入大脑，减少假性神经递质的形成

考点背诵 26：尿液异常

尿液情况	常见症状
尿量异常	正常尿量：成人为 1000~2000ml/24h； 少尿：＜ 400ml/24h 或 17ml/h； 无尿：＜ 100ml/24h； 多尿：＞ 2500ml/24h； 夜尿增多：夜尿量超过白天尿量或夜尿持续＞ 750ml； 夜尿增多且尿比重低而固定提示肾小管浓缩功能减退
蛋白尿	尿液中蛋白量＞ 150mg/24h；尿蛋白定性检查呈阳性
血　尿	镜下血尿：新鲜尿沉渣中红细胞＞ 3 个 /HPF，尿红细胞计数＞ 10 万个 / 小时； 肉眼血尿：尿液外观为洗肉水样或血样，尿液中含有血液＞ 1ml/L
白细胞尿、脓尿和菌尿	白细胞尿或脓尿：新鲜尿沉渣中白细胞＞ 5 个 /HPF，或新鲜尿液白细胞计数＞ 40 万个 / 小时； 菌尿：中段尿涂片镜检每个高倍视野均可见细菌，或尿培养菌落数≥ 10^5/ml（确诊尿路感染的主要指标）
管型尿	白细胞管型提示肾盂肾炎；红细胞管型提示急性肾小球肾炎；蜡样管型提示慢性肾衰竭

助记小故事 四少一无所有，但能一天多赚两千五，鸡蛋充饥花了一百五，还买了三个红番茄和五个白馒头。

解释：四（400ml）少（少尿）一（100ml）无（无尿）所有，但能一天多（多尿）赚两千五（2500ml），鸡蛋（蛋白尿）充饥花了一百五（150mg），还买了三个红番茄（红细胞＞ 3 个）和五个白馒头（白细胞＞ 5 个）。

考点背诵 27：肾炎性水肿与肾病性水肿鉴别

	肾炎性水肿	肾病性水肿
发生机制	肾小球滤过率下降→水、钠潴留	大量蛋白尿→血白蛋白降低→血浆胶体渗透压下降
水肿开始部位	眼睑及颜面部	下肢
凹　陷	不明显	明显
并发症	严重循环充血、高血压脑病、急性肾损伤	感染、血栓和栓塞、急性肾损伤等

考点背诵 28：容量依赖型与肾素依赖型高血压鉴别

	容量依赖型	肾素依赖型
发生机制	水、钠潴留	肾素 - 血管紧张素 - 醛固酮系统兴奋
常见疾病	急、慢性肾小球肾炎和多数肾功能不全	肾血管疾病和少数慢性肾衰竭晚期
治疗原则	限制水、钠摄入，使用利尿药（噻嗪类）	使用血管紧张素转换酶抑制剂（ACEI）、血管紧张素Ⅱ受体拮抗剂（ARB）、钙通道阻滞剂等药物降压

考点背诵 29：泌尿系统疾病的临床表现

疾　病	临床表现
急性肾小球肾炎	起病：常于前驱感染 1~3 周后； 水肿、少尿：水肿是最常见和最早出现的症状；均与肾小球滤过率下降引起水、钠潴留有关； 血尿：起病时几乎都有血尿，50%~70% 患者有肉眼血尿； 蛋白尿； 高血压
慢性肾小球肾炎	蛋白尿、血尿、高血压和水肿为基本表现；蛋白尿是本病必有的表现
原发性肾病综合征	大量蛋白尿（尿蛋白＞ 3.5g/d）、低白蛋白血症（血白蛋白＜ 30g/L）、水肿、高脂血症； 水肿是最常见和最突出的体征
尿路感染	突发高热和尿路刺激征为最典型的症状
慢性肾衰竭	消化系统：食欲减退是最早期和最常见的症状，尿毒症晚期因唾液中的尿素被分解成氨，呼气有尿臭味； 心血管系统：高血压（最常见）、心力衰竭（常见死亡原因）； 贫血：慢性肾衰竭必有的表现，与促红细胞生成素减少有关； 皮肤瘙痒：与继发性甲状旁腺功能亢进引起的钙沉着有关

考点背诵 30：泌尿系统疾病的治疗要点

疾　病	治疗要点
急性肾小球肾炎	自限性疾病，休息、支持对症治疗为主；利尿、降血压； 抗感染：避免使用肾毒性药物，有感染灶时应用青霉素
慢性肾小球肾炎	目的：防止和延缓肾功能进行性减退； 控制高血压和减少蛋白尿：首选药物为 ACEI 或 ARB，既可降低血压，又能减少蛋白尿，改善肾小球高压、高灌注、高滤过状态，保护肾脏功能
原发性肾病综合征	治疗首选药：糖皮质激素；还可用细胞毒药物（如环磷酰胺）； 减少蛋白尿：ACEI 或 ARB，可直接降低肾小球内高压，减少蛋白尿
尿路感染	抗菌：首选对革兰阴性杆菌有效的药物，如喹诺酮类（氧氟沙星）、青霉素及头孢菌素类； 碱化尿液：应用碳酸氢钠片口服，以碱化尿液，增强药物抗菌活性，避免尿路结晶形成
慢性肾衰竭	透析治疗：是治疗高钾血症最有效的方法； 纠正酸中毒：在纠正代谢性酸中毒的过程中补钙，防止低钙血症引起的手足抽搐

考点背诵31：泌尿系统疾病的休息活动护理

疾　病	休息活动
急性肾小球肾炎	严格卧床休息：起病2周内； 可下床轻微活动或户外散步：待水肿消退、血压恢复正常、肉眼血尿消失后； 可上学，但仍要避免体育运动：尿红细胞减少、血沉正常； 恢复正常生活及活动：Addis计数正常后； 1~2个月应限制活动量，3个月内避免剧烈活动
慢性肾小球肾炎	休息可增加肾血流量，增加尿量，改善肾功能，减少蛋白尿
原发性肾病综合征	全身严重水肿、胸腹腔积液者，易引起呼吸困难，要绝对卧床休息，取半坐卧位，以增加肾血流量，从而增加尿量
尿路感染	急性期应卧床休息；慢性患者不宜从事重体力活动
慢性肾衰竭	以休息为主，避免过度劳累； 病情较重或合并心力衰竭、严重贫血者，应绝对卧床休息

助记歌谣 卧二消肿可下床，尿红减少学可上，阿迪正常方活动，二月限量三不强。

考点背诵32：贫血的细胞形态学分类、诊断标准与分度

（1）分类

	大细胞性贫血	正常细胞性贫血	小细胞低色素性贫血
临床类型	巨幼细胞贫血	再生障碍性贫血、急性失血性贫血、溶血性贫血、骨髓病性贫血	缺铁性贫血、铁粒幼细胞贫血、珠蛋白生成障碍性贫血

助记歌谣 巨幼大，铁珠小，再障急失溶血考。

（2）诊断标准：血红蛋白是反映贫血最重要的指标。成年男性血红蛋白＜120g/L、成年女性血红蛋白＜110g/L即可诊断为贫血，妊娠期妇女血红蛋白＜110g/L、血细胞比容＜0.33可诊断为妊娠期贫血。

	新生儿	1~4个月	4~6个月	6个月至6岁	6~14岁
血红蛋白（g/L）	＜145	＜90	＜100	＜110	＜120

（3）分度

	轻　度	中　度	重　度	极重度
血红蛋白（g/L）	＞90	60~90	30~59	＜30
临床表现	症状轻微	活动后感心悸气促	静息状态下仍感心悸气促	常并发贫血性心脏病

考点背诵33：贫血的临床表现

疾　病	病　因	检　查	临床表现
缺铁性贫血	铁摄入不足：小儿、妊娠和哺乳期妇女最主要的病因； 铁丢失过多（慢性失血）：成人最常见； 铁吸收不良：常见于胃大部切除术后	小细胞低色素性贫血； 血清铁和血清铁蛋白降低	贫血共有：无特异性，表现为皮肤黏膜苍白（无发绀）、乏力、头晕、心悸、气短等； 组织缺铁：皮肤干燥、萎缩，反甲或匙状甲；黏膜损害常有舌炎、口角炎、吞咽困难等；儿童生长发育迟缓、精神行为异常（易激惹、烦躁等）

续表

疾　病	病　因	检　查	临床表现
再生障碍性贫血	药物及化学物质是最常见的致病因素（氯霉素最多见）	正细胞正色素性贫血； 全血细胞减少	主要表现为进行性贫血、出血、反复感染而肝、脾、淋巴结不大

考点背诵 34：出血性疾病的临床表现及辅助检查

疾　病	分　型	临床表现	辅助检查
过敏性紫癜	单纯型（紫癜型）	最常见，以皮肤紫癜为首发的特征性表现，多见于下肢和臀部，呈对称性分布	束臂试验（毛细血管脆性试验）阳性； 出血时间（BT）可能延长，其余血小板功能及凝血相关检查均正常
	腹　型	最具潜在危险、最易误诊，反复出现突发性腹痛	
	关节型	关节肿痛反复发作，多见于肘、膝、踝等大关节，呈游走性，无关节畸形	
	肾　型	最严重且预后相对较差，皮肤紫癜后 1 周可出现血尿、蛋白尿及管型尿	
	混合型	具备 2 种以上类型的特点	
原发免疫性血小板减少症	急性型	皮肤黏膜瘀点、瘀斑、紫癜，以四肢远端多见； 外伤后不易止血和（或）牙龈出血、鼻出血，女性月经量过多，严重者内脏出血； 一般肝、脾、淋巴结不大； 分型：根据病程的长短和血小板减少的严重程度	束臂试验阳性； 血小板减少，急性型＜ 20×10^9/L，慢性型（30~80）$\times10^9$/L；骨髓巨核细胞增多并成熟障碍； 凝血功能正常，BT 延长； 血小板自身抗体阳性
	慢性型		

考点背诵 35：急性白血病的临床表现

表　现	具体说明
贫　血	为首发症状，呈进行性加重；原因主要是正常红细胞生成减少
发　热	为早期表现，也是最常见的症状；原因主要是成熟粒细胞缺乏或功能缺陷； 感染部位以口腔最多见，其次是呼吸道及肛周皮肤；最常见的致病菌为革兰阴性杆菌
出　血	原因是血小板减少；可发生在全身任何部位，以颅内出血最严重（主要死亡原因）
细胞浸润	胸骨下段局部压痛； 肝、脾及淋巴结增大； 中枢神经系统表现，如头痛、呕吐、颈强直，甚至抽搐、昏迷，与化疗药物不易通过血 - 脑屏障有关
弥散性血管内凝血（DIC）	急性早幼粒细胞白血病最易并发，表现为全身广泛出血

考点背诵36：贫血的治疗与疗效判断

去除病因是根治贫血、防止复发的关键环节。

疾　病	治　疗	疗效判断
缺铁性贫血	药物治疗首选口服铁剂，如硫酸亚铁、富马酸亚铁等；也可肌内注射铁剂	12~24小时：自觉症状好转； 48~72小时：网织红细胞增多（最早反映疗效）； 2周：血红蛋白增多；1~2个月：血红蛋白正常； 血红蛋白正常后仍须继续服用铁剂3~6个月（儿科为6~8周），以补充贮存铁
再生障碍性贫血	促进骨髓造血：雄激素（如丙酸睾酮、司坦唑醇），是非重型再生障碍性贫血的首选药物； 免疫抑制治疗：抗淋巴/胸腺细胞球蛋白和环孢素	1个月：网织红细胞增多，随之血红蛋白增多； 3个月：红细胞增多； 血小板增多需要较长时间

助记歌谣 十二二四自觉好，四八七二网织高。血红二高一月常，续补三六要记牢。

考点背诵37：出血性疾病的治疗

疾　病	治　疗
原发免疫性血小板减少症	糖皮质激素为首选药物；紧急治疗可静脉输注免疫球蛋白； 脾切除适用于糖皮质激素无效者； 输血和输血小板治疗适用于血小板＜20×10^9/L、出血严重而广泛、疑有或已存在颅内出血者； 避免使用抗血小板药物，如阿司匹林、双嘧达莫、氯吡格雷
过敏性紫癜	消除致病因素，尽可能寻找并避免接触过敏原； 关节型首选糖皮质激素，肾型首选免疫抑制药

考点背诵38：铁剂的用药护理

铁　剂	用药护理
口服铁剂	易发生恶心、呕吐、胃部不适和黑便等胃肠道反应，应从小剂量开始，于两餐之间服用； 可与维生素C或各种果汁同服，避免与茶、咖啡、牛奶、植酸盐等同服，以免影响铁吸收； 口服液体铁剂应使用吸管，服后漱口，避免牙齿染黑
注射铁剂	需要深层肌内注射并经常更换注射部位，减少疼痛与硬结形成

考点背诵39：化疗不良反应的护理

不良反应	护理措施
骨髓抑制	白细胞＜3.5×10^9/L，应暂停化疗，预防感染； 白细胞＜1×10^9/L、血小板＜80×10^9/L时，应实行保护性隔离； 血小板＜20×10^9/L，绝对卧床休息，协助生活护理
口腔溃疡	白血病细胞易浸润口腔黏膜，应用甲氨蝶呤化疗的患者更易出现口腔溃疡； 加强口腔护理的主要目的是防治溃疡面感染，促进溃疡愈合
高尿酸性肾病	化疗期间记录24小时液体出入量，注意观察有无少尿、血尿或腰痛等

考点背诵 40：甲状腺功能亢进症的临床表现

	临床表现
高代谢综合征	由于 T_3、T_4 分泌增多，导致交感神经兴奋性增高和新陈代谢加速，常有低热、心悸、乏力、怕热、多汗、消瘦、食欲亢进等
心血管系统	心律失常以窦性心动过速、房性期前收缩多见； 合并甲状腺毒症心脏病时以心房颤动多见； 脉压增大
体　征	甲状腺弥漫性肿大；甲状腺上下极可触及震颤，闻及血管杂音
甲状腺危象	诱因包括应激状态（感染、手术、^{131}I 治疗等）、口服过量甲状腺激素制剂、严重精神创伤等； 原有甲状腺毒症的症状加重，继而出现高热或超高热（体温 ≥ 39℃）、大汗、心动过速（心率 ≥ 140 次 / 分），常有心房颤动、烦躁、恶心、呕吐，危重患者可有心力衰竭、休克及昏迷，病死率 > 20%

考点背诵 41：单纯性突眼与浸润性突眼的区别

疾　病	病　因	突眼度	主要表现
单纯性突眼	交感神经兴奋所致的眼外肌、上睑提肌张力增高	< 18mm	瞬目减少或凝视； 上眼睑挛缩，眼裂增宽； 上眼睑移动滞缓； 双眼内聚不能，辐辏不良
浸润性突眼	眶组织的自身免疫性炎症、眶后淋巴细胞浸润、黏多糖和糖胺聚糖沉淀致眼外肌和脂肪肿胀损伤	> 18mm	眼内异物感、畏光、流泪； 复视、视力减退、眼部静息或运动后疼痛； 眼睑肿胀不能闭合； 眼球活动度小甚至固定，视野缩小； 角膜外露、溃疡，失明

助记歌谣　交感单纯小十八，裂宽凝视聚不佳。炎症浸润十八大，肿痛流泪视力差。

考点背诵 42：甲状腺功能亢进症（甲亢）的治疗与护理

治　疗	代　表	机　制	具体治疗	不良反应及措施
抗甲状腺药物	甲巯咪唑（他巴唑） 丙硫氧嘧啶	阻断甲状腺激素的合成；抑制外周组织将 T_4 转变为 T_3	甲亢：首选甲巯咪唑（丙硫氧嘧啶的肝毒性较强）；妊娠 1~3 个月首选丙硫氧嘧啶（甲巯咪唑致畸风险较大）； 甲状腺危象：首选丙硫氧嘧啶，作用迅速	粒细胞缺乏症是最严重的不良反应，表现为发热、咽痛、全身不适等； 用药时应定期复查血象，如白细胞 < $3.0×10^9$/L 或中性粒细胞 < $1.5×10^9$/L 应停药
^{131}I 治疗		破坏甲状腺组织，减少甲状腺激素产生	禁忌证：妊娠和哺乳期妇女、肝肾功能差及活动性结核等	永久性甲状腺功能减退症，常难以避免
碘　剂	复方碘化钠/碘化钾溶液	大剂量碘剂可抑制甲状腺激素的释放	仅在手术前和甲状腺危象时使用	血管神经性水肿是最突出的不良反应，严重者可导致喉头水肿发生窒息

考点背诵 43：糖尿病的临床表现与并发症

（1）临床表现："三多一少"即多尿、多饮、多食和体重减轻；外周组织对葡萄糖利用障碍，蛋白质、脂肪分解增多。

（2）并发症

分　类	并发症	临床表现
急性并发症	糖尿病酮症酸中毒	最常见的糖尿病急症，早期"三多一少"症状加重，深大呼吸（库斯莫尔呼吸）、呼气中有烂苹果味（丙酮味）；后期严重失水、尿少、血压下降等；血酮＞ 3.0mmol/L，血糖 16.7~33.3mmol/L ；尿酮阳性
	高渗高血糖综合征	严重高血糖而无明显酮症、血浆渗透压显著升高（重要特征）、脱水、意识障碍；血糖＞ 33.3mmol/L
慢性并发症	感　染	由免疫功能减退、血管及周围神经病变所致； 肾盂肾炎和膀胱炎最常见，多见于女性
	血管病变	大血管病变：糖尿病最严重而突出的并发症，如动脉粥样硬化、冠心病等，是 2 型糖尿病患者的主要死因； 微血管病变：是糖尿病的特异性并发症，以肾脏和视网膜病变最为严重，是 1 型糖尿病患者的主要死因
	神经病变	周围神经病变，呈对称性，下肢较上肢严重，表现为四肢麻木、刺痛感、蚁走感、袜套样感，感觉过敏或消失
	糖尿病足	神经病变、血管病变及感染导致足部的溃疡和坏疽

考点背诵 44：口服降糖药

药物分类	常用药物	药理作用	适用情况
双胍类	二甲双胍	增加外周组织（如骨骼肌）对葡萄糖的摄取、利用和无氧糖酵解；改善外周组织对胰岛素的敏感性，降低胰岛素抵抗	2 型糖尿病首选二甲双胍，是联合用药中的基础用药
磺酰脲类	格列本脲（优降糖）、格列吡嗪、格列喹酮、格列美脲	主要通过刺激胰岛 β 细胞分泌胰岛素，增加体内的胰岛素水平而降低血糖	适用于残存一定胰岛功能者；新诊断的 2 型糖尿病非肥胖患者、用饮食和运动治疗控制血糖不理想时
格列奈类	瑞格列奈 那格列奈	为非磺酰脲类促胰岛素分泌药； 刺激胰岛素的早时相分泌而降低餐后血糖	控制餐后高血糖
噻唑烷二酮类	罗格列酮 吡格列酮	增强靶组织对胰岛素的敏感性，改善胰岛素抵抗	肥胖、胰岛素抵抗明显者
α- 葡萄糖苷酶抑制药	阿卡波糖（拜唐苹）、米格列醇、伏格列波糖	通过抑制小肠 α- 葡萄糖苷酶而延缓碳水化合物的吸收，降低餐后高血糖	适用于以碳水化合物为主要食物成分和餐后血糖升高的患者

助记歌谣　降糖首选二甲胍，磺酰促泌胰功好，餐后列奈和阿卡，列酮肥胖终胰岛。

考点背诵 45：糖尿病的胰岛素治疗与护理

（1）胰岛素治疗护理

①应在一般治疗和饮食治疗的基础上进行，从小剂量开始。

②餐前半小时皮下注射，注射部位宜选择腹部和大腿前侧。

③注射部位应交替使用，以免形成局部硬结和脂肪萎缩，影响药物吸收及疗效。

④在同一区域注射，必须与上一次注射部位相距 1cm 以上。

（2）低血糖反应护理

①低血糖反应是最常见的不良反应，表现为心悸、疲乏、饥饿感、出冷汗、脉速等。

②发生低血糖反应后，意识清楚者可用白糖以温水冲服；意识障碍者静脉注射 50% 葡萄糖溶液 20~40ml，清醒后再进食，防止再昏迷。

考点背诵 46：糖尿病酮症酸中毒的治疗及护理

治疗要点	具体治疗及护理
补　液	是治疗的首要和关键环节，先使用生理盐水，开始速度较快
胰岛素治疗	小剂量短效胰岛素加入生理盐水中持续静脉滴注； 当血糖下降至 13.9mmol/L 时，开始输入 5% 葡萄糖溶液或葡萄糖生理盐水，按比例加入胰岛素
纠正电解质紊乱及酸碱平衡失调	胰岛素治疗可促进 K^+ 转入细胞内，引起低钾血症；应根据血钾和尿量积极补钾； 经输液及胰岛素治疗后，血酮水平下降，酸中毒可自行纠正，一般不必补碱

考点背诵 47：常见风湿性疾病的鉴别

	类风湿关节炎	系统性红斑狼疮
诱　因	创伤、寒冷潮湿	阳光照射
病　理	滑膜炎和血管炎	血管炎（苏木紫小体、“洋葱皮样”病变）
关节痛	最早，对称分布（晨僵是活动性指标）	对称分布
关节好发部位	近端指间、掌指、腕关节，大关节	指、腕、膝关节
关节畸形	有（致残）	无
肾脏损害	无	有，狼疮性肾炎（主要死亡原因）
皮肤表现	类风湿结节	蝶形红斑
免疫学检查	类风湿因子（活动性和严重性成正比）	抗 Sm 抗体（标志性）、抗 dsDNA 抗体（活动性）；抗核抗体（筛选）
首选药物	非甾体抗炎药	糖皮质激素

助记歌谣　**早痛晚畸类风关，结节因子抗炎上。蝶斑糖皮系红疮，肾炎死因不能忘。两者免疫炎症发，对称分布都一样。**

考点背诵 48：有机磷农药中毒的临床表现

症　状	分　类	临床表现
急性中毒	毒蕈碱样症状（M 样症状）	出现最早；主要表现为平滑肌痉挛（瞳孔缩小、腹痛、腹泻），腺体分泌增加（多汗、流涎、呼吸困难），括约肌松弛（大小便失禁）；无论轻重呼气均有特殊大蒜气味
	烟碱样症状（N 样症状）	颜面、眼睑、舌肌、四肢和全身肌纤维颤动，甚至强直性痉挛；呼吸肌麻痹时常引起呼吸衰竭（主要死亡原因）
迟发性多发神经病		多在中度和重度中毒症状消失后 2~3 周出现，表现为感觉、运动型多发神经病变，主要累及肢体末端，发生下肢瘫痪、四肢肌肉萎缩等
中间型综合征		多出现在急性中毒后 24~96 小时，主要表现为肌无力

助记小故事　看到 M 记忍不住流口水，想品一品。买了个冰淇淋吃，“嗯，真美味”，但冻得我发抖，总之解馋了。

解释：看到 M 记（M 样症状）忍不住流口水（腺体分泌增加），想品一品（阿托品）。买了个冰淇淋吃，“嗯（N 样症状），真美味”，但冻得我发抖（肌纤维颤动），总之解（解磷定）馋了。

考点背诵 49：有机磷农药中毒的药物治疗

药物分类	代表药物	作用机制
抗胆碱药	阿托品	最常用，能有效缓解 M 样症状和呼吸中枢抑制，但对 N 样症状无明显作用； 减少腺体分泌，散大瞳孔，增快心率，松弛内脏平滑肌
胆碱酯酶复能药	碘解磷定 氯解磷定	能对抗外周 N 胆碱受体活性，有效解除 N 样症状

考点背诵 50：阿托品的用药护理

	阿托品化	阿托品中毒
瞳　孔	较前扩大	极度扩大
神　志	意识清楚或模糊	烦躁不安、谵妄、抽搐、昏迷
心　率	快而有力，≤ 120 次 / 分	心动过速，甚至心室颤动
皮　肤	颜面潮红、皮肤干燥	颜面紫红、皮肤干燥
体　温	正常或轻度升高	高热，＞ 40℃
呼　吸	肺部湿啰音消失	呼吸衰竭

考点背诵 51：急性一氧化碳中毒的临床表现

分　级	临床表现	碳氧血红蛋白（COHb）浓度	预　后
轻度中毒	搏动性剧烈头痛、头晕、恶心、呕吐、四肢无力、心悸	10%~20%	脱离中毒环境，吸入新鲜空气或氧疗，症状很快消失
中度中毒	面色潮红，口唇呈樱桃红色，脉速、多汗、意识模糊或浅昏迷	30%~40%	氧疗后患者可恢复正常，无明显并发症
重度中毒	深昏迷、呼吸抑制、休克、肺水肿、心律失常或心力衰竭	40%~60%	病死率高，清醒后多有并发症

助记歌谣　一轻缺氧见头痛，三四中度见樱红，昏迷休克四六重。

考点背诵 52：急性一氧化碳中毒的治疗要点

治疗要点	具体措施
现场急救	立即脱离中毒环境，将患者迅速转移到空气新鲜处，保持呼吸道通畅
纠正缺氧	高压氧舱是对 CO 中毒者最好的给氧方式； 无高压氧舱治疗指征者给予高浓度吸氧治疗
防治脑水肿	积极纠正缺氧的同时给予脱水治疗，20% 甘露醇快速静脉滴注

考点背诵 53：传染病的临床表现

疾　病	主要表现
病毒性肝炎	急性肝炎：发热、疲乏、黄疸、消化道症状； 慢性肝炎：急性肝炎病程超过半年，或原有乙、丙、丁型肝炎急性发作再次出现肝炎表现； 淤胆型肝炎："三分离"即黄疸深，但消化道症状轻，丙氨酸氨基转移酶（ALT）升高和凝血酶原活动度（PTA）下降不明显
艾滋病	发热，机会性感染以肺孢子菌肺炎最常见； 主要分为急性期、无症状期、艾滋病期（持续性淋巴结肿大综合征）
流行性乙型脑炎	发热、意识障碍、惊厥或抽搐等； 呼吸衰竭是最主要的死亡原因； 颅内压持续增高可引起脑疝
流行性脑脊髓膜炎	前驱期：上呼吸道感染症状； 败血症期：高热、皮肤黏膜有鲜红色的瘀点或瘀斑； 脑膜炎期：脑膜刺激征阳性
伤　寒	极期：高热（稽留热）、皮疹（玫瑰疹）、相对缓脉、消化道症状（伤寒舌、腹泻、便秘等）； 并发症：多见于病程 2~3 周，肠出血最常见；肠穿孔最严重，好发于回肠末段

考点背诵 54：传染病的药物治疗

疾　病	治疗药物
乙型肝炎	抗病毒治疗优先选用 α- 干扰素、核苷类似物（如拉米夫定）
流行性乙型脑炎	目前尚无特效抗病毒药
流行性脑脊髓膜炎	有接触者可用头孢曲松或氧氟沙星预防； 普通型首选青霉素，还可用头孢菌素类、氯霉素等； 休克型患者尽早使用有效抗生素，可联合用药，同时迅速纠正休克，预防 DIC，使用糖皮质激素，保护重要器官功能
艾滋病	至今无特效药，齐多夫定为首选药； 意外暴露后最好在 4 小时内用药，不超过 24 小时，连续用药 28 天
伤　寒	首选喹诺酮类药物，常用的有诺氟沙星（氟哌酸）、氧氟沙星（氟嗪酸）、环丙沙星等；其次可用氯霉素、头孢菌素类等

考点背诵 55：意识水平障碍分类

分　类	表　现
嗜　睡	是最轻的意识障碍。患者能被言语或轻度刺激唤醒，醒后能正确、简单地回答问题，停止刺激后继续入睡
昏　睡	患者不易被唤醒。强刺激可被唤醒，醒后答话含糊或答非所问，停止刺激后又很快进入熟睡状态
浅昏迷	患者对声、光刺激无反应，对疼痛刺激可有痛苦表情及躲避反应； 瞳孔对光反射、角膜反射、吞咽反射、咳嗽反射等可存在
中昏迷	患者对强刺激的防御反射、角膜反射及瞳孔对光反射减弱； 大小便潴留或失禁，生命体征发生变化
深昏迷	患者全身肌肉松弛，肢体呈弛缓状态，各种反射均消失； 眼球固定，瞳孔散大；仅能维持循环与呼吸的最基本功能，呼吸不规则，血压下降；大小便失禁

助记歌谣　嗜醒答，昏错答。浅中深昏迷渐强，反应反射弱渐消。

考点背诵 56：肌力分级

分 级	临床表现
0 级	肌肉无任何收缩（完全瘫痪）
1 级	有肌肉收缩，但不产生运动；“手”
2 级	肢体能水平移动，但不能对抗地心引力，不能抬起；“动”
3 级	肢体可脱离床面，但不能对抗阻力；“抬”
4 级	能够对抗阻力的运动，但肌力弱；“杠”
5 级	正常肌力

助记歌谣 “手动抬杠”分别对应 1、2、3、4 级肌力：

手——1 级肌肉可以收（手谐音）缩，

动——2 级可移动，

抬——3 级可抬起，

杠——4 级可对抗（杠谐音）阻力。

考点背诵 57：语言障碍分类

分 类	表 现
运动性失语（表达性失语）	不能言语或只能讲一两个简单的字，对别人的言语和书写的文字可理解
感觉性失语（听觉性失语）	发音正常，听觉正常，但不能理解自己和别人的言语
失 写	存在抄写能力，但不能书写
失 读	未失明但丧失了对视觉性符号的认识能力，不识词句和图画
命名性失语	不能说出物体的名称，但能表达如何使用该物体

助记歌谣 运动能懂不能说，感觉不懂能发音，失读能看不认识。

考点背诵 58：脑梗死和脑出血鉴别

	脑梗死	脑出血
发病年龄	多为中老年人	多为 50 岁以上的男性
起病状态	休息或睡眠	活动或情绪激动
颅内压增高	轻或无	多见
意识障碍	轻或无	多见且较重
CT 检查	24 小时后低密度病灶	即刻出现高密度病灶
脑脊液	无色透明	可有血性

考点背诵 59：出血性脑血管疾病鉴别

	蛛网膜下腔出血	脑出血
病　因	先天性动脉瘤，动静脉畸形	高血压合并动脉粥样硬化
发病年龄	先天性动脉瘤多见于 35~65 岁； 动静脉畸形多见于青少年	50 岁以上
典型表现	可出现脑膜刺激征	意识障碍出现迅速，基底神经节区出血最多见（大脑中动脉的分支豆纹动脉破裂所致）
血　压	正常或升高	显著升高
头　痛	极常见，剧烈	常见，较剧烈
脑膜刺激征	多见，颈强直、凯尔尼格征阳性、布鲁津斯基征阳性	少见
神经系统定位体征	无	“三偏征”：对侧偏瘫、偏身感觉障碍和同向性偏盲
脑脊液	均匀一致血性	脑室出血可为血性
辅助检查	脑血管造影为重要的病因诊断； 头颅 CT 见脑池高密度影	头颅 CT 见脑组织局灶高密度影

考点背诵 60：缺血性脑血管疾病鉴别

	短暂性脑缺血发作	脑血栓形成	脑栓塞
病　因	脑动脉粥样硬化	脑动脉粥样硬化	风湿性心脏瓣膜病（二尖瓣狭窄）
起病时间	突发	缓慢	急骤
起病状态	反复发作	休息或睡眠	活动后
前驱症状	无	有，头晕、头痛、肢体麻木等	无
意识障碍	无	无	有，轻且恢复快
局灶定位症状	持续 10~15 分钟，24 小时内完全恢复，症状不遗留	常见	常见

考点背诵 61：脑血管疾病的治疗要点

疾　病	治疗要点
脑梗死	早期溶栓：最重要的措施，4.5 小时内可用人重组织型纤溶酶原激活剂（rt-PA）、6 小时内使用尿激酶； 改善微循环：低分子右旋糖酐； 抗凝：长期卧床合并高凝者，常用肝素、华法林； 脑保护药：吡拉西坦、尼莫地平等
脑出血	原则：脱水降颅压，调整血压，防止再出血，促进神经功能恢复和防治并发症； 急性期：降低颅内压，常用 20% 甘露醇 125~250ml 快速静脉滴注，在 15~30 分钟滴完

考点背诵 62：癫痫发作的临床表现

分　类	临床表现
全面强直 - 阵挛发作	属于全面性发作，旧称“大发作”，以意识障碍和全身对称性抽搐为特征； 强直期：全身骨骼肌持续性收缩，表现为眼球上翻或凝视，口部先强张后突闭，躯干先屈曲后反张，上肢上举后旋变为内收前旋，下肢先屈曲后伸直； 阵挛期：肌肉交替性收缩与松弛； 发作后期：以面肌和咬肌为主的短暂阵挛
癫痫持续状态	新定义：一次全面强直 - 阵挛发作持续 5 分钟以上； 旧定义：发作间歇期仍有意识障碍，或癫痫发作持续 30 分钟以上，或在短时间内频繁发作

考点背诵 63：癫痫的药物治疗

（1）用药原则

①从小剂量开始，单一用药为主。

②坚持长期、定时服用，不可随意增减药物剂量、停药或换药。

③停药应遵医嘱缓慢、逐渐减量，不少于 1~1.5 年；撤换药物时应遵循一增一减的原则。

（2）首选药

①全面强直 - 阵挛发作：丙戊酸钠。

②癫痫持续状态：首选地西泮 10~20mg，以不超过 2mg/min 的速度缓慢静脉注射；也可用 10% 水合氯醛保留灌肠，成人 25~30ml/d，儿童 0.5~0.8ml/kg。

第二章　外科护理学

考点背诵 1：不同性质脱水的临床特点及治疗

	等渗性	低渗性	高渗性	水中毒
血钠（mmol/L）	135~150	＜ 135	＞ 150	
病　因	消化液或体液急性丧失，如大量呕吐、肠瘘、肠梗阻、烧伤等	消化液持续丢失，长期胃肠减压失钠；长期应用排钠利尿药如呋塞米；大面积烧伤慢性渗液；等渗性脱水补水过多等	摄入水分不足，如食管癌吞咽困难鼻饲高浓度营养液；高热、大量出汗；大面积烧伤暴露疗法等	机体水分摄入量超过排出量，如肾功能不全；各种原因导致的血管升压素分泌过多；大量摄入不含电解质的液体或静脉补充水分过多等
水、钠丢失比例	失钠 = 失水	失钠＞失水	失钠＜失水	
临床表现	恶心、乏力、少尿但不口渴；眼窝凹陷，皮肤干燥；体液丢失达体重的 5%，可有脉搏细速、肢冷等血容量不足表现；体液丢失达体重的 6%~7%，可有休克	轻度：Na^+ ＜ 135mmol/L，疲乏、头晕、手足麻木，尿正常或增多，无口渴； 中度：Na^+ ＜ 130mmol/L，恶心、呕吐，脉搏细速，血压下降，浅静脉凹陷，视物模糊，直立性眩晕，尿少，尿比重低； 重度：Na^+ ＜ 120mmol/L，神志不清，肌痉挛，腱反射减弱或消失，呼吸困难，昏迷，休克	轻度：体液丢失达体重的 2%~4%，口渴明显，无其他症状； 中度：体液丢失达体重的 4%~6%，极度口渴，烦躁，乏力，眼窝凹陷，尿少，尿比重高； 重度：体液丢失＞ 6%，躁狂，幻觉，谵妄，昏迷	急性水中毒可出现神经、精神症状，重者发生脑疝；慢性水中毒发病缓慢，易被原发疾病掩盖，可出现体重增加、软弱无力、恶心、呕吐、嗜睡等

续 表

	等渗性	低渗性	高渗性	水中毒
治疗原则	消除病因是关键； 补液：平衡盐溶液或等渗盐水	轻症者仅静脉输注高渗盐水； 休克者首先补充血容量，先晶（复方乳酸氯化钠、等渗盐水）后胶（羟乙基淀粉、右旋糖酐或血浆），再补高渗盐水（5%氯化钠）	5%葡萄糖、低渗（0.45%）或等渗盐水	立即停止水分摄入，重者脱水治疗，如甘露醇、呋塞米等

考点背诵 2：钾代谢紊乱的临床特点及治疗

	低钾血症	高钾血症
血钾（mmol/L）	＜ 3.5	＞ 5.5
病　因	①长期进食不足； ②丢失过多：严重呕吐、腹泻，持续胃肠减压，肠瘘，长期使用排钾利尿药（呋塞米等）、盐皮质激素（醛固酮），急性肾损伤多尿期等； ③钾向细胞内转移：大量注射葡萄糖和胰岛素、代谢性或呼吸性碱中毒、纠正酸中毒的过程中	①排钾减少：急性肾损伤、长期使用保钾利尿药（螺内酯）； ②补钾过多：补过量、过快、浓度过高，输入大量库存血； ③钾向细胞外转移：严重组织损伤、溶血、缺氧，休克及代谢性酸中毒等
临床表现	①骨骼肌：最早表现为四肢软弱无力，腱反射减弱或消失；呼吸肌受累致呼吸困难或窒息； ②心脏：心肌收缩无力，心音低钝，心动过速； ③胃肠道及泌尿道平滑肌：恶心，食欲缺乏，肠蠕动减弱，腹胀，肠鸣音减弱，便秘，肠麻痹，尿潴留； ④泌尿系统：低钾、低氯性碱中毒； ⑤神经系统：表情淡漠，反应迟钝，定向力差，昏睡、昏迷	①心脏：抑制心脏传导系统，抑制心肌收缩，心动过缓，房室传导阻滞，心室颤动或心脏骤停（最危险）； ②骨骼肌：四肢软弱无力，腱反射减弱或消失，严重者呈弛缓性瘫痪； ③神经系统：精神萎靡，嗜睡
心电图	T 波低平，ST 段下降，QT 间期延长，出现 u 波	T 波高尖，PR 间期延长，P 波下降或消失，QRS 波群增宽
治疗原则及护理措施	①轻度缺钾首选口服补钾（最安全）； ②中、重度缺钾应静脉补钾，静脉滴注浓度＜ 0.3%（40mmol/L）； ③输液速度＜ 20mmol/h，滴速＜ 60 滴 / 分； ④尿量＞ 40ml/h 方可静脉补钾； ⑤氯化钾一般用量 3~6g/d； ⑥禁止静脉推注补钾，补钾浓度过高抑制心肌致停搏、刺激静脉致疼痛	缓慢静脉推注 10% 葡萄糖酸钙或 5% 氯化钙，对抗钾离子对心肌的抑制作用； 透析疗法是降低血钾最快速、有效的方法

考点背诵 3：酸碱平衡失调

（1）代谢性酸中毒临床表现

①轻度：症状不明显，呼吸深快最先出现。

②重度：表现为精神萎靡或烦躁不安，呼吸深快（典型），酮症酸中毒者呼气带酮味，面红或口唇呈樱桃红色，腹痛，呕吐，腱反射减弱或消失，嗜睡甚至昏迷。

（2）酸碱平衡失调血气分析对比

	pH	$PaCO_2$	HCO_3^-	BE（碱剩余）
正常值	7.35~7.45	35~45mmHg	22~27mmol/L	－ 3~ ＋ 3mmol/L
代谢性酸中毒	↓	正常或稍低	↓	负值增大
代谢性碱中毒	↑	正常或稍高	↑	正值增大
呼吸性酸中毒	↓	↑	正常或稍高	正常
呼吸性碱中毒	↑	↓	代偿性降低	正常

考点背诵 4：外科常见休克的临床表现

（1）外科常见休克

常见休克分类	病　因
低血容量性休克	短时间内大量出血及体液丢失，多见于上消化道大出血、腹部实质脏器破裂等
感染性休克	多继发于革兰阴性菌感染； 冷休克：外周血管收缩，阻力增高，血容量和心排血量减少，为低动力型； 暖休克：外周血管扩张，阻力降低，心排血量正常，为高动力型

（2）休克的临床表现

	休克代偿期	休克抑制期	
程　度	轻度	中度	重度
失血量	＜ 20%（800ml 以下）	20%~40%（800~1600ml）	＞ 40%（1600ml 以上）
神　志	清楚，精神紧张	反应迟钝，表情淡漠	意识模糊或昏迷
皮肤颜色	开始苍白	苍白或发绀	显著苍白，肢端青紫
皮肤温度	正常或湿冷	发凉、潮湿	厥冷（肢端明显）
脉　搏	＜ 100 次 / 分，尚有力	100~200 次 / 分，较弱	速而细弱或摸不清
血　压	正常或稍升高，脉压缩小	收缩压 70~90mmHg； 脉压＜ 20mmHg	收缩压＜ 70mmHg 或测不到
尿　量	正常或稍少	减少	极少或无尿

考点背诵 5：休克的治疗及护理

（1）休克的治疗原则

①尽早去除病因，迅速恢复有效循环血量，改善微循环障碍，恢复正常代谢，防治 MODS 是纠正休克的关键。

②补充血容量是纠正休克引起的组织低灌注和缺氧的关键。原则是及时、快速、足量。一般先补充扩容迅速的晶体液，首选平衡盐溶液；再补充胶体液，如低分子右旋糖酐溶液（既可扩容，又可降低血液黏稠度，改善微循环）、全血等。

③积极处理原发病。

④纠正酸碱平衡失调，重度休克合并严重代谢性酸中毒且经扩容治疗效果不满意时，须用碱性药物纠正，常用 5% 碳酸氢钠。

⑤应用血管活性药物，经补液、纠正酸中毒等措施后仍未能有效改善休克时，可酌情采用。

（2）休克护理评估：血压是最常用的监测指标，但不是反映休克程度最敏感的指标。常用脉率 / 收缩压计算休克指数，≥ 1.0 提示休克，＞ 2.0 提示严重休克。

（3）休克护理措施：补充血容量

①应迅速建立 2 条以上静脉通道，常根据血压和中心静脉压（CVP）指导补液（见下表）。

② CVP 代表右心房或胸段腔静脉内的压力变化，可反映全身血容量，正常值为 5~10cmH_2O，＜ 5cmH_2O 提示血容量不足，＞ 15cmH_2O 提示心力衰竭，＞ 20cmH_2O 提示存在心力衰竭。

血 压	CVP	原 因	处理原则
低	低	血容量严重不足	充分补液
正常	低	血容量不足	适当补液
低	高	心力衰竭或血容量相对过多	给予强心药，纠正酸中毒，舒张血管
正常	高	容量血管过度收缩	舒张血管
低	正常	心力衰竭或血容量不足	补液试验

补液试验：取等渗盐水 250ml，5~10 分钟经静脉滴入，若血压升高而 CVP 不变，提示血容量不足；若血压不变而 CVP 升高 3~5cmH_2O，提示心力衰竭。

考点背诵 6：烧伤深度

分 度	组织损伤	临床表现
Ⅰ度（红斑性）	表皮浅层，生发层健在	皮肤红斑、干燥，烧灼感，无水疱
浅Ⅱ度	表皮全层和真皮浅层（乳头层）	红肿明显，疼痛剧烈；大小不一的水疱，疱壁薄，含黄色澄清液体，水疱皮如剥脱，创面红润、潮湿
深Ⅱ度	真皮乳头层以下，仍残留部分网状层	水肿明显，痛觉迟钝，有拔毛痛；有水疱，疱壁较厚，去出疱皮后创面苍白与潮红相间
Ⅲ度	皮肤全层，皮下、肌肉或骨骼	痛觉消失，创面无水疱，干燥如皮革样或呈蜡白、焦黄色，痂下可见树枝状栓塞的血管

考点背诵 7：烧伤面积与严重程度判断

（1）烧伤面积

部 位		占成人体表面积（%）		占儿童体表面积（%）
头颈部	发	3	9	9 ＋（12 －年龄）
	面	3		
	颈	3		
双上肢	双 手	5	9×2=18	18
	双前臂	6		
	双上臂	7		
躯 干	腹 侧	13	9×3=27	27
	背 部	13		
	会 阴	1		
双下肢	双 臀	5	9×5 ＋ 1=46	46 －（12 －年龄）
	双 足	7		
	双小腿	13		
	双大腿	21		

注：女性烧伤面积修正为：双臀和双足各占 6%。

助记歌谣 三三三上五六七，腹背十三会阴一，双臀男五女为六，下七十三二十一。

（2）烧伤严重程度判断

严重程度	判断标准
轻度烧伤	Ⅱ度烧伤面积＜ 10%
中度烧伤	Ⅱ度烧伤面积 11%~30%，或Ⅲ度烧伤面积＜ 10%
重度烧伤	烧伤总面积 31%~50%，或Ⅲ度烧伤面积 11%~20%，或总面积、Ⅲ度烧伤面积虽未达到上述范围并发休克、复合伤或吸入性烧伤损伤
特重烧伤	烧伤总面积＞ 50%，或Ⅲ度烧伤面积＞ 20%，或已有严重并发症

考点背诵 8：烧伤的护理

（1）现场急救：迅速脱离热源，火焰烧伤应尽快脱离火场，脱去燃烧衣物，就地翻滚或是跳入水池灭火。互救者可就近用非易燃物品覆盖，隔绝灭火。忌奔跑或用双手扑打火焰。小面积烧伤立即用冷水连续冲洗或浸泡，可减轻疼痛，防止余热继续损伤组织。

（2）大面积烧伤患者遵医嘱及时补液是休克期的首要护理措施。

（3）补液量

①伤后第 1 个 24 小时补液量 = 体重（kg）× Ⅱ、Ⅲ度烧伤面积（%）×1.5ml（小儿 1.8ml，婴儿 2ml）＋生理日需量 2000ml。补液总量的一半应在伤后 8 小时内输完，另一半在其后的 16 小时输完。

②伤后第 2 个 24 小时，晶体液和胶体液为第 1 个 24 小时计算量的 1/2，生理日需量不变。

（4）补液原则：一般晶体液 : 胶体液为 2 : 1，大面积深度烧伤者与小儿烧伤为 1 : 1。先晶后胶、先盐后糖、先快后慢，晶体液和胶体液交替输入。晶体液首选平衡盐溶液，胶体液首选血浆。

（5）观察指标：监测每小时尿量是判断血容量是否充足的简便而可靠的指标，也是调整输液速度最有效的观察指标。成人尿量 30~50ml/h，小儿不低于 1ml/（kg · h）。

考点背诵 9：急性肾损伤与弥散性血管内凝血

疾　病	典型表现	治疗与护理
急性肾损伤	高钾血症是少尿期最主要的电解质紊乱和最危险的并发症，也是少尿期的首位死因	少尿期 3 天以内，给予高碳水化合物、低蛋白、高维生素饮食，严禁含钾食物； 少尿期严格限制液体入量，坚持“量出为入，宁少勿多”的补液原则
弥散性血管内凝血	全身广泛出血是最常见和最早被发现的症状； 高凝期：血液呈高凝状态，不易抽出、易凝固； 消耗性低凝期：出血为主要表现，全身各个部位均可发生。实验室检查表现为出、凝血时间和凝血酶原时间延长，凝血因子减少； 继发性纤溶期：出血倾向更为明显，表现为严重出血和渗血、休克等。实验室检查“3P”试验阳性	肝素是首选的抗凝治疗药物，同步补充凝血因子； 肝素主要的不良反应是出血，须监测部分凝血活酶时间

考点背诵 10：外科围术期术前用药

分　类	作用机制	常用药物
阿片类镇静镇痛药	提高痛阈，镇静，镇痛； 与全身麻醉药起协同作用，减少全身麻醉药的用量	吗啡、哌替啶

续 表

分 类	作用机制	常用药物
苯二氮䓬类镇静催眠药	镇静，催眠，抗惊厥，抗焦虑；预防局麻药毒性	地西泮、咪达唑仑
巴比妥类镇静催眠药	有镇静、催眠、抗惊厥作用；减少局麻药的毒性反应	苯巴比妥（鲁米那）
抗胆碱药	可抑制呼吸道腺体和唾液腺分泌，保持呼吸道通畅；还可抑制迷走神经反射，提升心率	阿托品、东莨菪碱
抗组胺药	H_1 受体拮抗剂可以拮抗或阻滞组胺释放，解除平滑肌、血管痉挛，减少腺体分泌	异丙嗪、苯海拉明

考点背诵 11：麻醉常见不良反应和并发症

（1）局部麻醉：局部浸润麻醉常用普鲁卡因，表面麻醉常用丁卡因。

①中枢神经系统毒性反应：舌或口唇麻木、抽搐、惊厥、昏迷，甚至呼吸停止。

②心血管系统毒性反应：心律失常、心肌收缩力减弱、血压下降，甚至心脏骤停。

③毒性反应预防：局麻药液中加 1∶200 000 肾上腺素，可使局部血管收缩，延长局麻药吸收，减少局麻药用量。但手指、足趾和阴茎等处的局部麻醉手术或甲状腺功能亢进症、心律失常、高血压及周围血管疾病等患者，不应加肾上腺素。

（2）椎管内麻醉

①蛛网膜下腔阻滞：头痛是最常见的并发症。主要因脑脊液经穿刺孔漏出，引起颅内压下降、颅内血管扩张所致。去枕平卧 6~8 小时，可预防头痛。

②硬膜外阻滞：全脊椎麻醉是最危险的并发症，可在注药后几分钟内发生呼吸困难、血压下降、意识模糊或消失，继而呼吸停止。

（3）全身麻醉

①上呼吸道梗阻：不完全梗阻表现为呼吸困难并有鼾声；完全梗阻时有三凹征、鼻翼扇动。一旦发生，应迅速将下颌托起，放入口咽或鼻咽通气管，清除异物和分泌物。喉头水肿者给予糖皮质激素；硫喷妥钠易引起喉痉挛，喉痉挛者首先去除诱因，加压给氧，无效者给予肌松药，必要时行气管内插管。

②肺不张：出现持续性低氧血症。

考点背诵 12：手术前护理

（1）预防性使用抗生素：使用抗生素预防手术部位感染，通常于手术前 1 小时给予第 1 个剂量。

（2）手术区皮肤准备：清除皮肤微生物，预防切口感染。备皮范围包括切口周围至少 15cm 的区域。

（3）呼吸道准备

①术前 2 周戒烟，肺部已有感染者术前应用抗生素，痰液黏稠者给予超声雾化吸入。

②胸部手术者训练腹式呼吸，腹部手术者训练胸式呼吸。

（4）胃肠道准备：成人择期手术患者术前禁食 8~12 小时，禁饮 4 小时，以防术中呕吐引起窒息或吸入性肺炎。结肠或直肠手术术前 3 天口服肠道不吸收抗生素，腹部急诊手术严禁灌肠。

（5）特殊准备：急性心肌梗死的患者发病后 6 个月内不做择期手术。

考点背诵 13：术后不适及并发症的护理

（1）恶心、呕吐：常见原因是麻醉反应，待麻醉作用消失后，即可停止。

（2）腹胀：术后早期腹胀是由胃肠蠕动受抑制所致，胃肠蠕动恢复即可自行缓解。

①胃肠减压、肛管排气或高渗溶液低压灌肠。

②多翻身，下床活动。

③遵医嘱使用促进肠蠕动的药物。

（3）尿潴留：主要由麻醉后排尿反射受抑制、手术后切口疼痛、下腹部手术时膀胱的直接刺激及患者不习惯在床上排尿的体位等所致。

①可让患者听流水声，热敷、按摩腹部。

②使用刺激膀胱收缩药物促使患者排尿。

③无效时应行导尿术。

（4）发热：手术后患者的体温可略升高，一般不超过 38℃，临床称为外科手术热。

考点背诵 14：肠内、外营养

	肠内营养	肠外营养
适应证	患者因原发疾病或治疗需要不能或不愿经口摄食； 摄食量不足以满足机体需要	1 周以上不能进食； 因胃肠道功能障碍、不能耐受肠内喂养者； 通过肠内营养无法达到机体需要的目标量
禁忌证	胃肠道梗阻、有活动性出血、腹泻及休克患者	
输注途径	鼻胃管或鼻肠管：临床最多用，适用于短期（＜ 2~3 周）营养支持的患者； 胃及空肠造口管：适用于长期营养支持的患者	中心静脉途径：适用于营养时间＞ 10 天、营养素需求量大及渗透压高的患者； 周围静脉途径：适用于短期（＜ 2 周）、部分补充营养素的患者
注意事项	①开始时采用低浓度、低剂量、低速度，逐渐增加； ②经胃管给予：全浓度开始，500~1000ml/d，速度 50ml/h，3~4 天达到 100ml/h，总量 2000ml/d； ③经肠管给予：从 1/4~1/2 全浓度开始，起始速度 25~50ml/h，500~1000ml/d，5~7 天达到速度 100ml/h，总量 2000ml/d； ④ 4 小时评估 1 次胃内残留量，超过 100~150ml 应减慢或暂停输注； ⑤每输注前后、连续输注每间隔 4 小时、特殊注药前后，均以温开水 30ml 冲洗管道，防止管腔堵塞； ⑥现用现配，暂不用时 4℃冰箱保存，24 小时内用完	①葡萄糖：是肠外营养的主要能源物质，输注速度应控制在 5mg/（kg · min）以下； ②氨基酸：是肠外营养的唯一氮源，摄入量为 1.2~1.5g/（kg · d）； ③输注速度不超过 200ml/h，常连续匀速输注； ④营养液应在 24 小时内输完，暂不用者保存于 4℃冰箱保存； ⑤对肝功能不全者，应增加支链氨基酸的比例
并发症	恶心、呕吐、腹胀、腹泻：最常见并发症； 吸入性肺炎：最严重并发症，防止胃内容物潴留及反流是最重要的预防措施	肠源性感染：长期施行全胃肠外营养可发生； 低血糖：突然停止输入高浓度葡萄糖，或高浓度葡萄糖输入促使机体持续释放胰岛素所致

考点背诵 15：全身性感染的主要病原菌

（1）革兰阴性杆菌感染：最常见。

①主要有大肠埃希菌、铜绿假单胞菌、变形杆菌。

②脓毒症一般较严重，可出现“三低”现象（低体温、低白细胞、低血压），早期即可发生感染性休克。

（2）革兰阳性球菌感染

①较常见的有金黄色葡萄球菌、表皮葡萄球菌、肠球菌。

②其外毒素能使周围血管麻痹、扩张，易经血液播散，可在体内形成转移性脓肿，感染性休克出现较晚。

考点背诵 16：菌血症与脓毒症的临床表现与治疗要点

（1）共同表现：全身性感染起病急骤、发展迅速，体温可高达 40~41℃。菌血症即脓毒症中血培养阳性者。

（2）差异表现

①菌血症：热型多呈稽留热，一般不出现转移性脓肿。

②脓毒症：热型多呈弛张热，转移性脓肿多发生在腰背部及四肢的皮下或深部软组织内。早期即可发生感染性休克。

（3）治疗要点

①应采用控制感染和全身支持疗法，关键是处理原发感染灶，及时彻底清除坏死组织和异物，充分引流。

②在未获得细菌培养结果之前，可先根据原发感染灶的性质，尽早、足量、联合应用抗生素，以后再根据细菌培养及药物敏感试验结果予以调整。

③对真菌性脓毒症，应停用广谱抗生素，改用窄谱抗生素，并全身应用抗真菌药物。

考点背诵 17：破伤风的临床表现

（1）潜伏期：长短不一，通常 7~8 天。

（2）前驱期：以张口不便为主要特征，出现乏力、头痛、头晕、咀嚼无力、反射亢进等。

（3）发作期：典型症状是肌紧张性收缩及阵发性强烈痉挛。

①以咀嚼肌最先受累，咀嚼不便、张口困难，随后依次为面部表情肌、颈、背、腹、四肢肌，最后为膈肌。

②苦笑面容，颈强直，角弓反张，累及呼吸肌和膈肌可致呼吸困难，甚至呼吸暂停。

③轻微的刺激（声、光、疼痛、接触、饮水等）均可诱发强烈的阵发性痉挛。

④发作时患者神志清楚，表情痛苦，可持续数秒至数分钟。

（4）并发症：主要死亡原因为窒息、心力衰竭和肺部感染。

考点背诵 18：破伤风的治疗与护理

（1）控制和解除痉挛：治疗的中心环节，可交替使用镇静药和解痉药，病情较重者，可用冬眠 1 号合剂；痉挛发作频繁不易控制者，可静脉缓慢注射硫喷妥钠。

（2）清除毒素来源：主要措施为彻底清创、敞开伤口、充分引流，用 3% 的过氧化氢溶液冲洗伤口。

（3）中和游离毒素：早期注射破伤风抗毒素（TAT）。出现过敏时，将 1ml 抗毒素分成 0.1ml、0.2ml、0.3ml、0.4ml，以生理盐水分别稀释至 1ml，剂量自小到大按序分次肌内注射，每次间隔半小时，直至全量注完。

（4）护理：患者安置单人隔离病室，避免声、光刺激；频繁抽搐者，禁止经口进食；各项操作尽量集中，可在使用镇静药 30 分钟内进行，以免刺激患者引起抽搐。

考点背诵 19：肿瘤患者的心理特点

分　期	心理特点
否认期	患者极力否认患病的事实，心存侥幸，四处求医，希望是误诊
愤怒期	患者对其病情的否认无法继续，出现气愤、怨恨和嫉妒的情绪，怨天尤人，或迁怒于家属、医护人员，对医院的住院制度及治疗护理百般挑剔
协议期	患者开始接受病重或临终事实，希望奇迹能够出现。患者求生欲望强烈，能够努力配合治疗
抑郁期	患者出现悲伤、抑郁和绝望，希望家人、朋友能够时常陪伴在身旁。逐渐对周围事物失去兴趣，少言寡语，反应迟钝
接受期	患者最终开始坦然接受面临死亡的现实，喜欢独处，表情淡漠，睡眠时间增加甚至嗜睡，静静等待死亡的到来

考点背诵 20：肿瘤的临床表现

疾 病	临床表现
乳腺癌	早期表现：无痛性乳房肿块； “酒窝征”：癌细胞累及 Cooper 韧带，使其缩短而致皮肤表面凹陷； 乳头改变：乳头内陷、扁平、回缩而致两侧乳头不对称； “橘皮样”改变：癌细胞堵塞皮下淋巴管，导致局部淋巴回流障碍
结肠癌	早期表现：排便习惯和大便性状改变； 肠梗阻：多为慢性低位不完全肠梗阻，主要表现为腹胀、便秘等； 左半结肠癌易引起环状缩窄，发生肠梗阻； 右半结肠癌易坏死出血及感染，以腹痛、腹部肿块等症状为主
直肠癌	直肠刺激症状：便意频繁，排便习惯改变，有里急后重，排便不尽感； 黏液血便：最常见
食管癌	早期：吞咽粗硬食物时偶有不适感，如哽噎感，胸骨后烧灼样、针刺样或牵拉摩擦样疼痛； 中晚期：进行性吞咽困难（典型）
膀胱癌	最常见、最早出现症状：血尿，常为间歇性全程无痛肉眼血尿
肺 癌	早期表现：刺激性咳嗽，痰中带血； 压迫症状：压迫喉返神经引起声带麻痹、声音嘶哑；压迫颈交感神经可引起 Horner 综合征（同侧眼睑下垂、瞳孔缩小、眼球内陷、面部无汗）
骨肉瘤	主要表现：剧痛难忍、皮温高，晚期恶病质，溶骨性骨肉瘤因侵蚀皮质骨导致病理性骨折

考点背诵 21：肿瘤的好发部位、病理类型、转移途径及转移部位

疾 病	好发部位	主要病理类型	转移途径	转移部位
食管癌	胸中段食管	鳞癌	淋巴结转移（主要） 血行转移	首先进入黏膜下淋巴管
肝 癌		结节型	肝内转移（易发生） 肝外转移	肝外血行转移最多见于肺
肺 癌	右上肺	腺癌最常见； 鳞癌常见于老年男性	淋巴转移 血行转移	锁骨上窝淋巴结是常见部位 常见的部位是骨、脑、肝、肾上腺
乳腺癌	外上象限	非浸润性癌； 浸润性特殊癌； 浸润性非特殊癌	淋巴转移（主要） 血行转移	最常见于同侧腋窝淋巴结 最常见的转移部位依次为骨、肺、肝
膀胱癌	膀胱三角区与侧壁	乳头状癌	淋巴转移（主要） 血行转移（多在晚期）	转移至盆腔淋巴结 主要转移至肝、肺、肾上腺和小肠等
直肠癌	直肠壶腹部	管状腺癌； 乳头状腺癌	淋巴转移（主要） 血行转移	常侵入肠系膜血管

考点背诵 22：放疗皮肤反应的表现及护理

	一度反应（干反应）	二度反应（湿反应）	三度反应
临床表现	红斑，烧灼和刺痒感，继续照射变为暗红色，有脱屑	高度充血、水肿，水疱形成，有渗出液，糜烂	溃疡形成或坏死，难以愈合
护理措施	涂 0.2% 薄荷淀粉或羊毛脂止痒	涂 2% 甲紫或氢化可的松乳膏，不必包扎；有水疱时，涂硼酸软膏，包扎 1~2 天，待渗出吸收后改用暴露疗法	

考点背诵 23：肿瘤化疗患者的护理

（1）骨髓抑制

①白细胞计数降至 $3.5\times10^9/L$，应暂停给药，给予补血药物，增加营养。

②白细胞计数降至 $1.0\times10^9/L$，血小板计数降至 $80\times10^9/L$ 时，做好保护性隔离，预防感染。

（2）组织坏死和血栓性静脉炎：药液不慎溢出应立即停止注药或输液，保留针头接注射器回抽后，皮下注入解毒剂再拔针，局部涂氢化可的松，冰敷 24 小时。

考点背诵 24：乳腺癌的护理措施

（1）术后护理

①预防患侧上肢肿胀：避免在患侧上肢测血压、抽血、静脉穿刺或皮下注射；避免患肢过度活动、负重或受伤；术后患侧上肢用软枕垫高 10°~15°；按摩患侧上肢或行握拳、屈腕、伸肘运动，以促进淋巴回流。

②避免皮瓣和植皮片漂浮、坏死：伤口负压引流，及时、有效地吸出残腔内的积血、积液，使皮肤紧贴胸壁，有利于皮瓣愈合。

③预防皮瓣下积液及皮瓣坏死：加压包扎伤口，使皮瓣紧贴胸壁，便于皮瓣建立新的血液循环。

（2）术后功能锻炼

① 24 小时内：活动手指和腕部，做伸指、握拳、屈腕锻炼。

② 1~3 天：上肢肌肉等长收缩运动，开始屈肘、伸臂活动，促进血液和淋巴回流；逐渐过渡到肩关节小范围前屈、后伸运动。

③ 4~7 天：用患侧手洗脸、刷牙、进食，摸到对侧肩部及同侧耳朵。注意术后 7 天内不上举患侧手臂。

④ 1~2 周：皮瓣基本愈合后，开始活动肩关节，以肩部为中心，前后摆臂。注意 10 天内不外展肩关节。

⑤ 10 天：皮瓣黏附较牢固后做抬高患侧上肢、手指爬墙（每天标记高度，逐渐增加，直至患侧手指能高举过头）、梳头等锻炼。

助记歌谣 **24 内，动指腕，伸指握拳加屈腕。1~3，等长缩，患肢伸臂屈肘窝。4~7，能自理，同耳对肩可触及。1 周后，摆摆臂，10 天爬墙须标记。**

（3）预防指导

①自我检查指导：定期乳房自查有助于早期发现乳房病变，最好在月经周期的 7~10 天或月经结束后 2~3 天进行。乳腺癌术后患者也应自我检查，利于早期发现复发征象。检查依次为外上、外下、内下、内上象限，然后检查乳头、乳晕，最后检查腋窝。

②避孕指导：术后 5 年内应避免妊娠，防止乳腺癌复发。

考点背诵 25：甲状腺功能亢进症的术前护理

（1）用药护理

①通常用碘剂做术前准备。3 次 / 天，从 3 滴 / 次开始，逐天每次增加 1 滴，至 16 滴 / 次止，然后维持此剂量。待患者情绪稳定，睡眠好转，体重增加，脉率稳定，＜ 90 次 / 分，脉压恢复正常，基础代谢率＜＋ 20%，便可手术。

②甲亢严重者可遵医嘱先选用硫脲类药物治疗，待甲亢症状基本控制，再单独服用碘剂 1~2 周后行手术。由于硫脲类药物能使甲状腺肿大充血，增加术中出血的可能，而碘剂能减少甲状腺的血流量，减少腺体充血，使腺体缩小变硬，因此服用硫脲类药物后必须加用碘剂。

③对碘剂或硫脲类药物不耐受或无反应的患者，主张单用普萘洛尔或与碘剂合用做术前准备。最后 1 次须在术前 1~2 小时服用，术后继续口服 4~7 天。术前不用阿托品，以免引起心动过速。

（2）其他措施：术前练习将头放低、肩垫高，使患者能够适应术时颈过伸的体位。

考点背诵26：甲状腺功能亢进症的术后并发症

（1）呼吸困难和窒息：是最危急的并发症，多发生于术后48小时内。

（2）喉返神经损伤

①单侧：引起声音嘶哑。

②双侧：可引起两侧声带麻痹、失声或呼吸困难，甚至窒息，须立即行气管切开。

（3）喉上神经损伤

①外支：可使环甲肌瘫痪，引起声带松弛、声调降低。

②内支：可使喉部黏膜感觉丧失，患者饮水时易发生误咽或呛咳。

（4）甲状腺危象

①多发生于术后12~36小时内。

②高热（＞39℃）、心率增快（＞120~140次/分），可出现烦躁不安、谵妄甚至昏迷。

考点背诵27：腹外疝的临床表现

	腹股沟斜疝	腹股沟直疝	股　疝	脐　疝
好发人群	儿童、青壮年男性	老年男性	40岁以上妇女	婴儿、中年以上妇女
突出途径	经腹股沟管突出，可进阴囊	由直疝三角突出，不进阴囊	经股管向股部卵圆窝突出	经脐环突出
疝块外形	椭圆或梨形，上部呈蒂柄状	半球形，基底较宽	半球形	球形
嵌顿机会	较多	极少	最易绞窄	婴儿极少 成人较易

助记歌谣 腹外斜疝，椭圆梨形；经沟管出，阴囊可进。腹外直疝，呈半球形；三角突出，多不进阴。腹外股疝，亦半球形；经股管出，向卵圆行。腹外脐疝，是为球形，经脐环出，好发于婴。

考点背诵28：腹外疝的治疗要点

分　类		治疗要点
腹股沟疝	非嵌顿性疝	非手术治疗：1岁以下婴幼儿可暂不手术，观察病情发展情况，腹肌强壮后疝可自行消失； 手术治疗：腹股沟疝最有效的治疗方法是手术
	嵌顿性疝与绞窄性疝	非手术治疗：手法复位适用于嵌顿性疝时间在3~4小时，局部压痛不明显，无腹膜刺激征者；或年老体弱或伴有其他较严重疾病而估计肠袢尚未绞窄坏死者； 手术治疗：除上述情况，嵌顿性疝原则上应紧急手术治疗
股　疝	股疝诊断明确后，应及时手术治疗。发生嵌顿性或绞窄性股疝者，更应紧急手术	
脐　疝	未闭锁的脐环迟至2岁时多能自行闭锁，故小儿2岁前可采取非手术疗法； 满2岁脐环直径仍大于1.5cm者应手术治疗，5岁以后均采取手术治疗	

考点背诵29：急性化脓性腹膜炎

（1）继发性腹膜炎（最常见）

①腹腔空腔脏器穿孔、外伤引起的腹壁或内脏破裂，是急性继发性化脓性腹膜炎最常见的原因。

②致病菌以大肠埃希菌最多见，其次为厌氧拟杆菌、链球菌、变形杆菌等。

（2）原发性腹膜炎

①腹腔内无原发病灶。

②致病菌多为溶血性链球菌、肺炎链球菌或大肠埃希菌。

（3）临床表现

①腹痛：最主要表现，持续性剧烈腹痛。

②感染中毒症状：大量毒素吸收所致，严重者发生休克。

③腹部体征：腹膜刺激征是典型体征，以原发病灶所在部位最为明显。

（4）并发症

①盆腔脓肿：出现典型的直肠或膀胱刺激症状，如里急后重、大便频而量少、有黏液便；尿频、排尿困难等。直肠指诊可触及向直肠腔内膨出、有触痛、有波动感的肿物。

②膈下脓肿：有持续钝痛，深呼吸时加重，疼痛常位于近中线的肋缘下或剑突下；脓肿刺激膈肌可引起呃逆。

（5）护理措施：一般取半坐卧位，促使腹腔渗出液流向盆腔，减少毒素吸收并减轻中毒症状，且可促使腹腔内脏器下移，腹肌松弛，减轻因腹胀挤压膈肌对呼吸和循环的影响。

考点背诵30：腹部损伤的临床表现

（1）实质脏器损伤：主要表现为腹腔内（或腹膜后）出血。

①常出现面色苍白、脉搏增快或微弱，血压不稳，甚至休克。

②出血量大者可有移动性浊音，是内出血的晚期体征。

（2）空腔脏器损伤：主要表现是弥漫性腹膜炎。

①最突出的体征是腹膜刺激征（腹部压痛、腹肌紧张和反跳痛），胃液、胆汁、胰液刺激性最强，肠液次之，血液最轻。

②结肠破裂因结肠内容物液体成分少而细菌含量多，故早期症状轻，常只有局限腹膜炎，晚期较严重。

考点背诵31：消化性溃疡的并发症

并发症	临床表现
出　血	最常见；轻者仅有柏油样便，重者可出现呕血甚至低血容量性休克
穿　孔	常见于十二指肠溃疡；典型表现为骤发刀割样剧烈腹痛，“板状腹”，全腹明显压痛和反跳痛
幽门梗阻	呕吐是最为突出的症状，量大，呕吐物为宿食，有腐败酸臭味，不含胆汁；常有低氯、低钾性碱中毒； 上腹可见胃型及蠕动波，可闻及振水音
癌　变	反复发作、病程持续时间长的胃溃疡癌变风险高；十二指肠溃疡一般不发生癌变

考点背诵32：胃、十二指肠疾病术后并发症

（1）胃大部切除术后近期并发症

并发症	发生时间	主要表现	呕吐物	治　疗
术后胃出血	3天内，尤其是24小时内	短期从胃管引流大量血液		止血药、输血等非手术为主，严重者手术
十二指肠残端破裂	24~48小时	右上腹突发剧烈腹痛、发热、腹膜刺激征，腹腔穿刺出胆汁样液体		立即手术
吻合口瘘或破裂	5~7天	高热、脉速、腹痛及弥漫性腹膜炎		腹膜炎者立即手术，局部脓肿者引流

续 表

并发症	发生时间	主要表现	呕吐物	治 疗
吻合口梗阻	术后由流食改为半流食时	进食后上腹饱胀，溢出性呕吐	食物，含或不含胆汁	禁食、胃肠减压、输液为主，无效者手术
急性完全性输入袢梗阻		突起上腹部剧烈疼痛伴频繁呕吐，吐后症状不缓解，烦躁，休克	量少，不含胆汁	易绞窄，紧急手术
慢性不完全性输入袢梗阻		餐后半小时上腹胀痛或绞痛，喷射性呕吐，吐后缓解	大量胆汁，不含食物	禁食、胃肠减压，严重者手术
输出袢梗阻		上腹饱胀，呕吐	食物，含胆汁	非手术治疗，严重者手术
胃排空障碍（胃瘫）	4~10 天	患者出现持续性饱胀、钝痛、呕吐	含有胆汁的胃内容物	禁食、胃肠减压、肠外营养、促胃肠动力，不手术

（2）胃大部切除术后远期并发症

并发症	原 因	主要表现	治 疗
早期倾倒综合征	胃大部切除术后大量高渗食物快速进入空肠	进食 30 分钟内出现上腹饱胀、腹泻、心悸、大汗、乏力、面色苍白等短暂血容量不足的表现	少食多餐，避免过甜、过咸、过浓、过热流食，宜进低碳水化合物、高蛋白饮食，禁止喝汤；餐后立即平卧 20 分钟
晚期倾倒综合征	含碳水化合物食物进入空肠，快速吸收，血糖急速升高，刺激胰岛素大量释放	也称低血糖综合征，餐后 2~4 小时出现头晕、心悸、乏力、面色苍白、手颤、脉速等	少食多餐，减少饮食中的碳水化合物，发作时稍进食可缓解
碱性反流性胃炎	胆汁、肠液、胰液等反流入胃	术后数月或数年发生上腹部及胸骨后烧灼样痛，进食后加重，呕吐物含胆汁	少食多餐，非手术治疗，餐后勿平卧，给予胃黏膜保护药和促胃肠动力药

考点背诵 33：急性阑尾炎的临床表现与术后并发症

	具体表现
临床表现	转移性右下腹痛是急性阑尾炎的典型症状，腹痛始发于上腹部，逐渐转移至脐周，2 小时至 1 天后转移并局限于右下腹； 右下腹麦氏点（脐与右髂前上棘连线中外 1/3 处）固定压痛是最常见和最重要的体征
术后并发症	切口感染：是最常见的并发症，表现为术后 2~3 天体温升高，切口胀痛或跳痛，局部红肿、压痛等； 腹腔脓肿：阑尾周围脓肿最常见，表现为压痛性肿块、麻痹性肠梗阻的腹胀症状等

考点背诵 34：肠梗阻的临床表现

（1）症状：主要表现为腹痛、呕吐、腹胀和停止排气排便（痛、吐、胀、闭）。

①腹痛：机械性肠梗阻的腹痛特点是阵发性剧烈绞痛；持续性剧烈绞痛，应警惕为绞窄性肠梗阻。

②呕吐：高位肠梗阻出现较早，较频繁；低位肠梗阻出现较迟。

③腹胀：高位肠梗阻不明显；低位肠梗阻和麻痹性肠梗阻明显。

④停止排气排便：完全性肠梗阻表现为肛门停止排气排便，为最典型的症状；不完全性肠梗阻可有多次少量排气排便。

（2）体征

①视诊：机械性肠梗阻可见肠型和肠蠕动波；麻痹性肠梗阻腹胀均匀。

②触诊：绞窄性肠梗阻可有固定压痛和腹膜刺激征；麻痹性肠梗阻触不到肿块。

③听诊：机械性肠梗阻肠鸣音亢进，有气过水声或金属音；麻痹性肠梗阻肠鸣音减弱或消失。

考点背诵 35：单纯性肠梗阻与绞窄性肠梗阻鉴别

	单纯性肠梗阻	绞窄性肠梗阻
发　病	较缓慢	急骤，发展迅速
腹痛特点	阵发性绞痛	持续性剧烈绞痛
腹　胀	均匀全腹胀	不对称，有局部隆起的肿块
压　痛	轻，部位不固定	腹膜刺激征：固定压痛，反跳痛，肌紧张
全身情况	尚好	全身中毒症状及感染性休克
腹腔穿刺	无特殊	可见血性液体或炎性渗出液
血性大便	无	可有
腹部 X 线检查	小肠袢扩张呈鱼骨刺状、梯形排列； 结肠显示结肠袋	孤立扩大的肠袢
治疗原则	先行非手术治疗（禁食、胃肠减压等）	手术治疗

考点背诵 36：直肠肛管疾病的临床表现

（1）直肠肛管周围肿胀

	肛门周围皮下脓肿	坐骨肛管间隙脓肿	骨盆直肠间隙脓肿
发　病	最常见	较常见	较少见
全身症状	不明显	较重，高热、头痛、乏力	严重，持续性高热、头痛
局部表现	肛周持续性跳痛，局部红肿，有压痛，脓肿形成可有波动感	脓肿大而深，持续性胀痛，排便、行走时加重，可触及局部隆起，波动感	不明显，位置深，空间大，可触及隆起肿块，深压痛和波动感
伴随症状	无	里急后重，排尿困难	直肠坠胀感，便意不尽，排尿困难

（2）肛裂：典型表现是疼痛、便秘、出血。周期性剧烈疼痛，有 2 次高峰。

（3）肛瘘：指直肠远端或肛管与肛周皮肤间形成的肉芽肿性管道。

（4）内痔：最常见，位于齿状线以上，好发于截石位 3 点、7 点、11 点。主要表现为无痛性、间歇性便后出鲜血和痔块脱出。

考点背诵 37：肝、胆、胰疾病的临床表现

疾　病	典型表现
门静脉高压症	脾大：早期可出现脾大； 脾功能亢进：检查可见“三系”细胞减少； 呕血、黑便：食管胃底静脉曲张破裂出血是门静脉高压症最严重的并发症，易诱发肝性脑病、严重休克； 腹水：是肝功能严重损害的表现，常有腹胀、食欲缺乏、移动性浊音
原发性肝癌	肝区疼痛：是最常见和最主要的症状，多为持续性胀痛、钝痛或隐痛； 肝大和肿块：为中、晚期肝癌最主要的体征； 并发症：肝性脑病为肝癌终末期最严重的并发症
急性胰腺炎	腹痛：是主要表现和首发症状，疼痛剧烈而持续，可有阵发性加剧； 低钙血症：与脂肪组织坏死和组织内钙皂的形成有关

续 表

疾 病	典型表现
胆石症和胆道感染	胆囊结石及急性胆囊炎：墨菲征（Murphy 征）阳性，即深吸气时胆囊下移碰到按压的拇指引起剧烈疼痛而出现屏气现象； 胆管结石及急性胆管炎：查科三联征（夏柯三联征），即腹痛、寒战与高热、黄疸； 胆管结石的腹痛特点：呈阵发性绞痛或持续性疼痛阵发性加剧，可放射至右肩背部； 急性梗阻性化脓性胆管炎：除 Charcot 三联征外，还有休克、神经中枢系统受抑制表现，称为 Reynolds 五联征

考点背诵 38：肝、胆、胰疾病的治疗与护理

疾 病	治疗与护理
门静脉高压症	非手术治疗：药物止血首选生长抑素；物理治疗可使用三腔二囊管压迫止血； 手术治疗： ①门体分流术：降低门静脉压力，防止出血；肝性脑病发生率高，易引起肝衰竭； ②断流手术：脾切除加贲门周围血管离断术最有效
原发性肝癌	手术治疗：手术切除为首选，是目前根治原发性肝癌的最有效方法； 肝动脉化疗栓塞治疗（TACE）：是肝癌非手术疗法中的首选方法
急性胰腺炎	治疗原则：减轻腹痛，减少胰液分泌，防治并发症； 减少胰液分泌：减少胰液分泌，禁食、禁饮和胃肠减压； 术后并发症：出血、胰瘘、胃肠道瘘； 腹腔双套管灌洗引流护理：常有生理盐水加抗生素，冲洗速度 20~30 滴 / 分，持续负压吸引，负压不宜过大
胆石症和胆道感染	急性梗阻性化脓性胆管炎：立即解除胆道梗阻并引流，降低胆管内压

考点背诵 39：T 管引流

（1）目的：引流胆汁和减压，引流残余结石，支撑胆道。

（2）保持引流通畅，避免引流管压迫、折叠、扭曲。

（3）观察胆汁的颜色、性状和量：正常胆汁呈黄绿色、透明、无沉淀。量过少可能 T 管阻塞或肝衰竭，量过多应检查胆总管下段有无梗阻。

（4）拔管

①术后 10~14 天试行夹闭 T 管 1~2 天。

②若无腹胀、腹痛、发热及黄疸等症状，可行 T 管造影，造影后继续引流 24 小时以上。

③如胆道通畅，无结石和其他病变，再次夹闭 T 管 24~48 小时，无不适症状方可拔管。

考点背诵 40：血栓闭塞性脉管炎的分期及表现

分 期	动脉病变	典型表现	临床表现
局部缺血期 （一期，早期）	血管痉挛	间歇性跛行	患肢苍白、酸胀乏力、麻木、刺痛及烧灼感； 行走时患肢可因疼痛被迫停下，疼痛在休息后可缓解； 少数可伴有反复发作性游走性浅静脉炎； 患肢足背动脉、胫后动脉搏动明显减弱

续　表

分　期	动脉病变	典型表现	临床表现
营养障碍期（二期，中期）	血管壁增厚、血栓形成	静息痛，夜间尤甚	出现皮温下降，肢端苍白、潮红或发绀，皮肤干燥，指甲增厚变形等； 患肢动脉搏动消失
组织坏死期（三期，晚期）	动脉完全闭塞	坏疽、溃疡	肢体由远端向近端逐渐发生干性坏疽、肢端发黑，可形成溃疡；继发感染后可形成湿性坏疽，疼痛剧烈

考点背诵 41：颅内压增高及脑疝的临床表现

疾　病	临床表现
颅内压增高	“三主征”：头痛、喷射性呕吐、视神经乳头水肿； 库欣反应：心率减慢、呼吸深慢、血压升高，“两慢一高”
急性脑疝	小脑幕切迹疝：一侧瞳孔进行性散大，晚期表现为双侧瞳孔散大固定，对光反射消失；脑干网状上行激动系统受累，出现意识障碍； 枕骨大孔疝：瞳孔可忽大忽小；剧烈头痛、频繁呕吐、颈强直；生命体征紊乱出现早，意识障碍出现较晚

考点背诵 42：颅底骨折的临床表现

分　类	颅前窝骨折	颅中窝骨折	颅后窝骨折
脑脊液漏部位	鼻漏	耳漏	无
瘀斑部位	眶周、球结膜下瘀斑（熊猫眼，眼镜征）	鼻咽部血肿	乳突区瘀斑（Battle 征），咽后壁血肿
可能损伤的脑神经	嗅神经	面、听神经	舌咽、迷走、副、舌下神经

考点背诵 43：颅脑损伤的临床表现及辅助检查

疾　病	临床表现	CT检查
脑震荡	伤后立即出现短暂的意识障碍，一般不超过半小时；清醒后多有头痛、头晕、乏力等； 出现逆行性遗忘，即醒后对受伤当时和伤前近期的情况不能回忆，而对往事记忆清楚	无异常
脑挫裂伤	出现意识障碍、头痛、恶心、呕吐，颅内压增高，生命体征改变等	可见局部脑组织内有点状高密度出血灶
硬膜外血肿	昏迷→中间清醒或好转→昏迷	可见双凸镜形或弓形高密度出血灶
硬膜下血肿	持续性昏迷或昏迷进行性加重	可见新月形或半月形高密度出血灶

考点背诵 44：颅脑疾病的治疗与护理

颅脑疾病	治疗与护理
颅底骨折	多数漏口于伤后 1~2 周自行愈合； 体位护理：取半坐卧位，头偏向患侧； 预防脑脊液逆流：禁忌堵塞、冲洗、滴药入鼻腔和耳道；避免咳嗽、擤鼻涕、打喷嚏、用力屏气排便等动作；避免挖耳、抠鼻
颅脑损伤	脑震荡：一般卧床休息，无须特殊治疗，短期内可自行好转； 脑挫裂伤：防治脑水肿，保持呼吸道通畅，脑保护及功能恢复治疗；有脑疝征象时手术治疗
颅内压增高	去除病因是最根本的治疗原则； 脱水治疗：常用高渗性脱水药，20% 甘露醇 250ml，30 分钟内静脉滴注完毕； 激素治疗：糖皮质激素可改善血管通透性，减少脑脊液生成，从而减轻脑水肿，缓解颅内压增高

考点背诵 45：气胸、血胸的临床表现与治疗要点

分　类	病理生理	主要表现	治疗要点
开放性气胸	患侧胸膜腔与大气相通，胸膜腔内负压消失，肺组织萎陷；纵隔扑动	呼吸困难、鼻翼扇动、口唇发绀；外界空气自由进出胸膜腔，呼吸时可闻及吸吮样的声音	将开放性气胸转变为闭合性气胸，可用无菌敷料或清洁器材等在患者呼气末封盖伤口
张力性气胸	患侧胸膜腔内压进行性增高，纵隔向健侧移位，患侧肺严重萎陷使呼吸和循环功能发生严重障碍	极度呼吸困难、烦躁、意识障碍；颈静脉怒张，皮下气肿明显；患侧胸部饱满，肋间隙增宽，叩诊呈高度鼓音，听诊呼吸音消失	应立即行胸腔穿刺排气，进一步行胸膜腔闭式引流
血　胸	血胸推移纵隔，使健侧肺受压，并影响腔静脉回流	小量血胸：≤ 500ml； 中量血胸：500~1000ml； 大量血胸：＞ 1000ml； 进行性血胸：胸膜腔闭式引流血量＞ 200ml/h，持续 3 小时	小量血胸：可自行吸收； 中、大量血胸：尽早行胸腔穿刺及胸膜腔闭式引流； 进行性血胸：应及时开胸探查，止血、输液、输血

考点背诵 46：胸膜腔闭式引流

	特　点
目　的	引流胸膜腔内积液、积血及积气，重建胸膜腔内负压，促进肺复张
置管部位	引流气体：患侧锁骨中线第 2 肋间或腋前线第 4、5 肋间处； 引流液体：患侧腋中线与腋后线之间第 6~8 肋间
引流护理	观察引流瓶长管中的水柱是否随呼吸上下波动（波动范围 4~6cm），以判断引流管是否通畅； 取半坐卧位，鼓励其咳嗽、有效咳痰和深呼吸，促进气体和液体排出； 若引流管从胸腔滑脱，立即用手捏闭胸壁伤口皮肤
拔管指征	48~72 小时后，若引流瓶中无气体逸出，24 小时引流液体量＜ 50ml、脓液＜ 10ml，胸部 X 线检查示肺复张良好，患者无呼吸困难或气促

考点背诵 47：尿失禁

	临床表现	常见疾病
持续性尿失禁（真性尿失禁）	尿道阻力完全丧失，膀胱完全不能储存尿液而呈空虚状态	外伤、手术或先天性疾病引起的膀胱颈和尿道括约肌损伤，如膀胱阴道瘘
充溢性尿失禁（假性尿失禁）	由于膀胱过度充盈而造成尿液不断溢出	良性前列腺增生、脊髓休克早期等
急迫性尿失禁	迫不及待的排尿感，尿意强烈，尿液自动流出，多伴有尿频、尿急等膀胱刺激症状	急性膀胱炎等
压力性尿失禁（不完全性尿失禁）	有咳嗽、打喷嚏等腹压增加的动作时，尿液自动流出	多次分娩或绝经后的妇女

考点背诵 48：外科泌尿系统疾病

	典型表现	治疗与护理
尿道外伤	前尿道外伤见初始血尿； 后尿道外伤（膜部）尿外渗常出现在腹膜外膀胱周围，当尿生殖膈撕裂时，会阴、阴囊部会出现血肿及尿外渗	尿道外伤术后留置导尿管至少 14 天； 并发尿道狭窄者可行尿道扩张术，2 次尿道扩张间隔至少 7 天
上尿路结石	与活动有关的疼痛和血尿是主要表现； 输尿管结石的典型表现为绞痛和镜下血尿	肾绞痛患者应解痉镇痛； 体外冲击波碎石（ESWL）：结石≤ 2cm； 巨大肾结石 ESWL 治疗后患侧卧位 48~72 小时
肾结核	膀胱刺激征（尿频、尿急、尿痛）为典型症状； 无痛性尿频是最突出的症状； 脓尿是肾结核的常见症状，严重者尿如洗米水样； 晚期可出现终末血尿	术前抗结核治疗不应少于 2 周
良性前列腺增生	尿频是最早出现的症状，夜间更明显； 进行性排尿困难是最重要、最典型的症状； 任何阶段均可出现尿潴留；充溢性尿失禁	经尿道前列腺切除术（TURP）是前列腺增生目前最常用的手术方式；术后用生理盐水持续冲洗膀胱 3~5 天，冲洗速度可根据尿色而定，色深则快、色浅则慢
膀胱癌	血尿是最常见、最早出现的症状；典型血尿为无痛性和间歇性	以手术治疗为主

考点背诵 49：常见骨折及关节脱位

	典型表现	治疗与护理
肱骨髁上骨折	儿童期可出现肘内翻或外翻畸形； 早期治疗不当可导致缺血性肌挛缩	受伤时间短，局部肿胀轻，无血液循环障碍者，可行手法复位外固定
桡骨远端伸直型骨折（Colles 骨折）	侧面观呈“餐叉样”畸形，正面观呈“枪刺样”畸形	以手法复位外固定治疗为主
股骨颈骨折	患肢呈屈曲、内收、短缩、外旋畸形； 股骨头下骨折和经股骨颈骨折易引起血运障碍	髋关节置换术后易发生关节脱位，应避免屈髋＞ 90°，如侧卧时应健肢在下，患肢在上，两腿间夹枕头；平时应坐高椅，排便时用坐便器；上楼时健肢先上，下楼时患肢先下

续 表

	典型表现	治疗与护理
股骨干骨折	易合并血管损伤，造成大量出血	成人和 3 岁以上的儿童多采用手术内固定治疗
骨盆骨折	有大出血或严重内脏损伤者常有低血压和休克早期表现； 主要体征：骨盆分离试验和挤压试验阳性； 男性最常见并发症：尿道外伤（膜部）； 最严重并发症：腹膜后巨大血肿	处理休克和各种危及生命的合并症，再处理骨折
脊髓骨折	颈椎骨折可导致颈髓损伤； 颈髓损伤的严重并发症：呼吸衰竭和呼吸道感染	甲泼尼龙冲击疗法：适用于受伤 8 小时内患者，可减轻脊髓水肿，改善脊髓血供； 避免移动，如须搬运可采用平托法或滚动法移至硬担架、木板或门板上
关节脱位	关节盂空虚（特征性），弹性固定，畸形等	复位后固定时间 2~3 周； 肩关节复位后固定：内收、内旋位、屈肘 90°

考点背诵 50：骨折的治疗与护理

（1）骨折的急救：抢救生命、保护患肢并迅速转运，以便尽快妥善处理。

（2）骨折的治疗原则：复位、固定、康复治疗是骨折治疗的三大原则。

①复位：可采取手法复位和切开复位。

②固定：是骨折愈合的关键。

③康复治疗：鼓励患者早期行康复治疗。

（3）最易造成骨折不愈合的因素是骨折间软组织嵌入。

考点背诵 51：腰椎间盘突出症和颈椎病的典型表现

疾　病	典型表现
腰椎间盘突出症	腰痛（最早出现）、坐骨神经痛（下肢放射痛）、直腿抬高试验和加强试验阳性
颈椎病	神经根型颈椎病：最常见，典型表现为颈肩痛，短期内加重，并向上肢，尤其是前臂桡侧、手桡侧三指等处放射；臂丛牵拉试验及压头试验可呈阳性； 脊髓型颈椎病：最严重，早期表现为四肢麻木无力，步态不稳，有踩棉花感；后期可出现二便功能障碍；霍夫曼征和巴宾斯基征等病理征可呈阳性； 椎动脉型颈椎病：眩晕为最常见的症状，猝倒为特有的症状； 交感型颈椎病：出现一系列反射性交感神经症状

考点背诵 52：牵引术的目的和作用

（1）骨折、关节脱位的复位和固定。

（2）挛缩畸形的预防和矫形治疗。

（3）肢体制动和抬高，减轻疼痛。

（4）骨与关节疾病治疗前准备。

（5）预防病理性骨折。

考点背诵 53：牵引术的分类与护理

（1）牵引分类

分类		要点	适应证
皮牵引（间接牵引）		一般不超过 5kg，牵引时间为 2~4 周	四肢牵引、小儿及年老体弱者的股骨牵引
骨牵引（直接牵引）		下肢牵引重量为体重的 1/10~1/7，抬高床尾 15~30cm；颅骨牵引重量一般为 6~8kg，不超过 15kg，抬高床头；可达 2~3 个月	颈椎骨折或脱位、肢体开放性骨折及肌肉丰富处的骨折
兜带牵引	枕颌带	卧床持续牵引时，牵引重量一般为 2.5~3.0kg；坐位牵引时牵引重量自 6kg 开始，可逐渐增加至 15kg	适用于颈椎骨折、脱位，颈椎病（除脊髓型）和颈椎间盘突出症等
	骨盆水平牵引	将床尾抬高 20~25cm	腰椎间盘突出症
	骨盆悬吊牵引	牵引重量以将臀部抬离床面 2~3cm 为准	骨盆骨折

（2）牵引术的护理

①观察：牵引肢体末梢血液循环。

②皮牵引：胶布皮牵引易出现水疱、皮炎（皮肤过敏）。

③骨牵引：属于有创牵引，可能发生感染。

④预防牵引针眼感染：牵引针两端套上软木塞或胶盖小瓶；针眼处滴 75% 乙醇 2 次 / 天；及时擦去针眼处分泌物或痂皮；牵引针若向一侧偏移，应消毒后调整。

⑤牵引针眼感染：充分引流，严重时须拔除钢针，改变牵引位置。

⑥避免过度牵引：每天测量被牵引的肢体长度，与健侧对比。

⑦骨牵引后骨折复位较差：切开复位内固定治疗。

考点背诵 54：石膏绷带固定术

（1）评估肢体血液循环是石膏固定护理中最重要的内容。

（2）加快石膏干固：可通过适当提高室温、灯泡烤箱、红外线照射等烘干及热风机吹干等方法。

（3）石膏干固前搬运：固定肢体，切忌抓捏。

（4）骨筋膜室综合征

①以前臂掌侧和小腿骨折最常见，多由骨筋膜内压力增高和包扎过紧所致。

②出现“5P”征（疼痛、感觉异常、麻痹、苍白及脉搏消失），应警惕骨筋膜室综合征。创伤后肢体持续性剧烈疼痛，且进行性加剧，为骨筋膜室综合征最早的症状。

③一旦出现应立即放平肢体并报告医生，做好切开减压准备。

（5）失用综合征

①肌萎缩：由于肢体长期固定、缺乏功能锻炼。

②骨质疏松：大量钙盐逸出骨骼。

③关节僵硬：缺少功能锻炼，关节内纤维粘连导致，表现为功能受限。

考点背诵 55：骨科患者的功能锻炼

（1）骨折早期：术后 1~2 周，运动重点是肢体等长舒缩运动，防止肌肉萎缩，减轻水肿，促进静脉回流。

（2）骨折中期：术后 2 周后，运动重点以患肢骨折的上下关节运动为主，活动范围、活动强度和活动量逐渐加大。

（3）骨折后期：病变部位基本愈合，外固定支具已拆除，进行以重点关节为主的全身锻炼。

考点背诵 56：断肢（指）再植

（1）断肢（指）保存的方法：干燥冷藏保存，用无菌敷料包裹断肢，套入塑料袋，放入 4℃的有盖容器中。

（2）断肢（指）再植后血管危象易在术后 48 小时内发生。

第三章　妇产科护理学

考点背诵 1：妊娠诊断

（1）妊娠期：从末次月经的第 1 天开始计算，约为 280 天（40 周）。

①早期妊娠：妊娠 13 周末以前。

②中期妊娠：妊娠第 14~27 周末。

③晚期妊娠：妊娠第 28 周及其以后。

（2）早期妊娠诊断

①停经：最早、最重要的症状，但不是妊娠的特有症状。孕龄期有性生活史的健康妇女，月经周期规则，一旦月经过期考虑妊娠。

②早孕反应：约半数妇女停经 6 周左右有困倦、择食、恶心等早孕反应，一般于妊娠 12 周左右自行消失。

③尿频：前倾增大的子宫在盆腔内压迫膀胱所致，妊娠 12 周后消失。

④乳房变化：乳房增大，乳头乳晕着色，有深褐蒙氏结节出现。

⑤妇科检查：停经 6~8 周，双合诊子宫峡部极软，感觉宫颈与宫体之间似不相连，称为黑加征。

（3）中、晚期妊娠诊断

①胎动：妊娠 18~20 周时，孕妇可自觉胎动，3~5 次 / 小时。妊娠 28 周以后，正常胎动次数≥ 10 次 /2 小时。胎动监测是孕妇自我监护胎儿的主要方法。

②胎心：一般胎背上部听诊胎心最清，正常胎心率为 110~160 次 / 分。

考点背诵 2：不同妊娠周数的宫底高度

妊娠周数	手测宫底高度	尺测耻上宫底高度（cm）
12 周末	耻骨联合上 2~3 横指	
16 周末	脐耻之间	
20 周末	脐下 1 横指	18（15.3~21.4）
24 周末	脐上 1 横指	24（22.0~25.1）
28 周末	脐上 3 横指	26（22.4~29.0）
32 周末	脐与剑突之间	29（25.3~32.0）
36 周末	剑突下 2 横指	32（29.8~34.5）
40 周末	脐与剑突之间或略高	33（30.0~35.3）

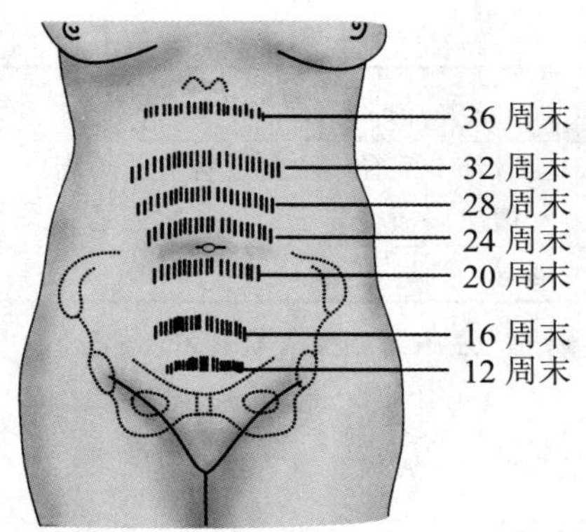

助记歌谣　12 耻联上 2、3，妊满 16 脐耻间。20 下，24 上，脐部 1 指不要忘。28 脐上横指 3，32、40 脐剑间。满 36，达最高，剑下 2 指要记牢。

考点背诵 3：胎产式、胎先露、胎方位

（1）胎产式：胎体纵轴与母体纵轴的关系称胎产式。

①两轴平行称为纵产式，约有 99.75%。

②两轴垂直称为横产式，约有 0.25%。两者交叉称为斜产式，分娩时可转为纵产式。

③正常胎产式为纵产式。

（2）胎先露：最先进入骨盆入口的胎儿部分称胎先露。

①纵产式有头先露、臀先露，横产式有肩先露。

②头先露分为：枕先露、前囟先露、额先露及面先露。

③妊娠 30 周后仍为臀先露应予矫正，方法有：膝胸卧位；针灸、激光照射或艾灸至阴穴；外倒转术（36~37 周后才可实施）。

（3）胎方位：胎儿先露部的指示点与母体骨盆间的关系称为胎方位，简称胎位。

①枕先露以枕骨（O）、面先露以颏骨（M）、臀先露以骶骨（S）、肩先露以肩胛骨（SC）为指示点。

②根据指示点与母体骨盆入口左（L）、右（R）、前（A）、后（P）、横（T）的关系而有不同的胎位。

③枕左前位（LOA）最常见，LOA 的胎头枕骨位于母体骨盆左前方。

考点背诵 4：产前检查

（1）产前检查频率

①妊娠 6~13 周末、14~19 周末各检查 1 次。

②妊娠 20~36 周，每 4 周检查 1 次。

③妊娠 37~41 周，每周检查 1 次。

④有高危因素者，增加检查次数。

（2）推算预产期：自末次月经第 1 天算起，月数减 3（或加 9），日数加 7。

（3）骨盆外测量：可间接判断骨盆大小及形态。

测量内容	正常值	特　点
髂棘间径	23~26cm	两侧髂前上棘外缘的距离
髂嵴间径	25~28cm	两侧髂嵴外缘最宽的距离
骶耻外径	18~20cm	第 5 腰椎棘突下凹陷处（即腰骶部米氏菱形窝的上角）至耻骨联合上缘中点的距离
坐骨结节间径	8.5~9.5cm	即出口横径，两侧坐骨结节内缘间距离

续 表

测量内容	正常值	特 点
出口后矢状径	8~9cm	坐骨结节间径中点到骶骨尖的距离； 一般出口横径与出口后矢状径之和＞ 15cm 者，可正常分娩
耻骨弓	90°	＜ 80° 为异常

（4）胎肺成熟度：羊水卵磷脂 / 鞘磷脂（L/S）、磷脂酰甘油（PG）。

考点背诵 5：妊娠期护理

（1）妊娠 12 周以后仍继续呕吐甚至影响孕妇营养时，考虑妊娠剧吐，应住院治疗。

（2）早孕反应的护理

①避免空腹，清晨起床时先吃几块饼干或面包，起床时宜缓慢，避免突然起身。

②进食 5~6 餐 / 天，少食多餐，避免空腹状态；两餐之间进食液体。

③食用清淡食物，避免油炸、难以消化或引起不适气味的食物。

（3）妊娠的前 3 个月和末 3 个月禁止性生活，以防流产、早产、感染及胎膜早破。

（4）水肿

①妊娠后期易发生下肢水肿，经休息后可消退。

②左侧卧位，解除右旋增大的子宫对下腔静脉的压迫，下肢稍垫高，避免长时间地站或坐。

③长时间站立的孕妇，两侧下肢轮流休息，收缩下肢肌肉，以利血液回流。

④适当限制孕妇对盐的摄入，但不必限制水分。

（5）仰卧位低血压综合征：取左侧卧位，症状即可自然消失。

（6）缺铁性贫血：需要补充铁剂时，可用果汁送服或与维生素 C 同服以促进铁的吸收。宜在餐后 20 分钟服用。

考点背诵 6：产 力

（1）产力：子宫收缩力、腹肌和膈肌收缩力及肛提肌收缩力。其中子宫收缩力是临产后的主要产力，又称宫缩。

产 力	作用时间	特 点
子宫收缩力	贯穿于分娩的全程	节律性、对称性、极性及缩复作用
腹肌和膈肌收缩力（腹压）	第二产程	重要辅助力
	第三产程	促使胎盘娩出
肛提肌收缩力	第二产程	协助胎先露在骨盆腔内完成内旋转及仰伸
	第三产程	协助胎盘娩出

（2）产力异常

收缩力异常		特 点
收缩乏力	协调性	子宫收缩节律性、对称性和极性均正常，仅收缩力弱
	不协调性	宫缩失去正常的节律性、对称性，极性倒置
收缩过强	协调性	子宫收缩的节律性、对称性及极性均正常，仅子宫收缩力过强、过频
	不协调性	强直性子宫收缩：子宫强烈收缩，失去节律性，宫缩无间歇
		子宫痉挛性狭窄环：子宫局部平滑肌持续不放松，痉挛性不协调性收缩形成的环状狭窄

考点背诵 7：正常分娩护理

（1）分娩机制

①以枕左前位为例的分娩机制：衔接、下降、俯屈、内旋转、仰伸、复位、外旋转、胎儿娩出。

②衔接：初产妇可在预产期前 1~2 周衔接，经产妇多在分娩开始后衔接。

③下降：胎儿娩出的首要条件，贯穿于分娩的全过程。

（2）先兆临产与临产

	表　现
先兆临产	不规律宫缩：又称假临产
	胎儿下降感
	见红：分娩发动前 24~48 小时，是分娩即将开始比较可靠的指征
临　产	有规律且逐渐增强的宫缩，持续 30 秒或以上，间歇 5~6 分钟
	伴进行性宫颈管消失、宫口扩张和胎先露下降
	用强镇静药不能抑制宫缩

（3）总产程及产程分期

产　程	划分标准	初产妇所需时间	经产妇所需时间	临床表现
第一产程（宫颈扩张期）	从规律宫缩开始到宫口开全	11~12 小时	6~8 小时	规律宫缩、宫口扩张、胎头下降、胎膜破裂
第二产程（胎儿娩出期）	从宫口开全到胎儿娩出	1~2 小时	一般数分钟；也可长达 1 小时	宫缩增强、有排便感、胎头拨露、胎头着冠
第三产程（胎盘娩出期）	从胎儿娩出到胎盘娩出	5~15 分钟，不应超过 30 分钟		子宫收缩、胎盘剥离、胎盘娩出、阴道流血

（4）第一产程

①胎头下降：决定能否经阴道分娩的重要观察项目。胎头颅骨最低点平坐骨棘平面记为“0”，在坐骨棘平面上 1cm 记为“－ 1”，在坐骨棘平面下 1cm 记为“＋ 1”，依此类推。

②胎膜破裂：多发生在宫口近全开时。一旦胎膜破裂，应立即监测胎心，若有胎心异常，应立即阴道检查排除脐带脱垂。破膜超过 12 小时尚未分娩者可给予抗生素预防感染。

（5）第二产程

①宫缩持续约 1 分钟或以上，间歇期仅 1~2 分钟。

②接产准备：初产妇宫口开全（10cm）、经产妇宫口扩张 4cm 且宫缩规律有力时。

（6）第三产程

①胎盘剥离征象：宫底上升至脐上，子宫变硬呈球形。阴道少量流血。阴道口外露的脐带自行延长。在耻骨联合上方轻压子宫下段时，宫体上升而外露的脐带不回缩。

②协助胎盘娩出：确定胎盘完全剥离后，左手按压宫底，右手轻拉脐带，协助胎盘娩出。

③新生儿护理：首先清理呼吸道。

考点背诵 8：产程异常

产程异常	临床表现
潜伏期延长	潜伏期＞ 16 小时
活跃期延长	活跃期＞ 8 小时
活跃期停滞	进入活跃期后，宫口扩张停止＞ 4 小时
第二产程延长	第二产程初产妇＞ 2 小时（硬膜外阻滞镇痛者＞ 3 小时）、经产妇＞ 1 小时

续 表

产程异常	临床表现
胎头下降延缓	活跃期晚期及第二产程，胎头下降速度初产妇< 1cm/h，经产妇< 2cm/h
胎头下降停滞	活跃期晚期胎头停留在原处不下降≥ 1 小时
滞 产	总产程> 24 小时
急 产	总产程< 3 小时

考点背诵 9：产褥期生殖系统变化

产褥期生殖系统的改变最显著，其中又以子宫变化最大。

部 位	母体变化	
子 宫	宫体肌纤维缩复	胎盘娩出后子宫底在脐下一指，产后一天略上升至平脐，后下降 1~2cm/d，产后 10 天子宫降至骨盆腔内，耻骨联合上方不能触及
	子宫内膜再生	胎盘附着部位全部修复须至产后 6 周，未附着部位 3 周
	宫颈复原及子宫下段的变化	产后 2~3 天，宫口可容纳 2 指；产后 1 周宫颈内口关闭，宫颈管复原；产后 4 周宫颈恢复至未孕形态，宫颈外口变为“一”字形横裂（已产型）
阴 道	产后 3 周左右阴道黏膜皱襞复现，产褥期阴道张力不能完全恢复到未孕状态	
外 阴	产后外阴轻度水肿，2~3 天可自行消退	
盆底组织	坚持产后健身操，盆底组织有可能恢复或接近未孕状态	

考点背诵 10：产褥期

（1）生命体征

①产后 24 小时内体温稍高，但不超过 38℃。

②产后 3~4 天可出现泌乳热，体温多为 37.8~39.0℃，一般持续 4~16 小时即可下降，不属病态。

③产后脉搏略慢，60~70 次 / 分。呼吸深慢，14~16 次 / 分。血压正常平稳。

（2）产后宫缩痛：产后 1~2 天出现宫缩导致的阵发性剧烈腹痛，持续 2~3 天自然消失，多见于经产妇。哺乳时反射性缩宫素分泌增多使疼痛加重，不需要特殊用药治疗。

（3）恶露：正常恶露有腥味，无臭味，持续 4~6 周，总量 250~500ml。

恶露性质	持续时间	颜 色	成 分
血性恶露	3~4 天	鲜红色	大量红细胞、坏死蜕膜组织和少量胎膜
浆液恶露	10 天左右	淡红色	较多的坏死蜕膜组织、宫颈黏液及细菌
白色恶露	3 周左右	白色	大量白细胞、坏死蜕膜组织、表皮细胞及细菌

（4）褥汗：产后 1 周内排出大量汗液，睡眠和初醒时明显，不属病态。

（5）排尿：产后 4 小时内应让产妇排尿。

（6）会阴护理

①用 0.05% 碘伏擦洗会阴 2~3 次 / 天。

②侧切者健侧卧位。

③会阴水肿者局部用 50% 硫酸镁湿热敷，产后 24 小时可用红外线照射。

④会阴切口：产后 3~5 天拆线，愈合不良或有感染脓肿发生，可提前拆线引流，并定时换药。

（7）健康教育

①产褥期内禁止性生活。一般哺乳者宜选择工具避孕，不哺乳者可选用药物避孕。

②指导产妇产后 6 周（42 天）携婴儿进行产后健康检查。

③在产妇出院后第 3 天、14 天、28 天时应由社区医疗保健人员对其分别做 1 次产后访视。共 3 次。

考点背诵 11：母乳喂养

（1）推荐母乳喂养，按需哺乳。做到早接触、早吸吮。产后半小时内开始哺乳，刺激泌乳。

（2）初乳：产后 7 天内分泌的乳汁，呈淡黄色。

（3）乳头皲裂：哺乳后挤少许乳汁涂在乳头和乳晕上。

（4）退乳

①最简单的方法是停止哺乳，不排空乳房，少进汤汁。

②煎服生麦芽，外敷芒硝，口服维生素 B_6。

③不推荐用雌激素、溴隐亭等退乳药物。

考点背诵 12：高危妊娠的监护

（1）高危妊娠：基本包括了所有病理产科，以及孕妇年龄＜ 16 岁或≥ 35 岁、妊娠前体重过轻或超重、身高＜ 145cm、受教育时间＜ 6 年、先天发育异常、家属中有遗传性疾病、孕妇有不良嗜好、孕妇职业及稳定性差、收入低、居住条件差、未婚或独居、交通不便等。

（2）胎心率（FHR）

①一般为 110~160 次 / 分。

②胎心率＜ 110 次 / 分或＞ 160 次 / 分，提示胎儿缺氧。

③胎心率基线指在无胎动、无宫缩时，10 分钟以上的 FHR 平均值。

（3）宫缩时胎心率可出现一过性变化，包括加速和减速。

胎心率一过性变化	意　义
加　速	胎儿情况良好的表现
早期减速	宫缩时胎头受压
变异减速	脐带受压兴奋迷走神经
晚期减速	胎盘功能不良、胎儿宫内缺氧

考点背诵 13：胎儿窘迫及新生儿窒息

（1）胎儿窘迫临床表现：胎心率异常、羊水胎粪污染、羊水过少、胎动异常。

①胎心率异常：是重要征象。

②羊水胎粪污染：Ⅰ度浅绿色；Ⅱ度黄绿色、浑浊；Ⅲ度稠厚、呈棕黄色。

③胎动异常：缺氧初期胎动频繁，继而减弱及次数减少，进而消失。

（2）新生儿阿普加（Apgar）评分

①评分标准

体　征	各项体征评分标准		
	0　分	1　分	2　分
皮肤颜色	青紫或苍白	躯干红，四肢青紫	全身红
呼　吸	无	浅慢，不规则	正常，哭声响亮
心率（次 / 分）	无	＜ 100	≥ 100
弹足底或插鼻管后反应	无反应	有些动作，如皱眉	哭，喷嚏
肌张力	松弛	四肢稍屈	四肢活动好

② 1 分钟 Apgar 评分评估出生时状况，反映宫内的情况；5 分钟 Apgar 评分反映复苏效果，与近期和远期

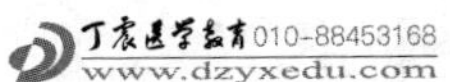

预后关系密切。

③评分 8~10 分为正常新生儿，4~7 分为轻度窒息，0~3 分为重度窒息。

④新生儿复苏方案：A（清理呼吸道）、B（建立呼吸）、C（维持正常循环）、D（药物治疗）、E（评估）。

考点背诵 14：流产的临床表现与处理原则

腹痛和阴道流血是主要临床症状。早期流产先阴道流血，后腹痛。晚期流产先腹痛，后阴道流血。

类型	病史				妇科检查		处理原则
	出血量	下腹痛	胎膜	组织排出	宫口	子宫大小与妊娠周数	
先兆流产	少量	无或轻	未破	无	未开	相符	卧床休息，减少刺激，保胎治疗
难免流产	较多	加重	未破或破裂	无	扩张，有时可见组织物堵塞	相符或略小	确诊后尽早使妊娠物完全排出
不全流产	流血不止	减轻	破裂	部分排出	扩张，组织物堵塞	小于	确诊后应立即行刮宫术，清除宫腔内残留组织
完全流产	逐渐停止	消失	破裂	全部排出	关闭	接近非孕期	不需要特殊处理
稽留流产	无或少量	无或轻	未破	无	未开	小于	促使妊娠物尽早排出；易导致 DIC，处理前查凝血功能，做输血准备

复发性流产：指同一性伴侣连续自然流产 3 次及以上者。

考点背诵 15：异位妊娠的临床表现

（1）异位妊娠以输卵管妊娠最常见，输卵管妊娠以壶腹部最多见。

（2）异位妊娠三联征 = 停经＋腹痛＋阴道流血。

症状或体征	特点
停经	6~8 周的停经史
腹痛	就诊的最主要症状； 未破裂前表现为一侧下腹隐痛或酸胀感；流产或破裂时，突感下腹撕裂样疼痛
阴道流血	不规则阴道流血，暗红色，量少呈点滴状，淋漓不净，一般不超过月经量
晕厥及休克	大量腹腔内出血及剧烈腹痛； 休克程度与腹腔内出血的量和速度有关，与阴道流血量不成正比
腹部包块	流产或破裂后形成的血肿时间过长，与周围器官粘连而形成包块

（3）阴道后穹隆穿刺抽出不凝血，是诊断异位妊娠破裂或流产的可靠征象。

考点背诵 16：妊娠期高血压疾病的临床表现与病理生理

（1）妊娠期高血压疾病分类

分类	血压	尿蛋白	其他表现
妊娠期高血压	≥ 140/90mmHg	（－）	可伴有上腹部不适或血小板减少
子痫前期	≥ 140/90mmHg	（＋） 或≥ 0.3g/24h	伴头痛及上腹部不适

续　表

分　类	血　压	尿蛋白	其他表现
重度子痫前期	≥ 160/110mmHg	≥（++） 或≥ 2.0g/24h	血肌酐＞ 106μmol/L；血小板＜ $100×10^9$/L； 出现微血管溶血； 丙氨酸氨基转移酶或天冬氨酸氨基转移酶升高； 持续性头痛或视觉障碍；持续性上腹部疼痛
子　痫	在子痫前期的基础上出现抽搐发作或伴昏迷		

（2）最常见并发症：胎盘早剥。

（3）妊娠期高血压疾病基本的病理生理变化：全身小动脉痉挛。

考点背诵 17：前置胎盘的临床表现与检查

（1）分类

	完全性前置胎盘	部分性前置胎盘	边缘性前置胎盘
胎盘与宫颈内口的关系	宫颈内口完全被胎盘组织覆盖	宫颈内口部分被胎盘组织覆盖	胎盘边缘达到但未覆盖宫颈内口
出血时间	妊娠 28 周左右	介于两者之间	妊娠晚期、妊娠 37~40 周、临产后
出血量	量多，可导致休克	介于两者之间	量少
出血次数	次数频繁	介于两者之间	次数少
图　示			

（2）检查：B 超检查是最安全、有效的首选检查。一般不主张采用阴道检查。禁止肛门检查。

考点背诵 18：胎盘早剥的分级标准

分　级	标　准
0　级	分娩后回顾性产后诊断
Ⅰ　级	外出血，子宫软，无胎儿窘迫
Ⅱ　级	胎儿宫内窘迫或胎死宫内
Ⅲ　级	产妇出现休克症状，伴或不伴弥散性血管内凝血

考点背诵 19：前置胎盘与胎盘早剥鉴别

鉴别要点	前置胎盘	胎盘早剥
发病时间	妊娠晚期或临产时	妊娠 20 周后或分娩期
诱　因	无	血管病变、腹压骤降、腹部钝性创伤等
腹　痛	无	有
阴道流血	反复阴道流血	伴或不伴，流血量与腹痛程度不一定相符

考点背诵 20：早产的临床表现

（1）早产：指妊娠达到 28 周但不足 37 周分娩者，娩出的新生儿称为早产儿。

（2）早产最初临床表现：不规律宫缩。

考点背诵 21：妊娠期并发症的治疗与护理

（1）治疗要点

疾　病	治疗要点
异位妊娠流产或破裂	在积极纠正休克的同时手术抢救
妊娠期高血压疾病	硫酸镁：目前治疗子痫的首选解痉药物，也是子痫前期预防子痫发作的药物； 子痫患者处理原则：控制抽搐，纠正缺氧和酸中毒，在控制血压、抽搐的基础上终止妊娠
前置胎盘	以抑制宫缩、止血、纠正贫血及防治感染为原则； 期待疗法：妊娠＜ 36 周、胎儿存活、一般情况良好、阴道流血量少、无须紧急分娩的孕妇； 终止妊娠（剖宫产是最主要手段）：反复发生大量出血甚至休克者；出现胎儿窘迫等产科指征时，胎儿已可存活；临产后诊断的前置胎盘，出血量较多，估计短时间内不能分娩者；无临床症状的前置胎盘根据类型决定分娩时机
胎盘早剥	以早期识别、纠正休克、及时终止妊娠、防治并发症为原则
早　产	抑制宫缩：先兆早产的主要治疗，抑制宫缩能延长妊娠时间；早产临产患者抑制宫缩虽不能阻止早产分娩，但可为促胎肺成熟治疗和宫内转运赢得时间；常用药物有 β 受体激动剂（利托君）、硫酸镁、硝苯地平等； 促进胎肺成熟：妊娠＜ 35 周，应用糖皮质激素促进胎儿肺成熟

（2）硫酸镁

①使用硫酸镁 3 个必备条件：膝腱反射存在，呼吸≥ 16 次 / 分，尿量≥ 600ml/24h 或 25ml/h。

②硫酸镁中毒最早表现为膝腱反射减弱或消失。

③如出现硫酸镁中毒，可遵医嘱给予 10% 的葡萄糖酸钙 10ml 静脉推注。

考点背诵 22：妊娠合并心脏病

（1）孕前咨询

①可以妊娠：心功能Ⅰ～Ⅱ级、既往无心力衰竭史者。

②不宜妊娠：心功能Ⅲ～Ⅳ级、既往有心力衰竭史、肺动脉高压、先心病、严重心律失常、年龄＞ 35 岁。

（2）妊娠 32~34 周、分娩期及产后 3 天是心脏负担最重的时间，极易诱发心力衰竭。

（3）心力衰竭是常见的严重并发症，也是妊娠合并心脏病孕产妇死亡的主要原因。

（4）早期心力衰竭的临床表现

①轻微活动后即出现胸闷、心悸、气短。

②休息时心率＞ 110 次 / 分，呼吸＞ 20 次 / 分。

③夜间常因胸闷而坐起呼吸，或到窗口呼吸新鲜空气。

④肺底出现少量持续性湿啰音，咳嗽后不消失。

（5）分娩期护理

①第一产程：取左侧半坐卧位休息，吸氧；每 15 分钟测生命体征，每 30 分钟监测胎心。

②第二产程：尽量缩短第二产程，避免用力屏气，每 10 分钟监测生命体征及胎心。

③第三产程：胎儿娩出后，立即腹部放置沙袋 24 小时。按摩子宫同时静脉注射或肌内注射缩宫素以减少出血，禁用麦角新碱。

（6）产褥期

①产后 24 小时卧床休息，半坐卧位或左侧卧位；产后 72 小时严密观察生命体征。

②抗生素预防感染直至产后 1 周。

（7）不同心功能分级的治疗与护理

	心功能Ⅰ~Ⅱ级	心功能Ⅲ~Ⅳ级
分娩期	阴道助产：胎儿不大、胎位正常、宫颈条件良好者	择期行剖宫产（硬膜外阻滞），同时行输卵管结扎术，或在产后 1 周行绝育手术
产褥期	观察生命体征每 4 小时 1 次； 鼓励母乳喂养； 产后 10 天出院	观察生命体征每 2 小时 1 次； 不宜哺乳； 延迟出院时间

考点背诵 23：妊娠合并病毒性肝炎

（1）临床表现

①不明原因的食欲减退、恶心、呕吐、腹胀、乏力、肝区疼痛等消化系统症状。

②合并重型肝炎多见于妊娠晚期，起病急、病情重，畏寒发热，皮肤巩膜黄染、尿色深黄，频繁呕吐、腹水、肝臭味、肝脏进行性缩小，还可合并急性肾损伤及肝性脑病。

（2）乙型肝炎在妊娠期更容易进展为重型肝炎，这是我国孕产妇死亡的主要原因之一。

（3）肝损害时凝血因子合成减少致凝血功能障碍，易发生产后出血。

（4）实验室检查：丙氨酸氨基转移酶（ALT）增高，总胆红素增高。凝血酶原时间百分活度（PTA）＜ 40% 是诊断重型肝炎的重要标志之一。

（5）妊娠期护理

①优质蛋白、高维生素、富含碳水化合物、低脂食物。

②合并重型肝炎时积极防治肝性脑病，给予保肝药物，严格限制蛋白质摄入量，应＜ 0.5g/（kg · d）。

（6）分娩前 1 周应用维生素 K_1，以预防出血。

（7）产褥期

①应用对肝损害较小的广谱抗生素预防或控制感染。

②雌激素对肝脏有损害，所以不宜使用雌激素退乳。

（8）急性病毒性肝炎者最好于肝炎痊愈后 2 年在医师指导下妊娠。

考点背诵 24：糖尿病

（1）糖尿病与妊娠的相互影响

	影响对象	影　响
妊娠、分娩对糖尿病的影响	母　体	低血糖、酮症酸中毒

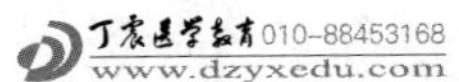

续 表

	影响对象	影 响
糖尿病对妊娠、分娩的影响	母 体	自然流产、妊娠期高血压疾病、感染、羊水过多、子宫收缩乏力、产程延长及产后出血；酮症酸中毒
	胎 儿	巨大儿、畸形儿、早产及胎儿生长受限，围生儿死亡率增高
	新生儿	新生儿呼吸窘迫综合征、新生儿低血糖、低钙血症、低镁血症

（2）对所有尚未被诊断为孕前糖尿病和妊娠期糖尿病（GDM）的孕妇，在妊娠 24~28 周及 28 周后首次就诊时行 75g 口服葡萄糖耐量试验（OGTT）。

（3）多数 GDM 孕妇通过饮食、运动等生活方式的干预，可使血糖达标，不能达标者首选胰岛素治疗。

（4）分娩后 24 小时内胰岛素减至原用量的 1/2，48 小时减少到原用量的 1/3。

（5）接受胰岛素治疗的产妇鼓励母乳喂养，按需哺乳。

（6）新生儿娩出 30 分钟后定时喂 25% 葡萄糖溶液。

考点背诵 25：产后出血与晚期产后出血鉴别

鉴别要点	产后出血	晚期产后出血
出血时间	胎儿娩出 24 小时内；产后 2 小时最常见	分娩 24 小时后，产褥期内；产后 1~2 周最常见
出血量	阴道分娩≥ 500ml；剖宫产≥ 1000ml	少量或中等量，持续或间断
主要病因	子宫收缩乏力	胎盘、胎膜残留

考点背诵 26：产后出血的表现及处理原则

（1）不同原因所致产后出血的临床表现和处理原则

出血原因	阴道流血时间	流血特点	查 体	处理原则
子宫收缩乏力	胎盘娩出后	大量阴道流血，色暗红	宫底升高，子宫质软、轮廓不清	按摩子宫，应用宫缩药
胎盘因素	胎儿娩出数分钟后	大量阴道流血，色暗红	胎盘、胎膜是否完整，有无残留	及时取出胎盘，做好刮宫准备
软产道损伤	胎儿娩出后立即出现	色鲜红	宫颈、阴道及会阴处是否有裂伤	彻底止血，缝合裂伤
凝血功能障碍	胎儿娩出后	持续流血，血液不凝	全身多部位出血或有瘀斑	尽快补充凝血因子，并纠正休克

（2）晚期产后出血的临床表现及治疗

分 类	好发时间	临床表现	治疗要点
胎盘、胎膜残留	产后 10 天左右	恶露持续时间延长，反复阴道流血或突然大量流血	清宫，刮出物送病理检查，术后继续给予抗生素及宫缩药
术后切口裂开	术后 2~3 周	出现大量阴道流血，甚至休克	密切观察病情变化，若大量阴道流血，可做开腹探查

考点背诵 27：胎膜早破

（1）对母儿的影响

影响对象	影　响
母　体	感染：破膜＞ 24 小时，感染率增加 5~10 倍
	胎盘早剥：宫腔压力改变导致
	剖宫产率增加
胎　儿	早产
	感染
	脐带脱垂和受压
	胎肺发育不良及胎儿受压

（2）提示胎膜早破：阴道液 pH ≥ 6.5；阴道液涂片检查见羊齿植物叶状结晶等。

（3）足月胎膜早破者破膜＞ 12 小时应预防性使用抗生素；未足月胎膜早破者应及时预防性应用抗生素。

考点背诵 28：女性生殖系统炎症的临床表现

疾　病	阴道分泌物	临床表现
非特异性外阴炎		外阴皮肤瘙痒、疼痛、红肿、烧灼感，于活动、性交、排尿及排便时加重
前庭大腺炎症		炎症多为一侧，局部皮肤红肿、灼热、压痛明显；急性期大阴唇后 1/3 处疼痛明显；脓肿形成时，疼痛加剧，可触及波动感；严重时可有行走不便、大小便困难
滴虫阴道炎	大量稀薄泡沫状	阴道黏膜充血，严重者有散在出血斑点，可累及宫颈而形成“草莓样”宫颈
外阴阴道假丝酵母菌病	白色稠厚凝乳状或豆渣样	主要表现为外阴瘙痒（奇痒）、灼痛、性交痛，伴尿频、尿痛；小阴唇内侧及阴道黏膜附有白色块状物，擦除后露出红肿黏膜面
萎缩性阴道炎	增多，稀薄，淡黄色，严重者呈脓血性	多表现为外阴灼热、瘙痒；阴道黏膜充血伴散在出血点
慢性子宫颈炎	增多，淡黄色或脓性	黄色分泌物覆盖宫口或从宫颈口流出，或在糜烂样改变的同时伴宫颈充血、水肿、脓性分泌物增多或接触性出血，也可表现为宫颈息肉或宫颈肥大
急性盆腔炎	增多，脓性臭味分泌物	宫颈可见脓性分泌物；持续性下腹痛，严重者出现寒战、高热，可有腹胀及腹膜刺激症状；宫颈举痛或子宫压痛或附件区压痛，后穹隆穿刺可抽出脓液
慢性盆腔炎		全身症状不明显，可有低热、乏力等；慢性盆腔痛，下腹部坠胀、隐痛及腰骶部酸痛；输卵管粘连闭塞导致不孕或异位妊娠；可出现“冰冻骨盆”

考点背诵 29：女性生殖系统炎症的治疗与护理

疾　病	治疗与护理
非特异性外阴炎	0.1% 碘伏液或 1∶5000 高锰酸钾坐浴，水温 40℃左右；如有破溃可涂抗生素软膏
前庭大腺炎	脓肿形成时行切开引流并行造口术是治疗前庭大腺囊肿最简单有效的方法
滴虫阴道炎	甲硝唑（首选药）；每晚用酸性药液，如 1% 乳酸或 0.1%~0.5% 醋酸溶液冲洗阴道；性伴侣同时进行治疗；连续 3 个月的月经后复查阴道分泌物，均阴性者方为治愈
外阴阴道假丝酵母菌病	2%~4% 碳酸氢钠液冲洗阴道或坐浴；性伴侣无须常规治疗

续 表

疾　病	治疗与护理
萎缩性阴道炎	可用1%乳酸液或0.1%~0.5%醋酸液冲洗阴道；补充雌激素（病因治疗）
慢性子宫颈炎	物理治疗是最常用的有效治疗方法；糜烂样改变伴有分泌物增多、乳头状增生或接触性出血者，可给予激光、冷冻、微波等物理治疗，将宫颈糜烂面的单层柱状上皮破坏，形成新的扁平上皮覆盖
急性盆腔炎	主要为经验性、广谱、及时及个体化的抗生素治疗，必要时手术治疗
慢性盆腔炎	手术：出现输卵管积水、卵巢囊肿，肿块久治无效或脓肿破裂者

考点背诵30：月经失调的临床表现

疾　病	临床表现
异常子宫出血	无排卵性异常子宫出血：子宫不规则出血，月经周期紊乱，经期长短不一，经量不等
	排卵性异常子宫出血（黄体功能异常）： 黄体功能不足，月经周期缩短，月经频发； 子宫内膜不规则脱落（黄体萎缩不全），月经周期正常，经期延长达9~10天
绝经综合征	近期症状： ①月经紊乱：月经周期不规则、经期持续时间长及经量增多或减少； ②血管舒缩症状：潮热，为雌激素减少的特征性症状
	远期症状：可出现泌尿生殖道萎缩症状、骨质疏松症、阿尔茨海默病、心血管疾病

月经频发，月经周期＜21天；月经稀发，月经周期＞35天。

考点背诵31：月经失调的治疗与护理

疾　病	治疗与护理
无排卵性异常子宫出血	青春期以止血、调整周期为主，首选性激素止血； 有生育要求需促排卵治疗； 绝经过渡期以止血、调整周期、减少经量，防止子宫内膜病变为主，首选刮宫止血； 大量雌激素可能引起恶心、呕吐、头晕、乏力等，宜在睡前服用
绝经综合征	治疗目的为缓解近期症状，并能早期发现、有效预防骨质疏松症、动脉硬化等老年性疾病； 激素治疗可有效缓解绝经相关症状，以补充雌激素为关键，还可阻止骨流失，预防骨质疏松症； 激素治疗禁忌证：已知或可疑有妊娠、乳腺癌、性激素依赖性恶性肿瘤者，有不明原因的阴道流血，近六个月有活动性血栓栓塞性疾病，严重肝肾功能障碍，脑膜瘤等

考点背诵32：妇科盆腔疾病的临床表现

（1）临床表现

疾　病	临床表现
宫颈癌	患病年龄分布呈双峰状； 阴道流血：早期多为接触性出血（性交或妇科检查后出血）； 阴道排液：白色或血性、稀薄如水样或米泔样、有腥臭味；晚期患者可有大量米泔样或脓性恶臭白带； 宫颈：可见糜烂样改变； 晚期症状：累及盆壁、闭孔神经、腰骶神经，可出现腰骶部疼痛或坐骨神经痛；压迫或累及输尿管时，可引起输尿管梗阻、肾积水等；全身衰竭症状，如贫血、恶病质等

续　表

疾　病	临床表现
子宫肌瘤	根据肌瘤与子宫肌壁的关系，可分为肌壁间肌瘤（最常见）、浆膜下肌瘤、黏膜下肌瘤； 经量增多及经期延长为最常见的症状，多见于黏膜下肌瘤及较大的肌壁间肌瘤； 腹部肿块是浆膜下肌瘤最常见的症状； 子宫肌瘤红色变性多见于妊娠期及产褥期，患者可有剧烈腹痛伴恶心、呕吐、发热，白细胞增多，肌瘤增大、压痛
子宫内膜癌	阴道流血：典型表现为绝经后持续或间歇性阴道流血，量不多； 阴道排液：多为血性或浆液性分泌物
卵巢肿瘤	卵巢良性肿瘤：单侧多，囊性，表面光滑，活动良好； 卵巢恶性肿瘤：双侧，实性或囊实性，表面不平，固定不动； 卵巢畸胎瘤：肿瘤中可见油脂和毛发，有时可见牙齿或骨质； 卵巢肿瘤蒂扭转常见，表现为突发一侧下腹部剧痛，常伴恶心、呕吐甚至休克
子宫内膜异位症	典型症状为继发性痛经、进行性加重； 不孕率高达 40%； 异位内膜最常侵犯卵巢，可出现“巧克力囊肿”； 病变累及直肠阴道隔，可在阴道后穹隆部触及隆起的痛性小结节，甚至可见紫蓝色斑点； 子宫内膜异位症囊肿破裂时出现剧烈腹痛，后穹隆穿刺可见巧克力色黏稠液体

（2）子宫肌瘤：女性生殖器最常见良性肿瘤。

（3）宫颈癌：最常见的妇科恶性肿瘤；卵巢癌：病死率居妇科恶性肿瘤之首。

考点背诵 33：宫颈癌临床分期

（1）Ⅰ期（癌灶局限于宫颈）

①Ⅰ A：镜下浸润癌。

②Ⅰ B：肉眼可见癌灶局限于宫颈。

（2）Ⅱ期

①Ⅱ A：癌灶侵犯阴道上 2/3，无宫旁浸润。

②Ⅱ B：有宫旁浸润，但未达盆壁。

（3）Ⅲ期

①Ⅲ A：累及阴道下 1/3，但未达盆壁。

②Ⅲ B：癌已达骨盆壁和（或）引起肾盂积水或无功能肾。

（4）Ⅳ期

①Ⅳ A：癌灶侵犯邻近的盆腔器官。

②Ⅳ B：癌有远处转移。

考点背诵 34：妇科盆腔疾病的诊断、治疗与护理

疾　病	诊　断	治疗与护理
宫颈癌	宫颈细胞学检查（筛查）； 宫颈活组织检查（确诊）	手术治疗适用于Ⅰ A~ Ⅱ A 的早期患者，一般采取宫颈癌根治术＋淋巴结切除；可保留卵巢和阴道功能； 根治性放疗适用于部分Ⅰ B2 期和Ⅱ A2 期及Ⅱ B~ Ⅳ A 期患者
子宫肌瘤	B 超检查	无症状肌瘤一般无须治疗，特别是近绝经期妇女，定期复查即可
子宫内膜癌	诊断性刮宫	诊断性刮宫后 2 周内禁止性生活及盆浴； 早期以手术治疗为主

续 表

疾　病	诊　断	治疗与护理
卵巢肿瘤		一经确诊，首选手术治疗；发生卵巢肿瘤蒂扭转立即手术
子宫内膜异位症	腹腔镜（确诊）	腹腔镜是首选的手术方法，腹腔镜确诊及手术＋药物治疗为金标准治疗

考点背诵35：妇科化疗及腹部手术患者的一般护理

（1）常用化疗药物

分　类		常见药物	不良反应
细胞周期非特异药物	烷化剂	氮芥、环磷酰胺	骨髓抑制，白细胞减少；环磷酰胺：膀胱损害
	抗生素类	放线菌素D（更生霉素）、多柔比星（阿霉素）、平阳霉素	放线菌素D：脱发；多柔比星：心脏毒性
	铂　类	顺铂、卡铂	顺铂：恶心、呕吐等胃肠道反应，肾毒性，神经毒性；卡铂：骨髓抑制
细胞周期（时相）特异性药物	生物碱类	长春新碱、长春碱、紫杉醇	长春新碱：神经毒性
	抗代谢类	甲氨蝶呤、氟尿嘧啶	甲氨蝶呤：皮炎，严重者出现剥脱性皮炎，肾毒性

（2）化疗与手术患者的护理

	护理措施
妇科化疗患者护理	骨髓抑制是最常见及最严重的不良反应，骨髓抑制最强时间为化疗后7~14天； 白细胞常在用药1周左右开始下降，于停药8~9天达最低点； 口腔溃疡：用药后7~8天出现，可在患者进食前用0.03%的丁卡因喷口腔及咽部以镇痛； 顺铂、甲氨蝶呤等由肾脏排泄，大剂量应用时其代谢产物溶解性差，尤其在酸性环境中易形成沉淀物；保持尿量＞2500ml/d
妇科腹部手术患者一般护理	手术当天护理：常规留置尿管并保持引流通畅；全子宫切除术前涂甲紫以防误切； 手术后护理： ①蛛网膜下腔阻滞（腰麻）术后去枕平卧4~6小时； ②常规妇科手术于术后24~48小时拔除留置导尿管，宫颈癌根治术加盆腔淋巴结清扫术后，留置导尿7~14天

考点背诵36：子宫脱垂

（1）子宫脱垂的临床分度

临床分度	分　型	划分标准
Ⅰ　度	轻　型	宫颈外口距离处女膜缘＜4cm，未达处女膜缘
	重　型	宫颈外口已达处女膜缘，阴道口可见宫颈
Ⅱ　度	轻　型	宫颈脱出阴道口，宫体仍在阴道内
	重　型	宫颈和部分宫体脱出阴道口
Ⅲ　度		宫颈及宫体全部脱出阴道口外

助记歌谣　一轻小四未达膜，一重可见膜边缘；二轻颈脱体仍在，二重颈与部体脱；三度颈体全脱出。

（2）治疗要点与护理措施

	说　明
非手术治疗	Ⅰ度患者或不能耐受手术者，可予盆底肌肉锻炼和放置子宫托
手术治疗	非手术治疗无效和Ⅱ、Ⅲ度患者采取手术治疗，根据患者年龄等情况选择手术方式； 曼氏手术：阴道前后壁修补术、主韧带缩短及宫颈部分切除术，适用于年龄较轻、宫颈延长者； 阴道前后壁修补术：无症状阴道前后壁膨出的患者无须手术治疗； 经阴道全子宫切除术及阴道前后壁修补术：适用于年龄较大、无生育需求者； 阴道封闭术：适用于年老体弱不能耐受较大手术者
护理措施	术后取平卧位，卧床休息 7~10 天，禁止半坐卧位； 留置导尿管 10~14 天，避免增加腹压的动作，应用缓泻药预防便秘

考点背诵 37：不孕症

女性无避孕性生活至少 12 个月而未孕称为不孕症，对男性则称为不育症。

分　类	病　因	辅助检查	辅助生殖技术
女性因素	输卵管因素（最主要）	输卵管通液术、子宫输卵管碘油造影等	体外受精与胚胎移植（IVF-ET），即试管婴儿
	排卵障碍	基础体温测定、子宫内膜病理学检查、血激素水平测定等	
	子宫因素	宫颈黏液评分、诊断性刮宫、宫腔镜检查等	
男性因素	精子形成障碍、精子异常等	精液检查为首选检查； 正常精液量为 2~6ml，精子密度≥ 20×10^6/ml，精子存活率为 58%，在室温中放置 5~30 分钟会完全液化，正常精液 pH 为 7.2~7.8	人工授精：夫精人工授精（AIH）和供精人工授精（AID）技术

考点背诵 38：常用的避孕方法及护理

	宫内节育器（主要）	药物避孕
原　理	引起宫腔内局部炎症，损伤子宫内膜，改变宫腔内环境，干扰受精卵着床	外源性雌激素和孕激素（负反馈）→抑制下丘脑促性腺激素释放激素（GnRH）的分泌→抑制卵泡刺激素（FSH）和黄体生成素（LH）的分泌→抑制排卵
禁忌证	妊娠或可疑妊娠；生殖道急、慢性炎症；月经过多、过频或不规则流血；人工流产、分娩、剖宫产有妊娠组织残留或感染；生殖器官肿瘤；子宫畸形；重度宫颈病变、子宫脱垂等	严重心血管疾病；急、慢性肝炎或肾炎；血液疾病；内分泌疾病；恶性肿瘤；哺乳期；月经稀少或年龄＞45 岁等
时　间	放置：月经干净后 3~7 天；产后 42 天；剖宫产术后半年；两次测体温≤ 37.5℃；紧急避孕需要在性交后 5 天内	口服：短效应从月经来潮第 5 天开始，1 片 / 晚，连服 22 天，不能中断；如果漏服，应于次日清晨（12 小时内）补服
护理措施	放置术后休息 3 天，取出术后休息 1 天；1 周内避免重体力劳动，2 周内禁止性生活及盆浴	不良反应包括类早孕反应、不规则阴道流血、闭经（须停药）、色素沉着、体重增加等

考点背诵 39：女性绝育的方法及护理

	经腹输卵管绝育术	经腹腔镜输卵管绝育术
手术时间	非妊娠妇女月经干净后 3~4 天；剖宫产和非炎症妇科手术时；人工流产或分娩后 48 小时内；自然流产后 1 个月；哺乳期或闭经者排除妊娠后	
禁忌证	各种疾病急性期；腹部皮肤感染或急、慢性盆腔感染；全身状况不佳不能耐受手术；严重神经症或缺少绝育的决心；24 小时内 2 次测量体温≥ 37.5℃	
护理措施	术后休息 3~4 周，1 个月内禁止性生活	术时取头低臀高仰卧位；术后静卧 4~6 小时后下床活动

考点背诵 40：人工终止妊娠的方法

方　法	适用时间	特　点
药物流产	妊娠 7 周内	常用米非司酮和米索前列醇； 带器妊娠、异位妊娠是其禁忌证；用药前应 B 超检查证实为宫内妊娠
负压吸引术	妊娠 10 周内	利用负压，通过吸管将妊娠物从宫腔内吸出
钳刮术	妊娠 10~14 周	扩张宫颈管后，用卵圆钳夹取妊娠物，再行刮宫、吸宫
依沙吖啶引产	妊娠 13~28 周	依沙吖啶是强力杀菌药，刺激子宫平滑肌收缩
水囊引产	妊娠 13~28 周	水囊置子宫壁和胎膜间，增加宫腔压力及机械刺激宫颈管

考点背诵 41：人工流产术的常见并发症及护理

（1）人工流产术的并发症

并发症	临床表现	治疗措施
人工流产综合征	手术时的疼痛或局部刺激，引起迷走神经兴奋的症状，如恶心、呕吐、心动过缓、面色苍白、胸闷、血压下降等	立即停止手术，给予吸氧；阿托品 0.5~1.0mg 静脉注射； 术前应用镇静药，术中动作轻柔可降低发生率
子宫穿孔	术中突感下腹疼痛，术后出现血压下降、阴道流血、肛门坠胀等； 手术时突然感到无宫底感觉，或手术器械进入深度超过检查时测得的宫腔深度，提示子宫穿孔	立即停止手术； 穿孔小、手术已完成，可用缩宫素非手术治疗； 穿孔大、有内出血或怀疑脏器损伤者，应开腹探查或腹腔镜检查
吸宫不全	术后阴道流血超过 10 天，流血量过多，或流血停止后再次大量流血	无明显感染征象，应行刮宫术
术后感染	术后发热、下腹痛、白带浑浊和不规则阴道流血，附件区压痛	半坐卧位休息，应用广谱抗生素
羊水栓塞	呼吸急促、胸闷、呛咳、血压下降、心动过速、烦躁不安，出现以子宫出血为主的全身出血倾向等	氧疗、抗过敏、抗休克，纠正凝血功能障碍

（2）人工流产术的护理

①人工流产术后在观察室休息 1 小时，注意观察腹痛及阴道流血，1 个月内禁止性生活和盆浴。

②吸宫术后休息 3 周，钳刮术后休息 4 周。

③引产术前 3 天禁止性生活，术后 6 周禁止性生活和盆浴。

④人工流产术后要及时检查排出物有无绒毛、胎儿组织等。

第四章　儿科护理学

考点背诵 1：小儿生长发育规律及其影响因素

生长发育规律	特　点
连续性、阶段性	第一个高峰（最快）：出生后第 1 年，尤其是前 3 个月； 第二个高峰：青春期
不平衡性	神经系统发育先快后慢； 生殖系统先慢后快； 淋巴系统先快而后回缩； 肌肉组织到学龄期时才加速
顺序性	由上到下，由近到远，由粗到细，由简单到复杂，由低级到高级
个体差异性	一定范围内受遗传、环境影响，生长差异较大

考点背诵 2：小儿体格生长及评价——体重、身高

（1）体重：是最易获得的反映儿童生长和营养状况的重要指标，小儿正常波动范围为 10% 左右。

（2）身高：指头部、脊柱与下肢长度的总和，是反映骨骼发育的重要指标，临床上通过测量上部量和下部量，以判断头、脊柱、下肢所占身高的比例。

年　龄	中　点
出生时	上部量＞下部量，中点在脐上
2 岁	脐下
6 岁	脐与耻骨联合上缘之间
12 岁	位于耻骨联合上缘，上部量＝下部量

助记歌谣　出生上部大于下，中点脐上二脐下。六岁脐耻上缘间，十二耻骨上缘恰。

（3）正常儿童体重、身高估计公式

年　龄	体重（kg）	年　龄	身高（cm）
出生时	3.25	出生	50
3~12 月龄	［年龄（月）＋ 9］/2	3~12 月龄	75
1~6 岁	年龄（岁）×2 ＋ 8	2~6 岁	年龄（岁）×7 ＋ 75
7~12 岁	［年龄（岁）×7 － 5］/2	7~10 岁	年龄（岁）×6 ＋ 80

考点背诵 3：小儿体格生长及评价——胸围与头围

年龄阶段	胸围（cm）	头围（cm）	特　点
出生时	32	33~34	胸围＜头围
12 个月	46	46	胸围＝头围
1 岁至青春前期	头围＋小儿年龄－ 1	2 岁：48 5 岁：50	胸围＞头围

考点背诵 4：小儿体格生长及评价——牙

年龄阶段	出牙情况
4~10 个月	乳牙开始萌出
2~2.5 岁（最晚 3 岁）	乳牙出齐
6 岁	萌出第一颗恒牙
12 岁	萌出第二恒磨牙
17~18 岁	萌出第三恒磨牙（智齿）
乳　牙	月龄一（4~6）

考点背诵 5：小儿体格生长及评价——囟门

囟门：可根据头围大小，骨缝及前、后囟闭合时间来评价颅骨的发育。前囟是位于两块额骨与两块顶骨间形成的菱形间隙，其大小以两对边中点连线的长短表示。

	特　点	闭合时间	病理情况	病理意义
前　囟	出生时 1~2cm	通常 1~1.5 岁；最迟 2 岁	前囟早闭、过小	脑发育不良、小头畸形
			前囟迟闭、过大	佝偻病、先天性甲状腺功能减退症
			前囟饱满	颅内压增高、脑积水
			前囟凹陷	脱水、极度消瘦
后　囟	出生时很小或闭合	6~8 周		

助记歌谣 消瘦脱水前囟凹，饱满积水颅压高。迟闭甲减佝偻病，早闭头畸不良脑。

考点背诵 6：小儿体格生长及评价——骨

（1）腕部次级骨化中心出现顺序

年龄阶段	骨化中心
出生时	无
3~4 个月	头状骨、钩骨
1 岁	下桡骨骺
2~2.5 岁	三角骨
3 岁左右	月骨
3.5~5 岁	大小多角骨
5~6 岁	舟骨
6~8 岁	下尺骨骺
9~10 岁	豆状骨

（2）脊柱

①颈曲：3 个月左右形成，第 1 个弯曲；

②胸曲：6 个月后形成，第 2 个弯曲；

③腰曲：1 岁形成，第 3 个弯曲。

考点背诵7：小儿计划免疫

疫 苗	初种对象月（年）龄	接种部位	反应情况及处理	初种次数	复 种	注意事项
卡介苗	出生时	左上臂三角肌外下缘	接种后4~6周局部有小溃疡，防止感染，个别腋下或锁骨上淋巴结肿大或化脓，肿大时热敷，化脓时用针筒抽出脓液，溃破处涂5%异烟肼软膏	1		2个月以上婴儿接种前应做结核菌素试验，阴性才能接种
乙肝疫苗	0、1、6月龄	上臂三角肌	接种后一般反应轻微，个别有局部轻度红肿、疼痛症状，属正常反应，无须特殊处理	3	1周岁复查：成功者3~5年加强；失败者重复基础免疫	
脊髓灰质炎减毒活疫苗糖丸	2、3、4月龄		有时有低热或轻泻	3	4岁时加强，口服三型混合糖丸疫苗	冷开水送服或含服，服后1小时内禁饮热水
百白破疫苗	3、4、5月龄	上臂三角肌	个别有轻度发热、局部红肿、疼痛、发痒症状	3	1.5~2岁用百白破混合制剂，7岁用吸附白破二联类毒素	掌握间隔期，避免无效注射
麻疹减毒活疫苗	8月龄	上臂外侧	部分接种后9~12天有发热及卡他症状，一般持续2~3天，也有个别婴儿出现散在皮疹或麻疹黏膜斑	1	7岁时加强1次	接种前1个月及接种后2周避免用胎盘球蛋白、丙种球蛋白制剂
乙脑减毒活疫苗	8月龄	上臂外侧	少数可能出现一过性发热反应，一般不超过2天可自行缓解。偶有散在皮疹，一般无须特殊处理	1	2岁时加强1次	注射疫苗过程中，切勿使消毒剂接触疫苗。疫苗复溶后立即使用完

考点背诵8：预防接种的接种反应及处理

接种反应	分 类	出现时间	表 现	处 理
一般反应	局部反应	接种后数小时至24小时	注射部位出现红、肿、热、痛，有时还伴淋巴结肿大	轻者不必处理，重者可做局部热敷
	全身反应	接种后24小时内	体温升高，可伴头晕、食欲减退、腹泻、全身不适等	轻者适当休息，重者对症处理
异常反应	过敏性休克	接种后数分钟或0.5~2小时	口周青紫、四肢湿冷、呼吸困难、脉搏细速、恶心呕吐、惊厥等	一旦发生，应立即抢救，遵医嘱立即皮下或静脉注射0.1%肾上腺素0.5~1.0ml，必要时重复注射
	晕厥（晕针）	在空腹、疲劳等情况下，接种时或数分钟内	头晕，心慌，面色苍白、出冷汗，手足发麻冰凉，心率、血压变化等	平卧，头部稍低，给予少量热水或糖水，必要时针刺人中或皮下注射0.1%肾上腺素
	过敏性皮疹	接种后数小时至数天出现	荨麻疹最多见	使用抗组胺药物

考点背诵9：足月儿与早产儿的外观特点鉴别

（1）早产儿棕色脂肪少，产热能力差，皮肤薄、体表面积大，体温易随环境温度改变而改变。寒冷时更易出现低体温，甚至寒冷损伤综合征。

（2）正常足月儿与早产儿的外观特点鉴别

	正常足月儿	早产儿
哭　声	响亮	轻弱
皮　肤	红润，胎毛少	红嫩，胎毛多
指（趾）甲	达到或超过指（趾）尖	未达到指（趾）尖
足　纹	遍及整个足底	足底纹少，足跟光滑
肌张力	四肢屈曲	颈肌软弱，四肢肌张力低下

考点背诵 10：新生儿特殊生理状态

新生儿特殊生理状态	表现与处理
生理性黄疸	足月儿出生后 2~3 天出现黄疸，4~5 天达高峰，5~7 天消退，不超过 2 周。情况良好，食欲正常
生理性体重下降	出生数天内，失水较多和胎粪排出导致体重下降，3~4 天最低，但不超过 10%(一般 3%~9%)，10 天左右恢复出生时体重
假月经	出生后母体雌激素突然中断引起，一般无须处理
乳腺肿大	男、女新生儿在出生后 4~7 天均可出现。多于 2~3 周消退，无须特殊处理
“马牙”和“螳螂嘴”	两者均属正常，不可挑破，以免感染

考点背诵 11：新生儿颅内出血

（1）特征表现：窒息、惊厥和抑制相继出现。

（2）常见症状和体征

①神志改变：易激惹、嗜睡、昏迷等。

②呼吸改变：呼吸增快或减慢、不规则，甚至呼吸暂停等。

③颅内压增高：脑性尖叫、前囟隆起、惊厥等。

④肌张力：早期增高，以后降低。

⑤瞳孔：不等大、对光反射差。

（3）治疗方法

①支持疗法：保持安静，减少搬动及刺激性操作。

②止血：常用维生素 K_1、酚磺乙胺、巴曲酶等。

③控制惊厥：首选苯巴比妥，其次为地西泮、水合氯醛等。

④降低颅内压：首选呋塞米静脉推注，中枢性呼吸衰竭时用小剂量甘露醇。

考点背诵 12：生理性黄疸和病理性黄疸鉴别

	生理性黄疸	病理性黄疸
血清胆红素	足月儿＜ 221μmol/L（12.9mg/dl）； 早产儿＜ 256μmol/L（15mg/dl）	足月儿＞ 221μmol/L（12.9mg/dl）； 早产儿＞ 256μmol/L（15mg/dl）
胆红素每天上升	＜ 85μmol/L（5mg/dl）	＞ 85μmol/L（5mg/dl）
结合胆红素	＜ 34μmol/L（2mg/dl）	＞ 34μmol/L（2mg/dl）
黄疸出现时间	足月儿出生后 2~3 天； 早产儿出生后 3~5 天	出现早，在出生后 24 小时内

续　表

	生理性黄疸	病理性黄疸
黄疸消退时间	足月儿 2 周； 早产儿 3~4 周内	足月儿＞ 2 周； 早产儿＞ 4 周
黄疸持续时间	短	长，或退而复现
伴随症状	一般情况良好； 体温、食欲及大小便均正常	一般情况差； 伴有原发疾病症状
治疗原则	注意黄疸变化，不需要特殊治疗	采取光照疗法，以蓝光最有效

考点背诵 13：病理性黄疸的病因

分　类	病　因	黄疸出现时间	表　现
感染性	新生儿肝炎	出生后 1~3 周或更晚	病重时大便色浅或灰白，尿色深黄，体重不增，有呕吐、畏食，肝轻、中度增大
非感染性	新生儿溶血病	大多在 24 小时内出现并迅速加重	①警告期：反应低下、肌张力下降、吸吮力弱。持续 12~36 小时； ②痉挛期：肌张力增高，发热、抽搐，呼吸不规则。持续 12~36 小时； ③恢复期：肌张力恢复，体温正常，抽搐减少。持续 2 周； ④后遗症期：听力下降，眼球运动障碍，牙釉质发育不良，手足徐动，智力落后，持续终身
	胆道闭锁	出生后 2 周	大便灰白色，肝增大，血清结合胆红素增高
	母乳性黄疸	母乳喂养后 4~5 天	血清胆红素＞ 342μmol/L（20mg/dl）； 黄疸 4~12 周后下降

考点背诵 14：新生儿败血症

（1）新生儿败血症是指细菌侵入血液循环并生长繁殖、产生毒素而造成的全身感染。产前、产时感染一般发生在出生后 3 天内，产后感染发生在出生后 3 天后。

（2）最常见途径：细菌从脐部侵入机体。病原体从黏膜损伤处侵入，发生在出生 3 天后。

（3）临床表现

①早期：精神不佳、食欲减退、哭声弱、体温异常等。

②发展后：精神萎靡、嗜睡、不吃、不哭、不动，吃奶差、面色欠佳和出现病理性黄疸、呼吸异常。

③严重者：循环衰竭、呼吸衰竭、DIC、中毒性肠麻痹、酸碱平衡紊乱和胆红素脑病。肝脾轻、中度增大。

（4）最常见并发症：化脓性脑膜炎。

（5）抗生素治疗的原则：早期、联合、足量、静脉应用抗生素，疗程一般为 10~14 天，有并发症者应治疗 3 周以上。

考点背诵 15：新生儿寒冷损伤综合征的临床表现

分　度	肛　温	腋 - 肛温差	硬肿范围	全身情况及器官功能改变
轻　度	35℃	＞ 0℃	＜ 20%	无明显改变
中　度	＜ 35℃	0℃	20%~50%	反应差，功能明显低下
重　度	＜ 30℃	＜ 0℃	＞ 50%	休克、DIC、肺出血等

考点背诵 16：小儿营养不良的临床表现

（1）营养不良又称蛋白质 - 能量营养不良，是由各种原因引起的蛋白质和（或）热能摄入不足或消耗增多引起的营养缺乏病；多见于 3 岁以下婴幼儿，早期表现为体重不增，继之体重下降，生长发育迟缓。

（2）皮下脂肪消耗的顺序：腹部→躯干→臀部→四肢→面部。

	营养不良程度		
	Ⅰ度（轻）	Ⅱ度（中）	Ⅲ度（重）
体重低于正常	15%~25%	25%~40%	＞ 40%
腹部皮下脂肪厚度	0.4~0.8cm	＜ 0.4cm	消失
身高（长）	正常	低于正常	明显低于正常
消　瘦	不明显	明显	皮包骨样
皮肤颜色及弹性	正常或稍苍白	苍白、弹性差	多皱纹、弹性消失
肌张力	正常	明显降低、肌肉松弛	低下、肌肉萎缩
精神状况	正常	烦躁不安	萎靡、抑制与烦躁交替

考点背诵 17：小儿营养不良的辅助检查与护理

（1）辅助检查

①血白蛋白降低为特征性改变。由于蛋白质摄入不足或蛋白质丢失过多，使体内蛋白质代谢处于负平衡，以维持代谢。当血总蛋白＜ 40g/L、白蛋白＜ 20g/L 时，可发生低蛋白性水肿。

②胰岛素样生长因子 1 不受肝功能影响，是早期诊断营养不良灵敏可靠的指标。

（2）治疗要点

①苯丙酸诺龙可明显促进蛋白质合成（同化作用），减少蛋白质分解（异化作用），增进食欲，治疗小儿营养不良。

②若患儿在夜间或清晨突然出现头晕、出冷汗、面色苍白、神志不清等低血糖表现，须立即报告医生并静脉注射 25%~50% 葡萄糖溶液。

考点背诵 18：小儿维生素 D 缺乏性佝偻病的临床表现与辅助检查

时　期	发病年龄	临床表现	血　钙	血　磷	骨骼X线检查
初期（早期）	3 个月左右	枕秃	正常或稍低	降低	可正常，或钙化带稍模糊
活动期（激期）	＞ 3 个月	3~6 个月：颅骨软化； ＞ 6 个月：手镯、足镯； 7~8 个月：方颅； 1 岁左右：肋骨串珠、鸡胸、肋膈沟；“X”或“O”形腿	稍降低	明显降低	长骨钙化带消失，干骺端呈毛刷样、杯口状改变； 骨骺软骨盘增宽（＞ 2mm）； 骨质稀疏，骨皮质变薄
恢复期		逐渐减轻或消失	数天内恢复正常	数天内恢复正常	骨骼改变有所改善，出现不规则钙化线，以后钙化带致密增厚，骨骺软骨盘＜ 2mm，逐渐恢复正常
后遗症期	＞ 2 岁	残留不同程度的骨骼畸形	正常	正常	骨骼干骺端病变消失

助记歌谣 三月枕秃六颅骨，大于六月镯手足。七至八月见方颅，一岁鸡胸肋串珠。

考点背诵 19：小儿维生素 D 缺乏性手足搐搦症的临床表现

	血　钙	体　征	阳性表现
隐匿型	血总钙多在 1.75~1.88mmol/L	面神经征	以手指尖或叩诊锤骤击患儿颧弓与口角间的面颊部，引起眼睑和口角抽动
		腓反射	以叩诊锤骤击膝下外侧腓骨小头上腓神经处，引起足向外侧收缩
		陶瑟征	以血压计袖带包裹上臂，使血压维持在收缩压与舒张压之间，5 分钟内该手出现痉挛
典型发作	血总钙低于 1.75mmol/L	惊厥	无热惊厥最常见，多见于婴儿；突发四肢抽动，两眼上窜，面肌颤动，神志不清，发作时间持续数秒至数分钟
		手足抽搐	多见于较大的婴幼儿和年长儿；突发手足痉挛呈弓状，双手呈腕部屈曲状，手指伸直，拇指内收掌心，强直性痉挛
		喉痉挛	婴儿多见，喉肌及声门突发痉挛，呼吸困难，有时可突然发生窒息，严重缺氧甚至死亡

考点背诵 20：小儿维生素 D 缺乏性佝偻病及手足搐搦症的治疗要点

（1）小儿维生素 D 缺乏性佝偻病

①维生素 D2000~4000U/d，持续 4~6 周。之后小于 1 岁改为 400U/d，大于 1 岁改为 600U/d。

②口服困难或严重腹泻患儿，1 次 15 万 ~30 万 U 维生素 D 肌内注射，1 个月后恢复口服维生素 D（预防量）。

③维生素 D 经肝细胞发生第一次羟化，生成 25-(OH)D_3，循环中的 25-(OH)D_3 与 α- 球蛋白结合被运到肾脏，二次羟化，生成具有很强抗佝偻病活性的 1,25-$(OH)_2D_3$。

（2）小儿维生素 D 缺乏性手足搐搦症

①迅速控制惊厥或喉痉挛，用 10% 水合氯醛保留灌肠，地西泮肌内注射或缓慢静脉注射。

②给予 10% 葡萄糖酸钙 5~10ml 加入 10% 葡萄糖溶液 5~20ml 中，缓慢静脉注射或滴注，切勿快速推注。

③惊厥停止后改用口服钙剂，10% 氯化钙糖水稀释后口服，不可皮下或肌内注射。连服 3~5 天后改服葡萄糖酸钙。

考点背诵 21：小儿腹泻与脱水分度

根据病程，小儿腹泻分为急性腹泻（病程＜ 2 周，轻型无电解质紊乱，重型有电解质紊乱）、迁延性腹泻（病程 2 周至 2 个月）和慢性腹泻（病程＞ 2 个月）。

	脱　水		
	轻　度	中　度	重　度
失水百分比	＜体重的 5%	体重的 5%~10%	＞体重的 10%
失水量	30~50ml/kg	50~100ml/kg	100~120ml/kg
心　率	正常	快	快、弱
脉　搏	可触及	减弱	明显减弱
呼　吸	正常	深，可快	深而快
血　压	正常	正常或稍低	血压下降
精神状态	稍差	萎靡、烦躁	淡漠、昏睡或昏迷
眼　泪	有	少	无
前囟、眼窝	稍凹陷	凹陷	深陷，眼睑不能闭合
皮肤及弹性	稍干，弹性尚可	干、苍白，弹性差	干、花纹，弹性极差

续 表

	脱 水		
	轻 度	中 度	重 度
尿 量	稍减少	明显减少	极少或无
四 肢	温暖	稍凉	厥冷

考点背诵 22：急性上呼吸道感染的临床表现

（1）急性上呼吸道感染的临床表现

类 型	病原体	好发季节	临床表现
普通感冒	90% 以上为病毒	季节变换时易感，冬季更多见	婴幼儿以发热等全身症状为主，部分脐周疼痛，与发热导致肠痉挛和肠系膜淋巴结炎有关； 年长儿查体可见鼻咽部充血，扁桃体、颌下淋巴结与颈淋巴结肿大。多于 5~7 天自然痊愈
急性疱疹性咽峡炎	柯萨奇 A 组病毒	夏、秋季	咽部充血，腭咽弓、腭垂、软腭等处黏膜上有多个 2~4mm 大小灰白色的疱疹，病程 1 周左右
急性咽 - 结合膜热	腺病毒	春、夏季	以发热、咽炎、结膜炎为特征

（2）并发症：婴幼儿多见。

①向邻近器官蔓延引起中耳炎、鼻窦炎、咽后壁脓肿、颌下淋巴结炎、支气管炎、肺炎等。

②年长儿受溶血性链球菌感染，可引起急性肾小球肾炎和风湿热。

③婴幼儿患急性上呼吸道感染时，早期高热最常见的并发症为抽搐。

考点背诵 23：小儿肺炎的临床表现与治疗

（1）重症肺炎的临床表现：除呼吸衰竭外，可出现循环系统、神经系统、消化系统表现。

①循环系统：呼吸＞ 60 次 / 分。婴儿心率＞ 180 次 / 分，幼儿心率＞ 160 次 / 分。心音低钝、奔马律。颈静脉怒张，肝大，少尿。

②神经系统：烦躁、嗜睡，球结膜水肿，对光反射迟钝，脑膜刺激征，惊厥、昏迷，呼吸不规则等。

③消化系统：可出现频繁呕吐、严重腹胀、肠鸣音消失等中毒性肠麻痹症状。

（2）几种不同病原体所致肺炎的特点

肺炎类型	好发人群	突出表现	首选药物
金黄色葡萄球菌肺炎	新生儿及婴幼儿	可见猩红热样皮疹，易并发脓气胸	苯唑西林钠或氯唑西林
肺炎支原体肺炎	各年龄段均可	刺激性干咳，似百日咳样咳嗽	阿奇霉素、红霉素
呼吸道合胞病毒肺炎	3 岁以下婴幼儿	咳嗽、喘息、气促	抗病毒药物：如利巴韦林
腺病毒肺炎	6 个月至 2 岁婴幼儿	胸部 X 线改变比肺部体征出现早	抗病毒药物：如利巴韦林

考点背诵 24：小儿循环系统解剖生理特点

（1）心脏的胚胎发育：2~8 周为心脏胚胎发育的关键期，也是预防先天性心脏病的重要时期。

（2）新生儿动、静脉内径比为 1∶1。

（3）80% 的婴儿在出生后 3~4 个月、95% 的婴儿在 1 岁时形成解剖上的闭合。

（4）1 岁小儿心脏容积是出生时的 2 倍。

（5）小儿各年龄段的心率

年龄阶段	心率（次/分）
新生儿	120~140
1 岁内（婴儿）	110~130
1~3 岁（幼儿）	100~120
4~7 岁（学龄前期）	80~100
8~14 岁	70~90

考点背诵 25：先天性心脏病的分型

分　型	先天性心脏病
左向右分流型（潜伏青紫型）	室间隔缺损、房间隔缺损、动脉导管未闭等
右向左分流型（青紫型）	法洛四联症、大动脉错位等
无分流型（无青紫型）	主动脉缩窄、主动脉瓣狭窄、肺动脉狭窄等

助记歌谣 潜青紫，左向右，房缺室缺未闭有。青紫型，右向左，法洛四联动脉错。无青紫，主脉缩，主狭肺狭考频弱。

考点背诵 26：先天性心脏病的临床表现

法洛四联症：包括肺动脉狭窄、室间隔缺损、主动脉骑跨、右心室肥厚 4 种畸形。其中，血流动力学改变的关键在于肺动脉狭窄，决定了临床症状的严重程度。

（1）青紫：是最突出的表现。

（2）蹲踞现象：蹲踞时下肢动脉受压，使右向左分流量减少，减轻心脏负荷，缺氧症状得以暂时缓解。

（3）气促和缺氧发作：婴儿在吃奶、哭闹时加重，呼吸加快，青紫加重。狭窄的肺动脉漏斗部突然发生痉挛，引起一过性肺动脉梗阻，使脑缺氧加重所致。

（4）杵状指（趾）：为长期缺氧所致。

	室间隔缺损	房间隔缺损	动脉导管未闭	法洛四联症
占先心病的比重	30%~50%（最常见）	7%~15%	9%~12%	10%~15%
杂音部位	胸骨左缘第 3、4 肋间	胸骨左缘第 2、3 肋间	胸骨左缘第 2、3 肋间	胸骨左缘第 2~4 肋间
杂音性质	粗糙，全收缩期杂音	收缩期喷射性杂音	连续性机器样杂音	收缩期喷射性杂音
P_2	亢进	亢进且固定分裂	亢进	减弱
其他体征	艾森门格综合征	艾森门格综合征	周围血管征、差异性青紫	杵状指（趾）、心前区隆起

助记歌谣 室缺粗糙全收缩，导管持续机械多。房缺法洛音相同，均是喷射加收缩。

考点背诵 27：小儿造血特点

（1）胚胎期造血与出生后造血

造血时期	阶 段	时 间
胚胎期造血	中胚叶造血期	第 3 周开始，第 6~8 周后减退
	肝脾造血期	肝脏造血：第 6~8 周开始，4~5 个月达高峰，6 个月后逐渐减退； 脾脏造血：第 8 周左右开始，5 个月后减退
	骨髓造血期	4 个月开始造血
出生后造血	骨髓造血	出生后主要造血部位

助记歌谣 **胚胎三周卵黄囊，六至八周在肝脏。八周脾脏始造血，生后骨髓是主场。**

（2）婴幼儿因缺乏黄骨髓，造血潜力较差，容易出现骨髓外造血。

（3）小儿在 2~3 个月时，红细胞数降至 3.0×10^{12}/L，血红蛋白量降至 100g/L 左右，出现轻度贫血，称为“生理性贫血”。

（4）中性粒细胞与淋巴细胞比例相等有 2 次时间交叉，分别是出生后 4~6 天和 4~6 岁，7 岁以后白细胞分类与成人相似。

考点背诵 28：小儿贫血的诊断标准

（1）小儿贫血的分度

分 度	血红蛋白（g/L）
轻 度	91~120
中 度	60~90
重 度	30~60
极重度	＜ 30

（2）WHO 儿童贫血诊断标准

年龄阶段	血红蛋白浓度（g/L）
新生儿	＜ 140
1~4 个月	＜ 90
4~6 个月	＜ 100
6 个月至 6 岁	＜ 110
6~14 岁	＜ 120

考点背诵 29：营养性缺铁性贫血与营养性巨幼细胞贫血鉴别

	营养性缺铁性贫血	营养性巨幼细胞贫血
形态类型	小细胞低色素性贫血	大细胞性贫血
主要病因	铁摄入不足	叶酸缺乏（我国）、维生素 B_{12} 缺乏（欧美）
好发年龄	6 个月至 2 岁	6~18 个月龄
临床表现	皮肤黏膜苍白，乏力，头晕，心悸，气短；指（趾）甲扁平、脆薄易裂，出现反甲或匙状甲	皮肤、面色苍黄，头发稀疏，心悸，睑结膜、口唇、指甲苍白；易怒，表情呆滞，智力、动作发育落后
辅助检查	血红蛋白降低较红细胞更明显； 白细胞、血小板一般无改变	血红细胞数减少较血红蛋白量更明显； 白细胞、血小板一般减少

考点背诵 30：小儿神经反射

反　射	特　点
角膜反射、瞳孔对光反射、结膜反射、吞咽反射	出生时存在，终身不消失
觅食反射、吸吮反射、拥抱反射、握持反射、颈肢反射、迈步反射、支撑反射、交叉伸展反射	出生时存在，2~7 个月消失
腹壁反射、降落伞反射、提睾反射及各种腱反射	出生时不存在，出现后永不消失
病理反射	正常 2 岁以下婴幼儿双侧巴宾斯基征阳性可为生理现象；2 岁以上或单侧阳性提示锥体束损伤

助记歌谣 **吞咽瞳孔角结膜，出生即存永不消。觅食吸吮拥持握，生后虽存二七了。生不逢时后不没，终是腹壁腱提睾。**

考点背诵 31：化脓性脑膜炎与病毒性脑膜炎鉴别

		化脓性脑膜炎	病毒性脑膜炎
主要病原体		0~2 个月：肠道革兰阴性杆菌和金黄色葡萄球菌； 3 个月至 3 岁：流感嗜血杆菌； 5 岁以上：脑膜炎奈瑟菌	80% 为肠道病毒（柯萨奇病毒、埃可病毒），其次为单纯疱疹病毒
脑膜刺激征		有，但年龄小于 3 个月的患儿不典型	有
意识障碍		有	多无
脑脊液特点	外　观	米汤样浑浊	清亮
	蛋　白	明显增高	正常或轻度增高
	糖	明显降低	正常
	血细胞	白细胞总数增多，以中性粒细胞为主	白细胞轻度增多，病程早期以中性粒细胞为主，后期以淋巴细胞为主
治　疗		脑膜炎奈瑟菌感染：首选青霉素； 流感嗜血杆菌感染：首选氨苄西林	疱疹病毒感染：首选阿昔洛韦； 其他抗病毒药物：利巴韦林、干扰素、更昔洛韦

考点背诵 32：唐氏综合征

（1）临床表现：主要特征为特殊面容、智能落后和生长发育迟缓。

①特殊面容：表情呆滞、眼距宽、眼裂小、外眦上斜、鼻梁低平、张口伸舌、流涎多等。

②生长发育迟缓：身材矮小、四肢短等。

③智能落后：是本病最突出最严重的临床表现。

④皮纹：通贯手（猿线）。

⑤畸形：约 50% 患儿伴有先天性心脏病。

（2）辅助检查

①染色体核型分析最具有确诊意义。

② 35 岁以上妇女，妊娠后应做羊水细胞检查，若发现易位染色体携带、子代有唐氏综合征者或姨表姐妹中有此类患者，应及早检查子亲代染色体核型。

考点背诵33：常见传染病的特点及隔离

疾　病	病　原	传染源	潜伏期	隔离种类	隔离时间	接触者隔离
麻　疹	麻疹病毒	急性期患者	平均10天（6~18天）	呼吸道	出疹后5天，并发肺炎者延长至出疹后10天	21天
水　痘	水痘-带状疱疹病毒	患者	2周左右	呼吸道	皮疹全部结痂	21天
流行性腮腺炎	腮腺炎病毒	患者及带病毒者	平均18天（14~25天）	呼吸道	腮腺肿大完全消退后3天	21天
猩红热	A组β溶血性链球菌	患者及带菌者	平均2~3天（1~7天）	呼吸道	咽拭子培养3次阴性，不少于治疗7天	7天

考点背诵34：常见传染病的表现、治疗与护理

	麻　疹	水　痘	猩红热	流行性腮腺炎
出疹或肿大时间	发热3~4天后	发热1~2天后	发热后24小时内	发病后1~2天
皮疹起始	耳后、发际	头、躯干	耳后、颈部及上胸部	
疹间皮肤	正常	正常	异常	
临床特点	前驱期：科氏斑； 恢复期：疹退后皮肤遗留棕色色素沉着及糠麸样脱屑	向心性分布； 皮疹按红色斑疹、丘疹、疱疹、结痂的顺序连续分批出现，疾病高峰期可同时存在	出现针尖大小的红色丘疹； 疹退后按出疹顺序开始脱屑，糠皮样、片状脱皮。脱屑后无色素沉着	发热后数小时至1~2天一侧腮腺肿大，为最具特征性首发表现； 腮腺肿大以耳垂为中心，向前、后、下发展
常见并发症	肺炎			一般：脑膜脑炎； 男性：睾丸炎
主要治疗与护理措施	高热时不宜用药物或物理方法强行降温，禁用冷敷和乙醇拭浴；体温＞40℃时，可用小剂量解热药或温水拭浴	自限性疾病； 抗病毒治疗首选阿昔洛韦；高热时禁用阿司匹林；出疹期禁用糖皮质激素	首选青霉素，连用5~7天； 高热时物理降温，避免乙醇拭浴	忌酸、硬、辣等刺激性食物，多饮水，防止继发感染

考点背诵35：小儿结核病

疾　病	特　点	临床表现	辅助检查	治疗与护理
原发型肺结核	是小儿肺结核的主要类型	最常见症状：干咳和呼吸困难； 年长儿一般起病缓慢，症状不明显，可有低热、食欲缺乏、消瘦、盗汗、疲乏等结核中毒症状。部分患儿可出现眼疱疹性结膜炎	年长儿X线检查多呈小圆形或小片状影； 小儿胸部X线片呈典型“哑铃状”双极影，一端为原发灶，一端为肿大的肺门淋巴结、纵隔淋巴结	早期、联合、适量、规律和全程； 选用短程疗法，每天服用异烟肼，配合利福平＋乙胺丁醇，总疗程6~9个月； 活动性原发型肺结核宜采用直接督导下短程化疗

续　表

疾　病	特　点	临床表现	辅助检查	治疗与护理
结核性脑膜炎	是儿童结核病中最严重的类型，常由粟粒型肺结核引起，其病死率在小儿结核病中最高	早期（前驱期）：主要为小儿性格改变，年长儿可自诉头痛，婴儿出现嗜睡或发育迟滞等； 中期（脑膜刺激期）：脑膜刺激征是结核性脑膜炎最重要和常见的体征。可出现脑神经障碍，以面神经瘫痪最多见； 晚期（昏迷期）：症状逐渐加重，昏迷，阵挛性或强直性惊厥频繁发作	脑脊液典型改变：葡萄糖和氯化物含量同时降低是结核性脑膜炎的典型改变； 脑脊液中查到结核分枝杆菌是诊断结核性脑膜炎的可靠依据	抗结核治疗：联合应用易透过血 - 脑屏障的抗结核杀菌药物； 糖皮质激素：可迅速减轻结核中毒症状，抑制炎性渗出，改善毛细血管通透性，减轻脑水肿，降低颅内压，减轻粘连并预防脑积水的发生

考点背诵 36：小儿惊厥的表现、治疗与护理

（1）临床表现

①典型表现：突然发生意识丧失，头向后仰，双眼凝视、眼球上翻，局部或全身肌群出现强直性或阵挛性抽搐，严重者出现颈强直，呼吸节律紊乱，发绀，大小便失禁等；持续数秒至数分钟，发作后因疲劳入睡。

②提示病情严重的惊厥表现：呈持续状态。

（2）治疗与护理措施

①控制惊厥（首要治疗）：首选地西泮缓慢静脉注射。

②新生儿缺氧缺血性脑病和颅内出血出现惊厥：首选苯巴比妥。

③新生儿低钙性抽搐：首选钙剂。

④防止窒息：避免一切不必要的刺激，就地抢救，立即平卧，头偏向一侧，解开衣领；保持呼吸道通畅，将舌轻轻向外牵拉，防止舌后坠。

⑤防止受伤：上下臼齿之间垫牙垫，勿用力强行牵拉或按压肢体。

考点背诵 37：充血性心力衰竭的临床诊断依据

（1）安静时心率增快，婴儿＞180 次 / 分，幼儿＞160 次 / 分，不能用发热或缺氧解释。

（2）呼吸困难，青紫突然加重，安静时呼吸 60 次 / 分以上。

（3）肝大超过肋下 3cm。

（4）心音明显低钝或出现奔马律。

（5）突然烦躁不安、面色苍白或发灰，而不能用原有疾病解释。

（6）尿少、下肢水肿，排除营养不良、肾炎、维生素 B_1 缺乏等原因。

上述前 4 项为临床诊断的主要依据。

》 第二部分　强化 1000 题

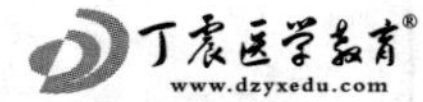

强化试卷一

一、单选题（每题 1 个得分点）：以下每道试题有 5 个备选答案，请从中选择 1 个最佳答案。提示：本部分在答题过程中可以回退（对已作答试题可以返回检查或修改答案）。

1. 1 岁小儿正常的胸围应是
   A．34cm
   B．38cm
   C．42cm
   D．46cm
   E．50cm

2. 80% 的产后出血发生在
   A．产后 30 分钟内
   B．产后 60 分钟内
   C．产后 90 分钟内
   D．产后 120 分钟内
   E．产后 150 分钟内

3. G 细胞分泌
   A．胃蛋白酶原
   B．盐酸
   C．内因子
   D．碱性黏液
   E．促胃液素

4. X 线检查示“葱皮状”骨影像主要见于
   A．骨软骨瘤
   B．尤因肉瘤
   C．骨巨细胞瘤
   D．多发性骨髓瘤
   E．骨瘤转移性肿瘤

5. 产褥期产妇生理状况<u>不包括</u>
   A．产褥早期出汗多
   B．产后 24 小时内体温 38.5℃
   C．产后 10 天子宫降入盆腔
   D．产后血性恶露持续 3 天
   E．产后脉搏 60~70 次 / 分

6. 关于产褥期出院指导内容，<u>不妥</u>的是
   A．产后 42 天需要复查
   B．保证充足的睡眠
   C．哺乳期可不避孕
   D．安排适当的营养
   E．鼓励适当的活动

7. 肠外营养时葡萄糖的输注速度是
   A．5mg/（kg · min）
   B．6mg/（kg · min）
   C．7mg/（kg · min）
   D．8mg/（kg · min）
   E．9mg/（kg · min）

8. 常见右向左分流型先天性心脏病是
   A．房间隔缺损
   B．室间隔缺损
   C．动脉导管未闭
   D．主动脉弓转位
   E．完全性大动脉转位

9. 典型麻疹的出疹顺序为
   A．先四肢，后颈部，渐延面部、躯干
   B．先躯干、四肢，后手掌、足底
   C．先前胸、上肢，后背部、下肢
   D．先耳后发际，渐延面部、躯干、四肢，最后手心足心
   E．先额部、面部，后四肢、躯干

10. 短暂性脑缺血发作的持续时间一般为
   A．5 分钟
   B．10 分钟

C. 10~15 分钟
D. 2 小时
E. 24 小时

11. 关于儿童生长发育的规律说法，错误的是
A. 以等速进行
B. 具有个体差异
C. 是一个连续的过程
D. 各系统器官的发育不平衡
E. 动作发育是由上而下，由近到远

12. 发生人工流产综合征时首选的药物是
A. 肾上腺素
B. 毛花苷丙（西地兰）
C. 多巴胺
D. 阿托品
E. 洛贝林

13. 肺炎患儿发生心力衰竭时，不妥的措施是
A. 快速静脉补液
B. 静脉推注毛花苷丙（西地兰）
C. 静脉滴注利尿药
D. 立即给予镇静药
E. 立即给予吸氧

14. 关于宫颈癌的叙述，正确的是
A. 好发于晚婚晚育者
B. 发病年龄高峰分布在 40~45 岁
C. 与细菌感染有关，与病毒感染无关
D. 目前发病占女性癌症的第 1 位
E. 配偶患阴茎癌时，发病率相对高

15. 关于妇科检查，错误的是
A. 动作轻柔，部位准确
B. 排空膀胱，不能排尿者应导尿
C. 妇科患者必须进行阴道检查
D. 男医生检查应有第三人在场
E. 检查应取截石位

16. 过敏性紫癜使用糖皮质激素治疗时，效果较好的临床类型是
A. 紫癜型
B. 腹型与肾型混合
C. 关节型
D. 肾型
E. 紫癜型与肾型混合

17. 化疗药物可引起皮肤炎性反应，甚至引起剥脱性皮炎的是
A. 环磷酰胺
B. 甲氨蝶呤
C. 紫杉醇
D. 顺铂
E. 氮芥

18. 回肠代膀胱术后护理特别要注意的是
A. 生命体征变化
B. 尿液的颜色、量、性状
C. 每天输液 2000~3000ml
D. 观察胃肠功能
E. 回肠引流管的尿液情况

19. 急性病毒性肝炎的临床表现一般不包括
A. 疲乏
B. 腹胀
C. 黄疸
D. 肝、脾大
E. 腹水

20. 急性胆囊炎患者不可能出现
A. 右上腹压痛
B. 右上腹腹肌紧张
C. 墨菲征阳性
D. 麦氏点压痛
E. 畏寒、发热

21. 急性呼吸窘迫综合征的临床特点不包括
A. 进行性呼吸困难
B. 难以纠正的低氧血症
C. 胸部 X 线检查可见肺部有条索状阴影
D. 血生化检查可为呼吸性酸中毒合并代谢性酸中毒
E. $PaCO_2 < 35mmHg$

22. 急性上呼吸道感染常见的病原体是
A. 细菌
B. 衣原体
C. 支原体
D. 病毒
E. 真菌

23. 急性胰腺炎患者出现低钙血症的主要原因是
A．禁食
B．摄入不足
C．钙、磷代谢紊乱
D．排泄过多
E．腹腔脂肪组织消化后与钙结合

24. 可用放射性碘治疗的患者不包括
A．年龄30岁以上的弥漫性毒性甲状腺肿患者
B．抗甲状腺药物治疗无效或复发的患者
C．有心、肾疾病不适宜手术的患者
D．孕妇及哺乳期甲状腺功能亢进症患者
E．甲状腺自主高功能腺瘤患者

25. 卵巢子宫内膜异位囊肿破裂时，最早出现的临床表现是
A．腹泻
B．恶心、呕吐
C．便血
D．剧烈腹痛
E．腹肌紧张

26. 某孕妇，30岁。妊娠35^{+2}周，重度子痫前期，首选药物应是
A．强镇静药
B．扩容药
C．利尿药
D．解痉药
E．降压药

27. 男，25岁。高处坠楼致腰部剧痛，双下肢感觉、运动障碍，大小便失禁。现场搬运的正确方法是
A．单人搂抱法
B．双人搂抱法
C．背驮法
D．侧卧搬运法
E．平托或滚动法

28. 男，2岁10个月。反应灵敏，多汗，易惊、烦躁。查体：前囟未闭、鸡胸、“X”形腿。最主要的治疗措施是
A．补充维生素D
B．补充叶酸
C．补充维生素B_{12}
D．补充铁剂
E．使用抗生素

29. 男，36岁。因门静脉高压症并发上消化道出血，给予三腔二囊管压迫止血后第2天，出现胸闷、呼吸困难、发绀，紧急处理是
A．给氧
B．气管插管
C．吸痰
D．拔出三腔二囊管气囊管
E．协助患者取半坐卧位

30. 男，5个月。发育正常，为小儿添加的辅食为
A．米汤、蛋黄
B．饼干、米糊
C．肉末、烂面
D．肝泥、豆制品
E．烂面、鱼类

31. 男，65岁。5年前诊断为高血压，一直服用降压药治疗，血压时高时低，吸烟40年，每天2包，晨起上厕所时突发胸闷、上腹及胸部胀痛，呕吐1次，送至急诊。查体：血压85/50mmHg，脉搏100次/分，律不齐。主诉胸部疼痛仍剧烈，最可能的诊断为
A．消化道大出血
B．肺栓塞
C．急性心肌梗死
D．高血压急症
E．急腹症

32. 男，65岁。腹痛、腹胀、呕吐3天。查体：血压80/50mmHg，脉搏120次/分。实验室检查：血淀粉酶750U/L。诊断为急性出血坏死性胰腺炎合并休克。患者所发生的休克属于
A．感染性休克
B．心源性休克
C．低血容量休克
D．神经源性休克
E．过敏性休克

33. 男，7岁。因眼睑及面部水肿3天，尿少入院，入院前2周患扁桃体炎。查体：体温37.5℃，脉搏80次/分，呼吸24次/分，神志清，面部水肿，咽充血，心肺（－）。尿液检查：蛋白（＋＋），红细胞（＋＋＋），白细胞5个/HPF，可见管型，应考虑为
A．急性尿路感染

B．急性肾小球肾炎
C．慢性肾小球肾炎
D．单纯型肾病
E．肾炎型肾病

34. 尿道膜部外伤尿外渗常出现在
A．会阴部皮下组织
B．阴茎部
C．阴囊部
D．下腹部皮下组织
E．腹膜外膀胱周围

35. 脓毒症的热型不包括
A．稽留热
B．弛张热
C．间歇热
D．不规则热
E．波浪热

36. 女，18 岁。因反复发热半月余入院。查体：体温 39.8℃，脉搏 100 次 / 分，呼吸 25 次 / 分，精神萎靡，呈中度贫血貌；未见皮下出血点，伴有全身淋巴结肿大，胸骨下段明显压痛；肝、脾均肋下 2cm，无压痛。实验室检查：白细胞 110×10^9/L，血红蛋白 65g/L，血小板 70×10^9/L；外周血中可见到原始及幼淋巴细胞。该患者最可能的诊断是
A．急性髓系白血病
B．急性淋巴细胞白血病
C．急性单核细胞白血病
D．慢性髓系白血病
E．慢性淋巴细胞白血病

37. 女，28 岁。已婚，经量增多，经期延长 1 年。查体：子宫增大。B 超检查：子宫壁见 3cm×4cm 稍低回声。最可能的诊断是
A．恶性卵巢肿瘤
B．良性卵巢肿瘤
C．子宫肌瘤
D．黄体囊肿
E．早期妊娠

38. 女，35 岁。肝性脑病，口服新霉素时不宜超过
A．1 周
B．2 周
C．4 周
D．6 周
E．8 周

39. 女，42 岁。双掌指关节、腕关节肿痛伴晨僵 1 个月。查体：双手腕关节、掌指关节肿胀和压痛，双手握力下降，双肘部发现无痛性皮下结节。诊断为类风湿关节炎，给予非甾体抗炎药和改善病情的抗风湿药治疗。非甾体抗炎药的不良反应不包括
A．胃出血
B．胃穿孔
C．肾间质性损害
D．肌肉溶解
E．胃溃疡

40. 女，4 个月。哭闹烦躁，夜惊出汗，不发热。查体：神志清，面色可，前囟平坦，有枕秃，按压枕骨有乒乓球感，心肺（－），凯尔尼格征（±），巴宾斯基征（±），最可能的诊断是
A．病毒性脑炎
B．化脓性脑膜炎
C．结核性脑膜炎
D．维生素 D 缺乏性佝偻病激期
E．甲状腺功能减退症

41. 女，65 岁。自诉阴道脱出一物 3 年。妇科检查：宫颈已脱出阴道外，宫体仍在阴道内，双附件无异常。诊断子宫脱垂，临床分度应为
A．Ⅲ度
B．Ⅱ度重型
C．Ⅱ度轻型
D．Ⅰ度重型
E．Ⅰ度轻型

42. 判断产程进展最重要的标志是
A．子宫收缩强度
B．宫口扩张程度
C．胎头下降程度
D．胎膜破裂情况
E．骨盆腔的大小

43. 贫血患儿共有的临床表现是
A．发热
B．口炎
C．出血倾向
D．结膜苍白
E．血红蛋白尿

44. 全麻术后因喉痉挛发生上呼吸道梗阻，正确的处理是
A．置入口咽或鼻咽通气管
B．立即人工呼吸
C．吸痰，气管插管
D．注射肌松药，气管插管
E．舌后坠者托起下颌

45. 确诊结核性脑膜炎最可靠的依据是
A．脑脊液中糖和氯化物升高
B．结核接触史＋脑膜刺激征阳性
C．结核菌素试验阳性＋脑膜刺激征阳性
D．脑脊液中查到结核分枝杆菌
E．脑脊液 IgG、IgA 增高

46. 妊娠合并心脏病的产妇产后禁用的止血药物是
A．缩宫素
B．止血敏
C．止血芳酸
D．立止血
E．麦角新碱

47. 妊娠期肛门检查了解内容不包括
A．胎儿成熟度
B．宫颈软硬程度
C．骨盆腔大小
D．胎先露高低
E．胎儿先露部

48. 乳房自我检查最好在月经周期
A．第 1~2 天
B．第 3~4 天
C．第 5~6 天
D．第 7~10 天
E．第 11~12 天

49. 伤寒所致的热型多为
A．弛张热
B．稽留热
C．间歇热
D．回归热
E．不规则热

50. 肾结核典型的症状是
A．腰酸胀
B．发热、盗汗
C．膀胱刺激症状
D．肾区肿块
E．无痛性全程血尿

51. 石膏或夹板外固定后最应注意
A．固定是否松脱
B．骨折再移位
C．压迫性溃疡
D．血液循环受阻
E．石膏变形

52. 食管癌典型的临床表现是
A．进食性哽噎
B．胸骨后疼痛
C．食管异物感
D．进行性吞咽困难
E．吞咽不适感

53. 试管婴儿的主要适应证是
A．无排卵
B．子宫发育不良
C．免疫性不孕
D．输卵管阻塞
E．子宫黏膜下肌瘤

54. 适合行输卵管绝育术的时间是
A．月经干净后 7~14 天
B．人工流产术后 2 周
C．正常产后 2 周
D．剖宫产的同时
E．哺乳期妇女任何时间

55. 输入大量葡萄糖和胰岛素可导致
A．高钠血症
B．高镁血症
C．低钙血症
D．低钾血症
E．高磷血症

56. 属脑血管疾病二级预防的是
A．积极控制血压
B．发病后积极治疗，降低复发的危险
C．对高危患者早期诊断、早期治疗
D．治疗先天性动脉瘤

E．积极治疗动脉粥样硬化

57. 酸碱平衡失调时，口唇呈樱桃红色提示
A．代谢性酸中毒
B．呼吸性酸中毒
C．代谢性碱中毒
D．呼吸性碱中毒合并代谢性碱中毒
E．代谢性酸中毒合并呼吸性酸中毒

58. 提示胸外伤患者存在支气管裂伤的主要依据是
A．水封瓶内负压水柱无波动
B．引流管内有较多鲜血流出
C．有皮下气肿
D．有胸膜腔感染症状
E．水封瓶内不断有气体排出

59. 维生素 D 缺乏性手足搐搦症的治疗步骤为
A．补充维生素 D →止惊→补钙
B．止惊→补充维生素 D →补钙
C．止惊→补钙→补充维生素 D
D．补钙→补充维生素 D →止惊
E．补充维生素 D →补钙→止惊

60. 下肢静脉曲张行高位结扎及剥脱术的禁忌证是
A．浅静脉瓣膜功能不全
B．交通瓣膜功能良好
C．深静脉阻塞
D．血栓性静脉炎
E．曲张静脉破裂出血

二、共用题干单选题（每个提问 1 个得分点）：以下每道试题有 2~6 个提问，每个提问有 5 个备选答案，请选择 1 个最佳答案。提示：进入此部分试题后，您不能返回前面部分查看试题或修改答案；本部分在答题过程中不能回退（对已作答试题不能返回检查或修改答案）。您是否进入共用题干单选题部分？

（61~63 题共用题干）

男，45 岁。近 3 个月午后低热，咳嗽，痰中带血，乏力，消瘦，应用常规抗生素治疗无效。实验室检查血沉增快。

61. 第 1 问：最可能的诊断是
A．过敏性肺炎
B．肺癌
C．肺结核
D．急性气管 - 支气管炎
E．慢性支气管炎

62. 第 2 问：若患者出现大咯血，最危急的并发症是
A．肺部感染
B．失血性休克
C．肺不张
D．窒息
E．结核分枝杆菌播散

63. 第 3 问：可引起高尿酸血症的药物是
A．异烟肼
B．利福平
C．吡嗪酰胺
D．乙胺丁醇
E．链霉素

（64~66 题共用题干）

男，55 岁。7 年前诊断为高血压，一直服用降压药治疗，血压时高时低，吸烟 20 年，每天 2 包，晨起上厕所时突发胸闷、上腹及胸部胀痛，呕吐 1 次，送至急诊。查体：血压 85/50mmHg，脉搏 100 次 / 分，律不齐。

64. 第 1 问：患者主诉胸痛仍剧烈，最可能的诊断为
A．肺栓塞
B．消化道大出血
C．高血压急症
D．急性心肌梗死
E．急腹症

65. 第 2 问：心律失常最常发生于病后
A．12 小时内
B．24 小时内
C．36 小时内
D．48 小时内
E．72 小时内

66. 第 3 问：最需要紧急处理的心律失常是
A．多源性频发室性期前收缩
B．窦性心动过缓
C．二度Ⅱ型房室传导阻滞
D．预激综合征
E．期前收缩

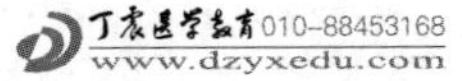

（67~68 题共用题干）

女，37 岁。近 1 周发热，全身皮肤及黏膜出血。血红蛋白 50g/L，红细胞 2.3×10^{12}/L。白细胞 2.2×10^{9}/L，分类：中性 0.19，淋巴 0.79，单核 0.02。血小板 21×10^{9}/L。骨髓检查：红系、粒系、巨核系均显著减少。

67. 第 1 问：最可能的诊断是
    A．急性白血病
    B．粒细胞缺乏
    C．脾功能亢进
    D．再生障碍性贫血
    E．原发免疫性血小板减少症

68. 第 2 问：引起本病最常见的药物是
    A．柔红霉素
    B．阿司匹林
    C．环磷酰胺
    D．氯霉素
    E．保泰松

（69~70 题共用题干）

男，17 岁。发热 10 天，体温 38~39℃，刺激性咳嗽明显，咳少量黏液痰，胸痛，乏力。查体：双肺散在干啰音。胸部 X 线检查：左肺下野斑片状阴影。

69. 第 1 问：最可能的诊断是
    A．肺炎链球菌肺炎
    B．金黄色葡萄球菌肺炎
    C．肺炎支原体肺炎
    D．铜绿假单胞菌肺炎
    E．军团菌肺炎

70. 第 2 问：治疗首选的药物为
    A．青霉素类药物
    B．头孢菌素类药物
    C．大环内酯类药物
    D．磺胺类药物
    E．万古霉素

（71~72 题共用题干）

男，30 岁。反复头痛 4 个月，入院前感左侧肢体无力和呕吐。查体：意识清，眼底视神经乳头水肿，左上、下肢肌力 4 级，腱反射活跃，病理征（+）。

71. 第 1 问：对该患者的初步诊断为
    A．脑梗死
    B．脑出血
    C．蛛网膜下腔出血
    D．脑水肿
    E．颅内压增高

72. 第 2 问：对该患者最重要的处理原则是
    A．脱水治疗
    B．给予镇静药
    C．冬眠物理降温
    D．去除病因治疗
    E．脑血流量减少

（73~76 题共用题干）

男，40 岁。大面积烧伤，感觉头晕、疲乏，手足麻木，口渴不明显。实验室检查：血 Na^{+}125mmol/L，尿比重 1.005。

73. 第 1 问：该患者首先考虑的诊断是
    A．中度高渗性脱水
    B．中度低渗性脱水
    C．轻度高渗性脱水
    D．轻度低渗性脱水
    E．等渗性脱水

74. 第 2 问：伤后 48 小时内的护理重点是
    A．清创
    B．输液抗休克
    C．使用镇痛药
    D．静脉使用抗生素
    E．注射破伤风抗毒素

75. 第 3 问：若患者出现急性肾损伤，病因属于
    A．肾前性
    B．肾后性
    C．肾性
    D．血管性
    E．梗阻性

76. 第 4 问：患者不能进食，给予肠内营养支持，叙述正确的是
    A．不能行肠外营养时采用
    B．要素饮食是有渣饮食
    C．最常见的并发症是便秘
    D．最严重的并发症是误吸

E. 液化饮食是人工合成的营养成分

(77~78 题共用题干)

男，43 岁。因反复泡沫尿 1 年，下肢水肿 1 周入院。查体：下肢凹陷性水肿，少量腹水。实验室检查：尿蛋白 8g/24h，血白蛋白 18g/L，肾功能正常。诊断为肾病综合征。

77. 第 1 问：为防止并发症，错误的做法是
  A. 适度活动肢体
  B. 适当限制探视
  C. 预防性使用抗生素
  D. 使用消毒剂擦抹病室桌椅
  E. 血液高凝状态时使用抗凝药

78. 第 2 问：对该患者的治疗措施中，错误的是
  A. 大剂量使用利尿药快速利尿
  B. 可使用细胞毒药物
  C. 使用血管紧张素转换酶抑制剂控制血压
  D. 可输注血浆白蛋白
  E. 可使用糖皮质激素

(79~80 题共用题干)

男，48 岁。有 10 年酗酒史，且有 3 年高血压病史。因呕血、黑便 4 小时急诊入院。查体：面色苍白，血压 80/55mmHg，脉搏 140 次 / 分。实验室检查：红细胞与血红蛋白均明显减少，白细胞减少；凝血酶原时间延长；白蛋白降低，丙氨酸氨基转移酶明显升高。

79. 第 1 问：为该患者止血的最佳药物是
  A. 去甲肾上腺素
  B. 质子泵抑制剂
  C. 血管升压素
  D. 生长抑素
  E. H_2 受体拮抗剂

80. 第 2 问：该患者出血的原因是
  A. 应激性溃疡出血
  B. 消化性溃疡出血
  C. 糜烂出血性胃炎
  D. 肝硬化上消化道出血
  E. 下消化道大出血

(81~83 题共用题干)

男，50 岁。活动后肾区疼痛 3 周，出现肉眼血尿 1 天。腹部 B 超检查发现右肾有一直径 2.3cm 的结石，肝、肾功能正常。

81. 第 1 问：最适宜的治疗方法为
  A. 大量饮水
  B. 开放手术
  C. 服用排石药物
  D. 经皮肾镜碎石取石术
  E. 体外冲击波碎石

82. 第 2 问：若患者采取体外冲击波碎石治疗，2 次治疗间隔时间至少为
  A. 5 天
  B. 7 天
  C. 10 天
  D. 14 天
  E. 21 天

83. 第 3 问：若患者采取非手术治疗后，应保持结石直径 0.5cm。嘱其每天的尿量不少于
  A. 2000ml
  B. 2500ml
  C. 3000ml
  D. 3500ml
  E. 4000ml

(84~85 题共用题干)

男，69 岁。患慢性肺源性心脏病 15 年，今晨突感气促，5 分钟后出现呼吸极度困难、口唇明显发绀，神志模糊。急查血气分析：$PaCO_2$65mmHg，$PaO_2$50mmHg，立即给予吸氧。

84. 第 1 问：目前决定给氧方式的主要依据是
  A. 血氧饱和度
  B. PaO_2
  C. $PaCO_2$
  D. 呼吸困难程度
  E. 发绀程度

85. 第 2 问：患者的吸氧浓度应该是
  A. ＜ 5%
  B. 5%~10%
  C. 15%~20%
  D. 28%~30%
  E. ＞ 30%

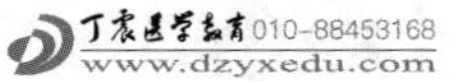

（86~88 题共用题干）

女，19 岁。突然昏迷 1 天。2 个月前被诊断为 1 型糖尿病，遵医嘱注射胰岛素，1 周前自感症状缓解而自行中断治疗。查体：血压 130/85mmHg，神志不清，瞳孔等大等圆，对光反射存在，呼气有烂苹果味。实验室检查：血糖 28.6mmol/L，血 pH ＞ 7.2，尿糖（＋＋＋＋），尿酮（＋＋＋）。

86. 第 1 问：最有可能的诊断是
A．低血糖昏迷
B．糖尿病酮症酸中毒
C．糖尿病肾病尿毒症
D．高渗高血糖综合征
E．乳酸性酸中毒

87. 第 2 问：首选的治疗是
A．快速静脉滴注生理盐水＋小剂量胰岛素
B．快速静脉滴注高渗盐水＋小剂量胰岛素
C．快速静脉滴注低渗盐水＋小剂量胰岛素
D．快速静脉滴注生理盐水＋大剂量胰岛素
E．快速静脉滴注碳酸氢钠＋大剂量胰岛素

88. 第 3 问：在治疗后 2 小时，血糖降至 16.7mmol/L，患者一度清醒后又陷入昏迷，考虑可能并发
A．脑水肿
B．脑血管意外
C．低血糖
D．尿毒症昏迷
E．乳酸性酸中毒

（89~93 题共用题干）

女，34 岁。四肢关节疼痛半年，面部蝶形红斑、反复口腔溃疡 3 个月，发热 1 周。双手小关节活动无障碍，无畸形，指端可见红斑。抗核抗体（＋），抗 Sm 抗体（＋），抗 SSA 抗体（＋）。血、尿常规正常，胸部 X 线检查正常。

89. 第 1 问：最可能的诊断是
A．类风湿关节炎
B．系统性红斑狼疮
C．皮肌炎
D．贝赫切特病
E．风湿性关节炎

90. 第 2 问：诊断本病的首选筛选试验是
A．抗 SSA 抗体
B．免疫球蛋白
C．抗核抗体
D．抗 Sm 抗体
E．狼疮细胞

91. 第 3 问：目前治疗的主要药物是
A．糖皮质激素
B．免疫球蛋白
C．布洛芬
D．免疫抑制药
E．氯喹

92. 第 4 问：本病累及多个系统、器官，最常见的是
A．脑
B．肺
C．心
D．胃肠道
E．肾

93. 第 5 问：符合本病护理要求的病房环境<u>不包括</u>
A．床单应清洁干燥
B．应阳光充足
C．病室空气流通
D．病室内温度 18~20℃
E．病室内湿度 50%~60%

（94~96 题共用题干）

女，42 岁。刺激性咳嗽 3 个月。胸部 X 线检查示右肺上叶有一不规则肿块阴影。经支气管镜检查确诊为肺癌。

94. 第 1 问：手术器械消毒应用最普遍、效果最可靠的灭菌方法是
A．煮沸法
B．紫外线消毒法
C．消毒剂浸泡法
D．消毒剂熏蒸法
E．高压蒸汽灭菌法

95. 第 2 问：肺癌常见的肺外表现<u>不包括</u>
A．骨关节痛
B．肝大
C．乳腺增大
D．Cushing 综合征
E．杵状指

96. 第 3 问：患者拟在全麻下行肺叶切除术，为了减少呼吸道分泌物，应选择的术前用药是
A. 地西泮
B. 吗啡
C. 哌替啶
D. 阿托品
E. 苯巴比妥钠

（97~98 题共用题干）

女，45 岁。因风湿性心脏病入院 2 天。患者下床、洗脸、就餐后即出现气喘、出汗，自诉心慌、胸闷。卧床休息时无不适感。

97. 第 1 问：该患者的心功能分级属于
A. Ⅰ级
B. Ⅱ级
C. Ⅲ级
D. Ⅳ级
E. 轻度心力衰竭

98. 第 2 问：根据其心功能分级，最适合的活动方式是
A. 以绝对卧床休息为主，取平卧位
B. 以卧床休息为主，限制活动
C. 可做太极拳等轻体力有氧运动
D. 不限制活动，但应劳逸结合
E. 可自行选择喜欢的运动方式，若身体不能耐受，立刻停止

（99~100 题共用题干）

女，52 岁。因进食后突发右上腹阵发性、刀割样绞痛 10 小时入院。查体：皮肤、巩膜轻度黄染，右上腹压痛，反跳痛，无腹肌紧张，体温 38.8℃，脉搏 98 次 / 分，呼吸 22 次 / 分。B 超检查显示肝外胆管内有结石影。

99. 第 1 问：若该患者行胆总管切开取石，T 管引流术，T 管引流的目的不包括
A. 观察腹部体征
B. 有利于胆汁的引流
C. 防止胆汁渗漏
D. 支撑胆道
E. 有利于残余结石的引流

100. 第 2 问：对患者 T 管的护理措施中，不正确的是
A. 妥善固定
B. 保持有效的引流
C. 观察并记录引流液的颜色、量、性状
D. 引流 3~5 天后即可拔管
E. 更换引流袋时应注意无菌操作

强化试卷二

一、单选题（每题 1 个得分点）：以下每道试题有 5 个备选答案，请从中选择 1 个最佳答案。提示：本部分在答题过程中可以回退（对已作答试题可以返回检查或修改答案）。

1. T 管拔管前夹管时间一般为
   A．4~8 小时
   B．1~2 天
   C．3~4 天
   D．5~6 天
   E．7 天以上

2. 艾滋病患者最常见的机会性感染是
   A．巨细胞病毒感染
   B．隐球菌脑膜炎
   C．肺孢子菌肺炎
   D．肺结核
   E．脑弓形虫病

3. 病毒性心肌炎的治疗原则不包括
   A．休息
   B．使用保护心肌药物
   C．改善心肌功能
   D．使用降酶药
   E．少食多餐，多食新鲜蔬菜

4. 产褥期妇女在产后 2~3 天生殖系统生理性调适的叙述，不正确的是
   A．子宫每天下降 1~2cm
   B．浆液恶露
   C．宫口仍能通过 2 指
   D．会阴轻度水肿可自行消退
   E．仅能分泌少量乳汁

5. 胆碱酯酶复能药用于治疗急性有机磷农药中毒患者时，应遵循的原则是
   A．不与阿托品合用
   B．应该尽早使用
   C．少量使用
   D．不能反复使用
   E．只用于中度以上中毒

6. 滴虫阴道炎的典型白带表现为
   A．稠厚豆渣样
   B．稀薄泡沫状
   C．浓稠干酪样
   D．脓血性
   E．洗肉水样

7. 癫痫持续状态的首要护理措施是
   A．吸氧、防护的同时立即遵医嘱使用药物控制发作
   B．遵医嘱补液
   C．经鼻饲管给予高热量流质饮食
   D．及时清除污物
   E．观察瞳孔和生命体征

8. 对于胎儿先露部的指示点，叙述不正确的是
   A．枕先露以枕骨为指示点
   B．面先露以顶骨为指示点
   C．臀先露以骶骨为指示点
   D．肩先露以肩胛骨为指示点
   E．根据指示点与母体盆骨的关系确定胎位

9. 对于先兆早产的孕妇，首要的治疗是
   A．控制感染
   B．抑制宫缩
   C．促胎肺成熟
   D．治疗合并症
   E．做好接产准备

10. 关节脱位的特征表现为
   A．肿胀
   B．压痛
   C．关节功能丧失
   D．关节盂空虚
   E．骨擦音

11. 关于百白破疫苗接种的叙述，正确的是
   A．接种位置为上臂外侧三角肌
   B．接种途径为皮内注射
   C．出生后 24 小时内接种
   D．接种次数为 2 次

E．第 1、2 剂接种间隔 3 个月

12. 关于腺病毒肺炎的临床特点，正确的是
A．多见于 3 岁以上儿童
B．起病较缓慢，多呈稽留热
C．胸部 X 线改变比肺部体征出现早
D．易合并脓胸，脓气胸
E．可出现猩红热样或麻疹样皮疹

13. 呼吸性酸中毒患者吸氧的氧流量应该控制在
A．1~2L/min
B．2~4L/min
C．4~5L/min
D．5~7L/min
E．7~10L/min

14. 急腹症的主要症状是
A．腹痛
B．腹胀
C．呕吐
D．发热
E．黄疸

15. 急性白血病与慢性白血病的主要区别是
A．肝、脾是否增大
B．感染严重程度
C．白血病细胞成熟程度
D．贫血严重程度
E．出血严重程度

16. 急性化脓性腹膜炎采用手术治疗的目的主要是
A．探明病因
B．去除病因
C．腹腔冲洗
D．充分引流
E．预防休克

17. 急性肾小球肾炎患儿恢复日常活动的指标是
A．血尿消失
B．血压正常
C．血沉正常
D．ASO 滴度正常
E．尿蛋白消失

18. 急性心肌梗死发病后，择期手术的时间至少推迟
A．2 个月
B．3 个月
C．4 个月
D．5 个月
E．6 个月

19. 甲状腺功能亢进症患者服用抗甲状腺药物治疗，出现高热、咽痛等症状，可能发生
A．药物热
B．肝损害
C．粒细胞缺乏症
D．药物过量
E．药物不足

20. 鉴别腹股沟斜疝与直疝最有意义的体征是
A．疝块的形状
B．疝内容物是否进入阴囊
C．压住内环，增加腹压是否脱出
D．是否易嵌顿
E．单侧或双侧

21. 阑尾切除术后指导患者早期下床活动的主要目的是预防
A．肠粘连
B．肺不张和肺炎
C．压疮
D．血栓性静脉炎
E．尿潴留

22. 临床上用 20% 甘露醇溶液降低颅内压，正确的输液方法是
A．快速静脉推注
B．缓慢静脉滴注，防止高渗溶液导致静脉炎
C．1~2 小时滴完 250ml
D．15~30 分钟滴完 250ml
E．输液速度控制在 60~80 滴 / 分

23. 流行性腮腺炎主要的传染源是
A．受感染的动物
B．患者和隐性感染者
C．慢性带毒者
D．慢性患者
E．恢复期患者

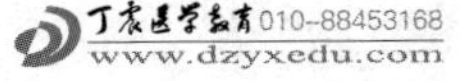

24. 麻疹前驱期最有诊断价值的临床表现是
A．发热、流涕
B．红色斑丘疹
C．麻疹黏膜斑
D．浅褐色素斑
E．麦麸样脱屑

25. 男，55 岁。有反复发作性胸骨后疼痛伴胸部紧缩感病史，与老朋友聚餐后又感心绞痛发作，缓解发作最有效的方法是舌下含服
A．硝苯地平
B．美托洛尔（倍他乐克）
C．双嘧达莫
D．硝酸甘油
E．毛花苷丙（西地兰）

26. 男，5 岁。其生长发育应达到的标准不包括
A．乳牙 20 个
B．身高 108cm
C．体重 25kg
D．头围 50cm
E．胸围 54cm

27. 脑出血最常见的好发部位是
A．豆纹动脉
B．大脑前动脉
C．椎动脉
D．大脑后动脉
E．椎基底动脉

28. 女，14 岁。畏寒、发热伴咽痛 1 周，继而出现膝、腕、踝关节疼痛。查体：咽红，心肺（－），膝关节红肿，压痛明显。实验室检查：血沉 48mm/h，抗“O”试验滴度为 1∶1250。最可能的诊断为
A．风湿性关节炎
B．坏死性血管炎
C．系统性红斑狼疮
D．反应性关节炎
E．强直性脊柱炎

29. 女，19 岁。患 1 型糖尿病 2 年，每天注射胰岛素 40U，近一周因胰岛素用完而中断治疗。乏力 3 天，昏迷 4 小时，入院后护士应采取的措施不包括
A．查血糖、血酮
B．建立静脉通道
C．做血气分析
D．输入 10% 葡萄糖溶液
E．查尿糖、血酮

30. 女，29 岁。结婚 3 年未孕，近两年月经量明显减少，周期尚正常，伴下腹坠痛，曾有咳嗽史。妇科检查：子宫正常大小，活动略差，双附件未触及包块，为明确诊断首选的检查是
A．腹腔镜检查
B．血沉检查
C．子宫内膜检查
D．痰培养
E．胸部 X 线检查

31. 女，35 岁。上消化道大出血。查体：体温 38.2℃，脉搏 120 次 / 分，血压 70/40mmHg。实验室检查：Na^+125mmol/L，K^+2.8mmol/L；动脉血气分析：pH7.30。正确的治疗方法是
A．纠正酸中毒
B．止血、使用升压药
C．止血、补充血容量
D．补钾
E．补钠

32. 女，43 岁。以“起床后眩晕、呕吐 1 小时”为主诉就诊，诊断为椎动脉型颈椎病。遵医嘱予卧床休息，持续颌枕带牵引。其牵引重量不宜超过
A．1kg
B．5kg
C．7kg
D．10kg
E．15kg

33. 女，55 岁。桡骨远端粉碎性骨折，石膏固定 4 周后拆除，发现右手各手指屈曲功能受限，主要原因是
A．骨折时合并正中神经、尺神经损伤
B．骨折时合并右手屈伸肌腱损伤
C．石膏压迫引起右手缺血挛缩
D．石膏固定造成右手关节僵硬
E．骨折时合并右手多关节的损伤

34. 破伤风的临床表现，正确的是
A．肌肉痉挛始于面肌
B．光线刺激不会诱发肌肉痉挛

C．患者神志始终清楚
D．膀胱括约肌痉挛可引起尿失禁
E．一般伴有高热

35. 人工流产术后的护理措施<u>不包括</u>
A．术后立即回家，不许留院观察
B．禁止性生活及盆浴 1 个月
C．加强营养
D．保持外阴清洁
E．指导避孕方法

36. 妊娠期高血压疾病最常见的产科并发症是
A．肺水肿
B．脑出血
C．胎盘早剥
D．胎死宫内
E．妊娠期高血压疾病性心力衰竭

37. 十二指肠球部溃疡的疼痛规律为
A．与进食无任何关系
B．疼痛—进食—缓解
C．进食—疼痛—缓解
D．进食—疼痛—疼痛
E．疼痛—进食—疼痛

38. 食管癌首选的治疗方法是
A．手术治疗
B．放疗
C．化疗
D．中医中药治疗
E．免疫治疗

39. 水痘的治疗<u>不包括</u>
A．及早使用抗病毒药
B．皮肤瘙痒者可服用抗组胺药
C．高热患儿可用阿司匹林降温
D．皮肤破溃处可用 1% 甲紫外涂
E．避免使用糖皮质激素类药物

40. 胎膜早破的并发症<u>不包括</u>
A．早产
B．脐带脱垂
C．宫内感染
D．子宫收缩乏力
E．胎盘早剥

41. 胎盘边缘到达宫颈内口为
A．胎盘位于子宫前壁
B．完全性前置胎盘
C．部分性前置胎盘
D．边缘性前置胎盘
E．低置胎盘

42. 体液平衡的调节是通过
A．神经 - 内分泌系统
B．肾脏
C．泌尿系统
D．神经 - 内分泌系统和肾脏
E．中枢神经系统

43. 为维生素 D 缺乏性手足搐搦症患儿查体时，以血压计袖带包裹上臂，打气使压力维持在收缩压与舒张压之间，5 分钟内该手出现抽搐为阳性，考虑为
A．巴宾斯基征（Babinski 征）
B．凯尔尼格征（Kernig 征）
C．陶瑟征
D．腓反射
E．面神经征

44. 系统性红斑狼疮最常见的心血管损害是
A．心肌炎
B．心包炎
C．心内膜炎
D．雷诺现象
E．血栓闭塞性脉管炎

45. 先天性心脏病可发生差异性青紫的疾病是
A．房间隔缺损
B．室间隔缺损
C．法洛四联症
D．动脉导管未闭
E．二尖瓣关闭不全

46. 先天性心脏病的致病因素<u>不包括</u>
A．遗传因素
B．宫内感染
C．药物影响
D．代谢性疾病
E．营养物质缺乏

47. 小儿惊厥首要的治疗原则是
A. 钙剂治疗
B. 控制惊厥
C. 支持疗法
D. 对症治疗
E. 针刺疗法

48. 新生儿 Apgar 评分不包括
A. 体温
B. 呼吸
C. 心率
D. 肌张力
E. 皮肤颜色

49. 胸膜腔闭式引流排液管一般置于
A. 2、3 肋间
B. 3、4 肋间
C. 5、6 肋间
D. 6~8 肋间
E. 8~10 肋间

50. 药物治疗不能满意控制心室率的心房颤动，选用
A. 直流同步电复律
B. 直流非同步电除颤
C. 临时起搏器安置术
D. 永久起搏器安置术
E. 射频消融术

51. 液体疗法有效的评估标准，错误的是
A. 神志清醒
B. 收缩压＞ 90~100mmHg
C. 脉搏＜ 100 次 / 分
D. 中心静脉压 5~10cmH_2O
E. 成人尿量 10ml/h

52. 抑制性意识障碍的程度不包括
A. 谵妄
B. 嗜睡
C. 昏睡
D. 浅昏迷
E. 深昏迷

53. 易导致婴幼儿肠梗阻的疾病是
A. 肠套叠
B. 肠道肿瘤
C. 肠扭转
D. 肠粘连
E. 阑尾炎

54. 引起妊娠期急性肾盂肾炎的最常见致病菌是
A. 大肠埃希菌
B. 肺炎链球菌
C. 变形杆菌
D. 葡萄球菌
E. 产气荚膜梭菌

55. 引起晚期产后出血最常见的原因是
A. 胎盘、胎膜残留
B. 蜕膜组织残留
C. 胎盘附着面感染
D. 剖宫产术后切口裂开
E. 产后滋养细胞肿瘤

56. 影响创伤愈合的因素不包括
A. 性别
B. 年龄
C. 伤口特点
D. 感染和异物
E. 营养状况

57. 原发性高血压最常见的死亡原因是
A. 心律失常
B. 心力衰竭
C. 脑血管意外
D. 尿毒症
E. 高血压危象

58. 孕妇出现仰卧位低血压综合征时，最简单有效的治疗方法是
A. 吸氧
B. 输血、输液
C. 左侧卧位
D. 使用升压药
E. 急行剖宫产

59. 再生障碍性贫血治疗有效时首先表现为
A. 网织红细胞上升
B. 红细胞上升
C. 血红蛋白上升
D. 白细胞上升
E. 血小板上升

60. 诊断子宫内膜异位症的最佳方法是
A. 腹腔镜检查
B. X 线检查
C. 开腹探查
D. 盆腔 CT 检查
E. B 超检查

二、共用题干单选题（每个提问 1 个得分点）：以下每道试题有 2~6 个提问，每个提问有 5 个备选答案，请选择 1 个最佳答案。提示：进入此部分试题后，您不能返回前面部分查看试题或修改答案；本部分在答题过程中不能回退（对已作答试题不能返回检查或修改答案）。您是否进入共用题干单选题部分？

（61~62 题共用题干）

女，15 岁。患 1 型糖尿病 3 年，长期使用胰岛素治疗。近日学校体能测试，加大了运动量，患者出现心悸、出汗、头晕、手抖、饥饿感。

61. 第 1 问：首先应考虑为
A. 低血糖反应
B. 运动过量
C. 心源性晕厥
D. 饮食不足
E. 过度劳累

62. 第 2 问：此时的处理措施是
A. 应用呼吸兴奋药
B. 加用格列本脲
C. 加大胰岛素剂量
D. 静脉滴注碳酸氢钠溶液
E. 静脉注射 50% 葡萄糖溶液

（63~65 题共用题干）

男，44 岁。因多汗、口渴、尿失禁 2 小时入院。查体：双侧瞳孔直径 1.5mm，双肺可闻及湿啰音，心率 80 次 / 分，律齐，血压 120/75mmHg，四肢肌肉抽搐。

63. 第 1 问：最可能的诊断是
A. 有机磷农药中毒
B. 一氧化碳中毒
C. 肌肉痉挛
D. 蛛网膜下腔出血
E. 镇静催眠药中毒

64. 第 2 问：中间型综合征多出现在发病后
A. 1 天内
B. 1~4 天
C. 5~7 天
D. 8~10 天
E. 10 天以后

65. 第 3 问：缓解肌肉抽搐的治疗措施是
A. 阿托品
B. 针灸
C. 吸氧
D. 补钙
E. 解磷定

（66~67 题共用题干）

女，45 岁。入院时体重 55kg，开腹探查术后，测血钠 158mmol/L，口渴，尿少，尿比重 1.050。

66. 第 1 问：该患者目前的水、电解质代谢状况是
A. 正常
B. 低渗性脱水
C. 等渗性脱水
D. 高渗性脱水
E. 水过多

67. 第 2 问：目前的治疗原则是
A. 尽早静脉滴注生理盐水
B. 尽早使用高渗盐水
C. 能饮水的患者尽量饮水，不能饮水的患者静脉滴注生理盐水
D. 能饮水的患者尽量饮水，不能饮水的患者静脉滴注 5% 葡萄糖溶液
E. 给予脱水利尿治疗

（68~70 题共用题干）

初孕妇，35 岁。妊娠 33 周，口服葡萄糖耐量试验 3 项阳性，诊断为妊娠期糖尿病，经控制饮食后尿糖（±）。

68. 第 1 问：该孕妇首选的处理方式是
A. 继续控制饮食
B. 立即剖宫产
C. 行人工破膜
D. 胰岛素治疗
E. 缩宫素引产

69. 第 2 问：该孕妇的饮食中应尽量减少
A．南瓜
B．花生
C．冰淇淋
D．鱼肉
E．油菜

70. 第 3 问：该孕妇娩出的新生儿易发生
A．低钾血症
B．低镁血症
C．高钙血症
D．高钠血症
E．低血糖

（71~73 题共用题干）

男，18 岁。自 2m 高处摔下，当即昏迷，1 小时后清醒，头痛，呕吐，右上肢肌力 2 级。脑脊液为血性。CT 检查见左额顶叶低密度灶，其中有点状高密度影。

71. 第 1 问：该患者最可能的诊断是
A．脑震荡
B．弥漫性轴索损伤
C．脑挫裂伤
D．脑干损伤
E．颅内血肿

72. 第 2 问：目前最重要的处理原则是
A．静卧
B．床头抬高 15°~30°
C．营养支持
D．应用抗生素
E．防治脑水肿

73. 第 3 问：对该患者病情观察最重要的是
A．意识
B．神志
C．生命体征
D．肢体活动
E．瞳孔

（74~76 题共用题干）

男，42 岁。因中度甲状腺功能亢进症行甲状腺大部切除术，术后 48 小时出现声音嘶哑、手足抽搐的症状。

74. 第 1 问：患者可能出现的并发症中，最危急的是
A．甲状腺危象
B．手足抽搐
C．呼吸困难和窒息
D．声音嘶哑
E．单侧喉返神经损伤

75. 第 2 问：该患者出现声音嘶哑最可能的原因是术中误伤了
A．甲状旁腺
B．喉上神经
C．单侧喉返神经
D．双侧喉返神经
E．迷走神经

76. 第 3 问：针对患者手足抽搐，护理措施<u>不正确</u>的是
A．保证营养，大量进食肉、蛋、乳类食品
B．适量应用镇静药
C．指导患者口服葡萄糖酸钙
D．可适量应用解痉药
E．遵医嘱给予双氢速甾醇油剂

（77~78 题共用题干）

男，65 岁。左肺中央型肺癌，行左肺全肺切除术。

77. 第 1 问：术后护理措施<u>不包括</u>
A．采取 1/4 患侧卧位
B．输液速度可控制在 40~60 滴 / 分
C．应控制钠盐的摄入
D．胸膜腔闭式引流管一般呈钳闭状态
E．要维持气管、纵隔居中

78. 第 2 问：患者术后病理结果对放疗最敏感的类型是
A．鳞癌
B．腺癌
C．小细胞癌
D．大细胞癌
E．细支气管肺泡肺癌

（79~80 题共用题干）

男，72 岁。慢性肺源性心脏病患者。因咳嗽、咳痰加重 4 天入院。查体：神志清楚，呼吸困难，口

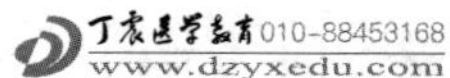

唇发绀，血气分析：$PaCO_2$70mmHg，$PaO_2$40mmHg。吸入 45% 浓度氧 3 小时后，患者昏迷，血气分析：$PaCO_2$100mmHg，$PaO_2$80mmHg。

79. 第 1 问：此患者最可能是发生
A．中毒性脑病
B．高血压急症
C．肺性脑病
D．气道阻力增加
E．缺血性脑病

80. 第 2 问：该患者的吸氧浓度应控制在
A．20%~25%
B．28%~30%
C．30%~35%
D．35%~40%
E．＞ 50%

（81~84 题共用题干）

男，8 个月。因夜晚睡眠不安，多汗，易怒就诊。查体可见方颅、肋膈沟、手镯征、足镯征。

81. 第 1 问：该患儿可能的诊断是
A．营养不良
B．骨软化病
C．维生素 D 缺乏性佝偻病初期
D．维生素 D 缺乏性佝偻病激期
E．维生素 D 缺乏性佝偻病后遗症期

82. 第 2 问：该患儿口服维生素 D 治疗的剂量和疗程为
A．500~1000U/d 用 1 个月
B．1000~2000U/d 用 1 个月
C．2000~4000U/d 用 1 个月
D．5000~6000U/d 用 1 个月
E．10 000~20 000U/d 用 1 个月

83. 第 3 问：该患儿在口服维生素 D 时，以下用法错误的是
A．1 个月后改为预防量
B．选用单纯的维生素 D 制剂
C．口服维生素 D 前、后加服钙剂
D．维生素 D 加入奶瓶中与牛奶同服
E．维生素 D 滴剂直接滴在患儿的口内

84. 第 4 问：该患儿的首要护理诊断是
A．营养不足
B．成长发育改变
C．有感染的危险
D．有受伤的危险
E．潜在并发症：低钙性惊厥

（85~86 题共用题干）

女，31 岁。既往月经规律 3/28，夫妻两地分居。末次月经 2020 年 5 月 1 日，丈夫于 5 月 14 日回家探亲，未采取任何避孕措施。5 月 16 日患者就诊，要求采取避孕措施。

85. 第 1 问：首选的避孕方法是
A．短效口服避孕药
B．长效口服避孕药
C．长效避孕针
D．放置宫内节育器
E．皮下埋植法

86. 第 2 问：该方法的主要避孕机制是
A．抑制卵巢排卵
B．改变宫颈黏液性状
C．缩短卵子存活的时间
D．影响精子获能
E．改变宫腔内环境，影响受精卵着床

（87~88 题共用题干）

女，35 岁。右侧腹部砸伤，腹痛 5 小时，先位于脐周，后蔓延至全腹。查体：神志清楚，血压 106/82mmHg，全腹压痛、反跳痛、腹肌紧张，腹腔外有部分肠管脱出。血常规：白细胞 13×10^9/L，血红蛋白 140g/L。诊断为肠破裂，急性化脓性腹膜炎。

87. 第 1 问：现场急救处理原则不包括
A．首先处理威胁生命的因素，如明显的外出血、窒息等
B．保持呼吸道通畅
C．血压不平稳时取平卧位
D．立即将脱出的肠管回纳腹腔
E．立即输液，应用抗生素

88. 第 2 问：入院后处理原则不包括
A．非手术治疗，给予抗感染药，营养支持，并禁饮、禁食，胃肠减压

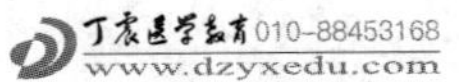

B．开腹探查确定病因，并处理原发病灶
C．彻底清理腹腔
D．充分引流，并保持引流通畅
E．术后继续禁饮、禁食，胃肠减压，补液，给予抗生素及营养支持

（89~91 题共用题干）

女，38 岁。饱餐后突发左上腹持续性、刀割样剧痛，放射至腰背部，同时伴有恶心、呕吐，腹胀进行性加重。查体：体温 38.7℃，皮肤巩膜黄染，左上腹压痛、反跳痛，肠鸣音减弱。实验室检查：血淀粉酶和尿淀粉酶均明显升高，血钙降低。

89. 第 1 问：该患者最可能的诊断是
A．急性胆囊炎
B．急性胰腺炎
C．麻痹性肠梗阻
D．胃肠痉挛
E．急性胃肠炎

90. 第 2 问：造成该疾病最常见的病因是
A．胆道疾病
B．乙醇中毒
C．暴饮暴食
D．代谢异常如高脂、高钙血症
E．上腹部手术史

91. 第 3 问：对预防该疾病有重要意义的措施是
A．注意饮食卫生
B．经常应用抗生素预防感染
C．经常服用消化酶类药物
D．防治胆道疾病
E．保证丰富的营养

（92~93 题共用题干）

女，41 岁。怕热、多汗、多食、消瘦 5 年，胸闷、心悸 1 个月。体温 38℃，脉搏 120 次/分，呼吸 20 次/分，血压 150/80mmHg。突眼，甲状腺对称性、弥漫性Ⅱ度肿大，质软，无压痛，无结节，两上极有细微震颤及血管杂音。诊断为甲状腺功能亢进症。

92. 第 1 问：最具有诊断意义的体征是
A．心率增快，第一心音亢进
B．弥漫性甲状腺肿伴血管杂音
C．突眼
D．脉压增大
E．心脏扩大

93. 第 2 问：该患者心律失常最可能为
A．窦性心动过速
B．房性期前收缩
C．室性期前收缩
D．室性心动过速
E．室上性心动过速

（94~95 题共用题干）

女，42 岁。因低位直肠癌行 Miles 手术。

94. 第 1 问：关于乙状结肠造口的护理，正确的是
A．为避免污染切口，造口开放后应指导患者取右侧卧位
B．为避免大便污染，应长期使用造口袋
C．为预防造口狭窄，造口开放后指导患者立即扩肛
D．可用复方氧化锌软膏涂抹造口周围皮肤，防止浸渍糜烂
E．指导患者造口袋装至 3/4 满时，应及时更换造口袋

95. 第 2 问：术后 4~7 天指导患者会阴部切口用高锰酸钾溶液坐浴。其浓度应为
A．0.1%
B．0.2%
C．0.01%
D．0.02%
E．0.05%

（96~98 题共用题干）

女，45 岁。未婚，发现左侧乳房无痛性肿块 1 个月，查体：肿块边界不清、质地坚硬，同侧腋窝可触及 2 个肿大的淋巴结，无粘连。门诊诊断为乳腺癌，遂入院准备接受手术治疗。

96. 第 1 问：该患者乳腺癌的分期为
A．0 期
B．Ⅰ期
C．Ⅱ期
D．Ⅲ期
E．Ⅳ期

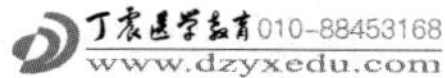

97. 第 2 问：为该患者做术前准备时备皮范围是
A．胸部、同侧腋下
B．胸部、双侧腋下
C．胸部、上臂
D．胸部、同侧腋下及上臂
E．胸部、同侧腋下及颈部

98. 第 3 问：若该患者行乳腺癌根治术，术后为避免皮瓣和植皮片漂浮、坏死的最重要的护理措施是
A．切口负压引流
B．加强换药
C．鼓励患者功能锻炼
D．局部沙袋压迫
E．提高机体抵抗力

（99~100 题共用题干）

女，50 岁。患风湿性心脏病、心力衰竭 5 年，近两年服用地高辛 0.25mg/d，病情稳定。1 天前患者自觉心前区不适、心慌入院。查体：心率 52 次 / 分，未闻及期前收缩，嘱患者做心电图检查，最后确诊为洋地黄中毒。

99. 第 1 问：家属询问洋地黄中毒的临床表现时，责任护士回答错误的是
A．食欲减退，恶心、呕吐
B．头痛、头晕，视物模糊
C．黄视、绿视
D．呼气有烂苹果味
E．可出现各种心律失常

100. 第 2 问：关于洋地黄中毒的处理措施，不正确的是
A．停用洋地黄类药物
B．停用排钾利尿药
C．补充钾盐
D．心动过缓可给予阿托品
E．室性期前收缩选用利多卡因

强化试卷三

一、单选题（每题 1 个得分点）：以下每道试题有 5 个备选答案，请从中选择 1 个最佳答案。提示：本部分在答题过程中可以回退（对已作答试题可以返回检查或修改答案）。

1. 产后出血是指胎儿娩出后 24 小时内，出血量超过
   A. 400ml
   B. 500ml
   C. 700ml
   D. 800ml
   E. 1000ml

2. 常用于治疗肝硬化腹水的利尿药是
   A. 呋塞米
   B. 氢氯噻嗪
   C. 依他尼酸
   D. 甘露醇
   E. 螺内酯

3. 初始血尿提示出血部位在
   A. 尿道
   B. 肾脏
   C. 输尿管
   D. 膀胱
   E. 膀胱以上

4. 代谢性酸中毒最突出的症状是
   A. 呼吸深快，呼气时有酮味
   B. 呼吸浅慢，呼气时有酮味
   C. 全身乏力，头痛眩晕
   D. 心率增快，血压下降
   E. 唇干舌燥，眼窝凹陷

5. 癫痫全面强直 - 阵挛发作的强直期表现不包括
   A. 突然出现意识丧失
   B. 口部先强张后突闭
   C. 颈部和躯干先屈曲后反张
   D. 不同肌群强直和松弛交替
   E. 下肢自屈曲转为伸直

6. 短暂性脑缺血发作持续时间最长不超过
   A. 8 小时
   B. 12 小时
   C. 20 小时
   D. 24 小时
   E. 36 小时

7. 肺炎患儿采用鼻导管吸氧，氧流量 1L/min，氧浓度应为
   A. 25%
   B. 26%
   C. 27%
   D. 28%
   E. 29%

8. 关于肝性脑病的综合治疗原则，错误的是
   A. 去除诱发因素是肝性脑病治疗的基本原则
   B. 患者躁动不安时可采用巴比妥类药物
   C. 注意纠正低钾血症和代谢性碱中毒
   D. 上消化道出血患者应给予灌肠或导泻
   E. 口服乳果糖的目的是减少肠内氨的生成和吸收

9. 感染性休克的处理原则是
   A. 先控制感染再纠正休克
   B. 先去除病因再纠正感染
   C. 先去除病因再纠正休克
   D. 先纠正休克再控制感染
   E. 纠正休克的同时抗感染

10. 关于多器官功能障碍综合征的防治措施，不正确的是
    A. 尽早纠正低血容量
    B. 防治感染
    C. 营养支持
    D. 积极治疗首发的器官衰竭
    E. 常规应用呼吸兴奋药

11. 关于流行性脑脊髓膜炎流行病学特点的叙述，错误的是
    A. 隐性感染率高
    B. 经呼吸道传播
    C. 人群普遍易感
    D. 病后产生一过性免疫力，可再次患病

E．流行期间人群带菌率高

12. 关于水痘的叙述，不正确的是
A．以夏、秋季多见
B．患者是唯一的传染源
C．疱疹是其主要的病变
D．由水痘 - 带状疱疹病毒所致
E．可通过呼吸道传播和接触传播

13. 关于胎盘早剥的即刻处理原则，正确的是
A．纠正休克，及时终止妊娠
B．纠正贫血，预防感染
C．纠正休克，预防感染
D．制止出血，绝对卧床休息
E．纠正休克，保胎至足月

14. 关于外科感染，叙述正确的是
A．多为单一细菌感染
B．局部症状和体征不明显
C．愈合后不影响局部功能
D．当人体抵抗力强、治疗及时或有效时，炎症可被局限
E．不易形成瘢痕组织

15. 黄疸具有“三分离”特征的是
A．急性甲型肝炎
B．慢性迁延性肝炎
C．重型肝炎
D．淤胆型肝炎
E．慢性活动性肝炎

16. 急性白血病化疗阶段治疗不包括
A．诱导缓解
B．维持及加强治疗
C．巩固治疗
D．预防髓外白血病
E．造血干细胞移植

17. 急性化脓性腹膜炎的临床表现不包括
A．腹痛
B．恶心、呕吐
C．呃逆
D．腹肌紧张
E．腹式呼吸减弱

18. 关于急性盆腔炎的治疗原则，正确的是
A．定时妇科检查了解附件是否受累
B．若盆腔内形成脓肿应立即开腹探查
C．物理疗法是治疗急性盆腔炎最有效的方法
D．采用系统的抗生素治疗
E．嘱患者取平卧位

19. 急性肾小球肾炎常见于上呼吸道感染后
A．1~3 周
B．6~7 周
C．3~4 周
D．4~5 周
E．5~6 周

20. 急性肾小球肾炎患儿出现呼吸、心率增快，肝脏增大，颈静脉怒张，双肺满布湿啰音，心脏扩大等症状的主要原因是
A．严重循环充血
B．心力衰竭
C．感染加重
D．胸腔、腹腔积液
E．水肿加重

21. 急性原发免疫性血小板减少症患者的血小板计数一般不高于
A．50×10^9/L
B．40×10^9/L
C．30×10^9/L
D．20×10^9/L
E．10×10^9/L

22. 甲状腺手术患者术前应练习的体位是
A．仰卧位
B．头颈过伸位
C．侧卧位
D．截石位
E．侧俯卧位

23. 结核菌素试验 72 小时后，局部出现红肿硬结，平均直径 12mm。判断结果为
A．（－）
B．（＋）
C．（＋＋）
D．（＋＋＋）
E．（＋＋＋＋）

24. 结核性脑膜炎患儿应用糖皮质激素的目的不包括
A. 减轻结核中毒症状
B. 减少炎性渗出
C. 减轻脑水肿，降低颅内压
D. 防止粘连和脑积水的发生
E. 降低体温

25. 金属物质中毒时的解毒药物是
A. 亚甲蓝
B. 硫酸镁
C. 二巯丙醇
D. 胆碱酯酶复能药
E. 阿托品

26. 进入第二产程的标志是
A. 宫口开大 10cm
B. 胎头拨露
C. 胎头着冠
D. 会阴膨隆
E. 肛门括约肌松弛

27. 颈椎骨折后第 6 颈脊髓损伤，为防止致死性并发症最重要的护理措施是
A. 气管切开吸痰
B. 保持留置导尿管通畅
C. 物理降温，保持体温正常
D. 勤翻身，防止压疮发生
E. 予以高热量、高蛋白饮食

28. 可导致囟门迟闭的疾病是
A. 佝偻病
B. 小头畸形
C. 呆小病
D. 脑膜炎
E. 甲状腺功能亢进症

29. 颅后窝骨折出现皮下淤血的部位是
A. 眼睑
B. 眼结膜下
C. 乳突和枕下部
D. 咽后壁
E. 眶内

30. 颅内压增高的重要客观体征是
A. 血压升高
B. 呼吸深而慢
C. 脉搏缓慢而有力
D. 视神经乳头水肿
E. 展神经麻痹

31. 某孕妇，24 岁。患有先天性心脏病，心功能Ⅱ级，现妊娠 22 周，给予孕妇健康指导时不恰当的是
A. 低盐饮食
B. 终止妊娠
C. 避免情绪激动
D. 预防上呼吸道感染
E. 增加产前检查次数

32. 男，45 岁。硬膜外阻滞下手术，术中注药后患者迅速出现呼吸急促、血压下降、意识模糊，则应考虑该患者出现了
A. 全脊椎麻醉
B. 局部麻醉药毒性反应
C. 脊神经损伤
D. 硬膜外血肿
E. 呼吸抑制

33. 男，4 岁。发、面、颈及双上臂烧伤，其烧伤面积为
A. 17%
B. 19%
C. 24%
D. 33%
E. 35%

34. 女，25 岁。已婚妇女。平素月经规律，现停经 54 天，孕激素试验无出血，最可能的诊断是
A. 继发性闭经
B. 子宫内膜结核
C. 早期妊娠
D. 卵巢早衰
E. 垂体性闭经

35. 女，2 岁。因智能发育逐渐退步入院。查体：虚胖，表情呆滞，反应迟钝，少哭不笑，头部和肢体震颤；面色苍黄，口唇、甲床苍白，毛发稀疏干枯，嗜睡。血常规：红细胞 1.69×10^{12}/L，以大卵圆形红细胞为主，血红蛋白 59g/L。网织红细胞分类 0.005。首先考虑的诊断是
A. 缺铁性贫血

B．营养性巨幼细胞贫血
C．溶血性贫血
D．失血性贫血
E．慢性感染性贫血

36. 女，35 岁。因右附件肿物拟入院手术，入院后 1 小时突感下腹部剧痛。查体：右侧肿物隐约可触及，大小边界不清，后穹隆穿刺抽出 10ml 深咖啡色黏稠液体。最可能的诊断是
A．卵巢肿瘤蒂扭转
B．输卵管妊娠破裂
C．浆膜下子宫肌瘤蒂扭转
D．卵巢子宫内膜异位囊肿破裂
E．卵巢黄体破裂

37. 女，52 岁。自诉有风湿性心脏病病史，心慌入院。心电图：P 波消失，代之以间距、振幅不规则的畸形波，QRS 波群形态正常，心律绝对不规则。该患者的心电图诊断是
A．心房扑动
B．心房颤动
C．房室交界区性心动过速
D．室上性心动过速
E．室性心动过速

38. 女，60 岁。上午进食 1 小时后呕吐暗红色胃内容物，含有血凝块，量不详，排暗红色便数次，并出现表情淡漠。4 年前明确诊断为肝硬化失代偿期。查体：面色苍白，呼吸急促，皮肤四肢厥冷。考虑出血量为循环血容量的
A．30%
B．25%
C．20%
D．15%
E．10%

39. 器械护士在传递手术器械中，错误的操作是
A．将器械柄轻击手术者手掌
B．将器械柄尾端递给手术者
C．将手术刀锋端传递给手术者
D．传递时弯钳、弯剪的弯曲部向上
E．传递时持针器夹住弯针后 1/3 处

40. 关于前庭大腺脓肿的描述，正确的是
A．多两侧同时发生
B．急性期大阴唇前 1/3 处疼痛明显
C．局部皮肤可有红、肿、热、痛表现
D．多选择药物外敷治疗
E．老年妇女多见

41. 确诊为异位妊娠破裂、失血性休克，应采取的紧急措施为
A．立即输血
B．立即给升压药
C．立即开腹探查
D．纠正休克同时手术
E．抗感染

42. 妊娠合并糖尿病孕妇，分娩后 24 小时内胰岛素用量应
A．维持原用量不变
B．增加原用量的 1/2
C．增加原用量的 1/3
D．减至原用量的 1/2
E．减至原用量的 1/3

43. 妊娠期保健指导错误的内容为
A．妊娠期前 3 个月和末 3 个月避免性生活
B．睡眠时多采取右侧卧位
C．饮食多样化
D．避免烟、酒
E．帮助孕妇制订合理的饮食计划

44. 乳腺癌患者术后应避免妊娠的时间为
A．1 年
B．2 年
C．3 年
D．5 年
E．7 年

45. 肾病综合征的基本表现是
A．尿蛋白＞ 3.5g/d
B．高血压
C．肉眼血尿
D．严重水肿
E．血尿素氮升高

46. 肾衰竭患者血钾 7.0mmol/L，可能的表现不包括
A．乏力
B．腹胀

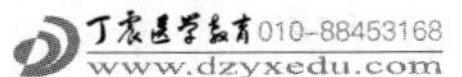

C. 心脏骤停
D. T 波高尖
E. 麻木

47. 生育期妇女绝育手术时间最好选择在
A. 月经干净后 1~2 天
B. 月经干净后 3~4 天
C. 月经来潮前 7~10 天
D. 月经来潮前 5 天
E. 避开排卵期即可

48. 十二指肠溃疡的主要病因是
A. 幽门螺杆菌
B. 梭状芽孢杆菌
C. 铜绿假单胞菌
D. 大肠埃希菌
E. 变形杆菌

49. 关于室间隔缺损导管介入的禁忌证不包括
A. 心腔内有血栓
B. 术后残余分流
C. 心腔内有赘生物
D. 重度肺动脉高压
E. 活动性感染性心内膜炎

50. 吞咽时感觉食物黏附在咽部是
A. 缺铁的特殊表现
B. 食管炎的特殊表现
C. 食管癌的特殊表现
D. 铅中毒的特殊表现
E. CO 中毒的特殊表现

51. 维生素 D 缺乏性佝偻病小儿出现方颅畸形的年龄是
A. 7~8 个月
B. 5~6 个月
C. 3~4 个月
D. 1~2 个月
E. 1 个月

52. 胃十二指肠溃疡大出血的主要表现是
A. 恶心、呕吐
B. 持续性上腹剧痛
C. 头晕、心悸、出冷汗
D. 全腹腹膜刺激征
E. 呕血和柏油样大便

53. 心肺复苏时心脏的按压部位是
A. 胸骨中下 1/3
B. 胸骨中 1/3
C. 胸骨下 1/3
D. 胸骨中段
E. 胸骨左段

54. 心力衰竭患儿输液速度应控制在
A. 5ml/（kg · h）
B. 6ml/（kg · h）
C. 8ml/（kg · h）
D. 10ml/（kg · h）
E. 20ml/（kg · h）

55. 需要及时到医院就诊注射破伤风抗毒素的情况不包括
A. 生锈的铁钉刺伤
B. 开放性骨折
C. 烧伤
D. 木头刺伤，但伤口深
E. 犬类咬伤

56. 血栓闭塞性脉管炎中，局部缺血期的表现不包括
A. 肢端发凉，怕冷
B. 小腿酸痛
C. 间歇性跛行
D. 肢端感觉麻木
E. 足背动脉搏动消失

57. 腰椎间盘突出症最有意义的体征是
A. 腰部活动受限
B. 腰椎侧突
C. 腰椎压痛、叩击痛
D. 直腿抬高试验和加强试验阳性
E. 感觉和运动功能障碍

58. 药物流产适宜的妊娠周数是
A. 4 周内
B. 5 周内
C. 6 周内
D. 7 周内
E. 8 周内

59. 胰岛素注射治疗的不良反应不包括
A．感染
B．注射部位皮下脂肪萎缩
C．胰岛素过敏
D．注射部位皮下脂肪增生
E．低血糖

60. 异常子宫出血患者应用雌激素治疗时，指导其服药时间在
A．餐前 30 分钟
B．进餐时
C．餐后 30 分钟
D．晨起后
E．睡前

二、共用题干单选题（每个提问 1 个得分点）：以下每道试题有 2~6 个提问，每个提问有 5 个备选答案，请选择 1 个最佳答案。提示：进入此部分试题后，您不能返回前面部分查看试题或修改答案；本部分在答题过程中不能回退（对已作答试题不能返回检查或修改答案）。您是否进入共用题干单选题部分？

（61~63 题共用题干）

女，30 岁。畏寒、高热伴咳嗽、咳铁锈色痰 3 天。胸部 X 线检查可见右肺下叶大片致密阴影，血白细胞和中性粒细胞增高。

61. 第 1 问：患者痰培养可见
A．肺炎链球菌
B．铜绿假单胞菌
C．肠杆菌
D．肺炎支原体
E．结核分枝杆菌

62. 第 2 问：首选的治疗药物是
A．庆大霉素
B．阿米卡星
C．青霉素
D．红霉素
E．左氧氟沙星

63. 第 3 问：炎症消散后常见有
A．肺部留有空洞
B．肺部实变
C．肺组织完全恢复正常
D．造成胸膜粘连、增厚
E．形成钙化灶

（64~65 题共用题干）

某孕妇，26 岁。G_1P_0，妊娠 35 周，发现下肢及外阴部静脉曲张。

64. 第 1 问：可能造成的主要原因是
A．与站立有关
B．下腔静脉血量增加＋子宫压迫下腔静脉
C．与左侧卧位有关
D．与活动量增加有关
E．与坐位有关

65. 第 2 问：护理措施不妥当的是
A．减少站立活动
B．嘱其左侧卧位
C．减少活动量
D．抬高双下肢
E．绝对卧床休息

（66~67 题共用题干）

男，50 岁。体重 70kg。左股骨中段粉碎性骨折，入院后予左胫骨结节牵引术及对症治疗。

66. 第 1 问：为达到较好的治疗效果，牵引时将床尾抬高
A．10~20cm
B．10~30cm
C．15~30cm
D．15~40cm
E．20~40cm

67. 第 2 问：牵引重量为
A．5kg
B．8kg
C．18kg
D．12kg
E．15kg

（68~69 题共用题干）

男，1.5 岁。未接种过卡介苗，1 个月前突发高热，一般情况较好。近 2 周持续低热，干咳，气稍促，轻度呼吸困难，精神差，食欲减退，体重不增，夜间汗多。其爷爷有结核病。

68. 第 1 问：患儿可能患有
A. 急性肺结核
B. 原发型肺结核
C. 急性粟粒型肺结核
D. 结核性脑膜炎
E. 支气管淋巴结结核

69. 第 2 问：患儿的护理问题不包括
A. 体温过高
B. 营养失调：低于机体需要量
C. 活动无耐力
D. 焦虑
E. 气体交换受损

（70~73 题共用题干）

男，28 岁。因神志不清 3 小时入院。5 天来有咳嗽、发热症状，逐渐进入昏迷。查体：中度昏迷，皮肤弹性差，血糖 33.3mmol/L，尿酮阳性，血 pH7.3。

70. 第 1 问：该患者首先应考虑
A. 感染性休克
B. 糖尿病酮症酸中毒
C. 脑膜炎
D. 乳酸性酸中毒
E. 高渗高血糖综合征

71. 第 2 问：对诊断有特殊意义的特征是
A. 心动过速
B. 皮肤干燥
C. 中度昏迷
D. 呼气有烂苹果味
E. 血压 160/100mmHg

72. 第 3 问：抢救该患者首要的措施是
A. 防治诱因
B. 使用小剂量胰岛素
C. 补液
D. 纠正电解质紊乱及酸碱平衡失调
E. 抗感染

73. 第 4 问：患者在抢救治疗过程中血糖进行性下降，可加用葡萄糖溶液的血糖水平是
A. 5.6mmol/L（100mg/dl）
B. 6.7mmol/L（120mg/dl）
C. 8.3mmol/L（150mg/dl）
D. 11.1mmol/L（200mg/dl）
E. 13.9mmol/L（250mg/dl）

（74~75 题共用题干）

男，34 岁。因急性胰腺炎收治入院。

74. 第 1 问：提示患者病情重，预后不良的表现不包括
A. 出现黄疸
B. 血钙 < 1.98mmol/L
C. 出现急性呼吸衰竭
D. 急性肾损伤
E. 高热

75. 第 2 问：患者入院后的处理措施不包括
A. 胃肠减压
B. 禁食
C. 使用生长抑素
D. 使用吗啡镇痛
E. 给予抗胆碱药

（76~78 题共用题干）

男，3 个月。体重 5.5kg，精神好，食欲正常，出生后不久开始腹泻，4~6 次 / 天。

76. 第 1 问：该患儿可能的诊断是
A. 重型腹泻
B. 轻型腹泻
C. 生理性腹泻
D. 迁延性腹泻
E. 慢性腹泻

77. 第 2 问：对患儿的正确处理是
A. 给予抗生素治疗
B. 给予抗病毒治疗
C. 口服补液
D. 静脉补液
E. 不需要任何特殊处理

78. 第 3 问：因腹泻数天，患儿臀部皮肤开始出现潮红，局部清洁后应涂抹
A. 鞣酸软膏
B. 碘伏
C. 1% 甲紫（龙胆紫）
D. 莫匹罗星软膏

E．爽身粉

（79~80 题共用题干）

男，45 岁。胃大部切除术后 2 周，进食后 20 分钟突然上腹饱胀不适、恶心、呕吐、全身无力、头晕、面色苍白、心悸。

79. 第 1 问：此时该患者最可能发生的并发症是
A．胃小弯坏死穿孔
B．胃潴留
C．倾倒综合征
D．残胃蠕动无力
E．吻合口梗阻

80. 第 2 问：为避免该并发症的发生，给患者行饮食指导，错误的是
A．少食多餐
B．进餐后平卧 10~20 分钟
C．避免过咸饮食
D．进高蛋白饮食
E．多进甜食

（81~84 题共用题干）

男，出生后 45 天。由其父母带至防疫站接受基础免疫。

81. 第 1 问：根据患儿年龄，应接种的疫苗是
A．口服脊髓灰质炎糖丸
B．肌内注射乙肝疫苗
C．皮下注射百白破疫苗
D．肌内注射乙脑疫苗
E．皮下注射麻疹疫苗

82. 第 2 问：接种后数秒，患儿突然出现面色苍白、口周青紫、呼吸困难。查体：脉细速，四肢湿冷。这可能是何种反应
A．局部反应
B．晕针
C．过敏性休克
D．全身感染
E．过敏性皮疹

83. 第 3 问：此时首选的处理措施是
A．可自行恢复
B．立即皮下注射 1∶1000 肾上腺素 0.5ml
C．抬高患儿头部
D．饮少量热开水
E．针刺人中

84. 第 4 问：该患儿此时宜采取
A．头高足低位
B．蹲踞体位
C．平卧位，头稍低
D．平卧位，头稍高
E．头低足高位

（85~87 题共用题干）

女，26 岁。未婚，婚前检查时发现盆腔肿块，无明显自觉症状，月经周期正常，量中。妇科检查：子宫大小正常，左侧附件触及 6cm×5cm×4cm 大小包块，边界清，活动度好，质地中等。

85. 第 1 问：其最可能的诊断是
A．阔韧带肿瘤
B．左侧附件炎
C．左侧卵巢肿瘤
D．子宫内膜异位症
E．左侧输卵管妊娠

86. 第 2 问：患者在排便后突然感到左侧下腹部持续性疼痛，伴恶心、呕吐。查体：体温 36.6℃，脉搏 90 次 / 分，呼吸 21 次 / 分，血压 112/76mmHg，则很可能发生了
A．急性阑尾炎
B．急性盆腔炎
C．异位妊娠破裂
D．卵巢肿瘤破裂
E．卵巢肿瘤蒂扭转

87. 第 3 问：若腹部 X 线检查显示牙齿及骨骼，则最可能的肿瘤类型为
A．畸胎瘤
B．纤维瘤
C．颗粒细胞瘤
D．无性细胞瘤
E．卵黄囊瘤

（88~89 题共用题干）

女，32 岁。车祸伤入院，自诉右胸部疼痛，轻度呼吸困难，胸部 X 线检查示右侧第 3~6 肋骨多处骨折。

临床诊断为多根多处肋骨骨折。

88. 第 1 问：关于多根多处肋骨骨折的病理生理变化，不正确的是
A．反常呼吸
B．胸膜腔负压消失
C．缺氧、CO_2 潴留
D．纵隔左右扑动
E．回心血量减少

89. 第 2 问：治疗应选择
A．镇痛、局部固定、加压包扎
B．胸腔穿刺排气
C．输血、输液
D．胸膜腔闭式引流
E．开胸清创

（90~92 题共用题干）

女，34 岁。因癫痫发作后出现剧烈头痛入院。初步诊断为脑动静脉畸形，为进一步明确诊断，拟行脑血管造影。

90. 第 1 问：造影前碘过敏试验的方法不包括
A．口服试验
B．结膜试验
C．静脉试验
D．皮内试验
E．吸入试验

91. 第 2 问：造影术后穿刺部位沙袋压迫时间为
A．24 小时
B．12 小时
C．48 小时
D．10 小时
E．8 小时

92. 第 3 问：脑血管造影结果显示，病变部位在脑深部，且直径小于 3cm，应采用的治疗方法为
A．γ 刀治疗
B．供血动脉结扎术
C．动静脉畸形摘除术
D．血管内栓塞术
E．非手术治疗

（93~94 题共用题干）

女，48 岁。发现右侧乳房包块 7 天。查体：质地硬，表面不光滑。穿刺细胞学检查诊断为乳腺癌。

93. 第 1 问：保留乳房手术的适应证错误的是
A．乳房内单个肿瘤，直径≤ 3cm
B．年龄≥ 35 岁
C．距离乳头 2cm 以内
D．腋窝淋巴结无转移
E．钼靶 X 线示局限性钙化灶

94. 第 2 问：关于术后行功能锻炼，不正确的是
A．术后 5 天内患肢制动，置于功能位
B．术后 24 小时内手指可以主动或被动活动
C．术后 1~3 天活动肘部
D．手术 1 周后可进行肩部活动
E．出院时指导患者手指爬墙运动，幅度递增

（95~96 题共用题干）

女，65 岁。慢性咳嗽已 20 多年，心悸、气促 5 年。3 天前受凉后咳嗽、咳痰加重，咳黄痰，呼吸困难不能平卧，伴发热。查体：口唇发绀，桶状胸，肝肋下 3cm，双下肢水肿，肝颈静脉反流征阳性，心率 125 次 / 分，三尖瓣区收缩期杂音，双肺广泛湿啰音。

95. 第 1 问：该患者最可能的诊断是
A．慢性支气管炎
B．COPD
C．支气管扩张症
D．支气管哮喘
E．慢性肺源性心脏病

96. 第 2 问：该患者病情加重的主要原因是
A．严重缺氧
B．呼吸道感染
C．心动过速
D．天气骤变
E．肺功能进行性降低

（97~98 题共用题干）

女，68 岁。冠心病心绞痛病史 11 年，昨晚因突发心前区疼痛 8 小时入院。查体：血压 150/90mmHg，心电图示急性前壁心肌梗死。

97. 第 1 问：最符合患者诊断的心电图描述是

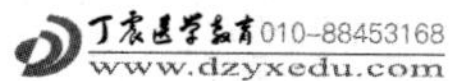

A. Ⅱ、Ⅲ、aVF 出现异常 Q 波伴 ST 段弓背向上抬高
B. V_1~V_4 出现异常 Q 波伴 ST 段弓背向上抬高
C. V_1~V_4 出现冠状 T 波
D. V_1~V_4 出现 ST 段压低，T 波倒置
E. 频发室性期前收缩

98. 第 2 问：患者起病 5 周后，反复低热，左肺底部有湿啰音，心前区可闻及心包摩擦音。此时应考虑并发了
A. 肺部感染
B. 急性心包炎
C. 感染性心内膜炎
D. 心肌梗死后综合征
E. 肺栓塞

（99~100 题共用题干）

女，8 个月。因反复高热 7 天，抽搐伴呕吐 2 次，嗜睡 1 天来诊。查体：颈强直，布鲁津斯基征阳性。初步诊断为化脓性脑膜炎。

99. 第 1 问：其可能的病原菌是
A. 革兰阴性杆菌
B. 金黄色葡萄球菌
C. 脑膜炎奈瑟菌
D. 肺炎链球菌
E. 流感嗜血杆菌

100. 第 2 问：首选的抗生素是
A. 氨苄西林
B. 青霉素
C. 头孢噻肟钠
D. 阿米卡星
E. 万古霉素

强化试卷四

一、单选题（每题 1 个得分点）：以下每道试题有 5 个备选答案，请从中选择 1 个最佳答案。提示：本部分在答题过程中可以回退（对已作答试题可以返回检查或修改答案）。

1. 阿托品中毒的临床表现不包括
   A. 意识模糊
   B. 狂躁不安
   C. 谵妄
   D. 瞳孔缩小
   E. 抽搐

2. 单纯性肠梗阻发生后，肠腔内的气体大部分来源于
   A. 血液弥散至肠腔内
   B. 肠道内容物经细菌分解产生
   C. 肠道内容物发酵产生
   D. 咽下的空气
   E. 肠道感染产生

3. 等渗性脱水的病因不包括
   A. 急性腹膜炎
   B. 急性肠梗阻
   C. 大量呕吐
   D. 大面积烧伤
   E. 大量出汗

4. 对食管癌患者术前健康教育错误的是
   A. 戒烟
   B. 避免感冒
   C. 鼓励患者深呼吸
   D. 术前 1 周流质饮食，术前 3 天禁食
   E. 术前 1 天晚行清洁灌肠或全肠道灌洗

5. 对蛛网膜下腔出血病因诊断最有意义的检查是
   A. 脑脊液
   B. 头颅 CT
   C. 头颅 MRI
   D. 脑血管造影
   E. 脑电图

6. 反映小儿体格生长及营养状况的敏感指标是
   A. 身高（长）
   B. 体重
   C. 头围
   D. 胸围
   E. 牙齿

7. 风湿性二尖瓣狭窄的典型心脏杂音是
   A. 心尖区收缩期吹风样杂音
   B. 胸骨左缘第 2、3 肋间叹气样舒张期杂音
   C. 心尖区舒张期隆隆样杂音
   D. 心底部收缩期杂音
   E. 胸骨左缘第 3、4 肋间粗糙的收缩期杂音

8. 腹部手术后 7 天，患者用力排便后突然腹痛，切口敷料被淡红色渗液浸湿，此时要考虑
   A. 切口感染
   B. 切口裂开
   C. 切口血肿
   D. 腹腔内出血
   E. 肠破裂

9. 感染性休克常继发于
   A. 革兰阳性杆菌
   B. 革兰阳性球菌
   C. 革兰阴性杆菌
   D. 革兰阴性球菌
   E. 真菌

10. 高血压急症的处理原则最主要的是
   A. 吸氧
   B. 心电监护
   C. 肌内注射地西泮
   D. 立即降低血压
   E. 增加心肌供血

11. 更换胸膜腔闭式引流瓶前应首先用
   A. 两把止血钳平行向夹住胸膜腔闭式引流管
   B. 两把止血钳同向夹住胸膜腔闭式引流管末端
   C. 一把止血钳夹住胸膜腔闭式引流管
   D. 一把止血钳夹住胸膜腔闭式引流管末端
   E. 手捏住胸膜腔闭式引流管

12. 关节脱位复位后固定时间一般是
A. 1 周
B. 2~3 周
C. 3~4 周
D. 4~5 周
E. 6 周

13. 关于正常精液，不正确的是
A. 精子存活率＞ 50%
B. 正常精液量为 2~6ml
C. pH 为 6.5~7.0
D. 精子密度为（20~200）$\times 10^6$/ml
E. 在室温中放置 5~30 分钟完全液化

14. 化疗药物不慎溢出血管外，错误的处理是
A. 停止输注药液
B. 皮下注入解毒药
C. 热敷 24 小时
D. 局部涂氢化可的松
E. 保留针头回抽药液

15. 获得性免疫缺陷综合征（AIDS）的发展过程不包括
A. 急性感染期
B. 无症状感染期
C. 持续性全身淋巴结肿大综合征
D. 艾滋病期
E. 慢性感染期

16. 急性病毒性肝炎患者计划妊娠，最好在肝炎痊愈后
A. 半年
B. 1 年
C. 2 年
D. 3 年
E. 5 年

17. 急性肺水肿的处理原则不包括
A. 双腿下垂、端坐位
B. 静脉注射吗啡
C. 低流量吸氧
D. 快速利尿
E. 静脉注射氨茶碱

18. 甲状旁腺功能亢进症患者容易发生的电解质紊乱类型是
A. 低钙血症
B. 高钙血症
C. 低镁血症
D. 高镁血症
E. 高磷血症

19. 金黄色葡萄球菌肺炎的主要临床特点是
A. 发热、咳嗽
B. 刺激性干咳为突出表现
C. 白细胞总数大多正常或降低
D. 易并发脓胸、脓气胸
E. 胸片改变比肺部体征出现早

20. 经阴道分娩易导致新生儿感染鹅口疮的是
A. 滴虫阴道炎
B. 外阴阴道假丝酵母菌病
C. 尖锐湿疣
D. 梅毒
E. 淋病

21. 类风湿结节的浅表结节多位于
A. 关节隆突和受压部位
B. 心包
C. 躯干
D. 四肢屈侧
E. 胸膜

22. 麻醉前禁食、禁饮的主要目的是
A. 预防麻醉后呕吐引起误吸
B. 防止术中排便
C. 防止术后腹胀
D. 防止术后便秘
E. 利于术后胃肠功能恢复

23. 慢性盆腔结缔组织炎是指炎症蔓延至
A. 腹膜
B. 输卵管
C. 卵巢
D. 膀胱
E. 宫骶韧带

24. 慢性阻塞性肺疾病呼吸功能锻炼正确的方式是
A. 胸式呼吸
B. 平静呼吸

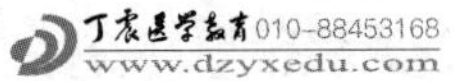

C．腹式呼吸
D．用力呼气
E．快速呼吸

25. 门静脉高压急性大出血患者使用三腔二囊管压迫止血时，食管囊注气量为
A．50~90ml
B．100~150ml
C．160~200ml
D．210~250ml
E．260~300ml

26. 弥散性血管内凝血最常见的原因是
A．严重创伤
B．严重感染
C．失血性休克
D．恶性肿瘤
E．严重烧伤

27. 某孕妇，32 岁。停经 2 个月，阴道少量流血 5 天，下腹隐痛。妇科检查：阴道少量流血，宫口未开，子宫妊娠 2 个月大小，两侧附件阴性，尿妊娠试验阳性。最可能的诊断是
A．先兆流产
B．不全流产
C．完全流产
D．难免流产
E．复发性流产

28. 男，39 岁。因中上腹疼痛 4 天入院，为了排除急性胰腺炎诊断，检查结果无意义的是
A．血淀粉酶
B．尿淀粉酶
C．血钙
D．B 超检查
E．CT 检查

29. 男，3 个月。因反复发作吸气性困难入院。查体：吸气性喉鸣，体温正常。血清钙 1.5mmol/L。出生后人工喂养。应考虑
A．急性喉炎
B．毛细支气管炎
C．肺炎
D．维生素 D 缺乏性手足搐搦症
E．气管异物

30. 男，62 岁。高血压、糖尿病病史 10 年，因脑梗死入院。查体时发现右侧肢体瘫痪，神志清楚，但不能言语，对别人的言语能理解。可能出现
A．感觉性失语
B．运动性失语
C．命名性失语
D．失读
E．失用

31. 男，68 岁。膀胱结石，有膀胱刺激症状，有时有血尿，近期合并感染，出现脓尿，拟行耻骨上膀胱切开取石术。术前护理措施不妥的是
A．遵医嘱给予抗感染治疗
B．嘱患者每天饮水 1000~1500ml，以稀释尿液
C．嘱患者排尿突然中断时变换体位排尿
D．观察尿液颜色及透明度改变
E．加强心理护理，消除患者紧张情绪

32. 脑干损伤时瞳孔特征为
A．双侧瞳孔时大时小
B．一侧瞳孔散大
C．一侧瞳孔缩小
D．双侧瞳孔缩小
E．双侧瞳孔散大

33. 脑栓塞最常见的栓子来源是
A．脓性栓子
B．寄生虫卵栓子
C．脂肪栓子
D．心源性栓子
E．气体栓子

34. 女，20 岁。近 3 个月反复牙龈出血，贫血加重来诊，经血象、骨髓象检查后确诊为非重型（慢性）再生障碍性贫血。该患者首选的治疗药物是
A．抗胸腺细胞球蛋白
B．抗淋巴细胞球蛋白
C．胎肝细胞输注
D．雄激素
E．糖皮质激素

35. 女，24 岁。妊娠 36 周。四步触诊：宫底部触及圆而硬的胎儿部分，母体腹部右前方触及胎儿四肢。胎方位最可能是
A．骶左前

B．骶右前
C．骶左后
D．枕右前
E．枕左前

36. 女，28 岁。水肿 1 周、血压 172/95mmHg。实验室检查：尿蛋白（＋＋＋），红细胞 5~10 个 /HPF，白细胞 2~3 个 /HPF，颗粒管型 0~2 个 /HPF。经检查确诊为慢性肾小球肾炎。患者最先出现水肿的部位是
A．眼睑和颜面部
B．足背和踝部
C．胸腔和腹腔
D．臀部和会阴部
E．全身水肿

37. 女，30 岁。乘务员。因飞机座位上方行李滑下，面部皮肤被拉链搭扣划开 6 小时，检查左面颊皮肤全层裂开长约 2.5cm，有血痂。此时该患者的伤口属于
A．清洁伤口
B．污染伤口
C．开放性伤口
D．感染伤口
E．异物残留

38. 女，46 岁。月经推迟且不规则近 4 个月，B 超检查：子宫前位 7.5cm×6.6cm，内膜厚度 1.8cm，回声不均匀。高度怀疑子宫内膜病变，行诊断性刮宫。对患者采取的护理措施，错误的是
A．刮出物及时送病理检查
B．保持会阴清洁
C．1 周内禁止性生活及盆浴
D．遵医嘱给予抗生素
E．指导患者按时复诊

39. 排便时及排便后有两次肛门部疼痛的肛管直肠疾病是
A．肛裂
B．肛瘘
C．内痔
D．血栓性外痔
E．骨盆直肠间隙脓肿

40. 判断婴儿心力衰竭最有价值的指标是
A．烦躁不安
B．呼吸困难
C．双下肢水肿
D．心率＞180 次 / 分
E．肺部可闻及湿啰音

41. 胚胎期造血最早出现在
A．卵黄囊
B．肝
C．脾
D．淋巴结
E．胸腺

42. 破伤风患者最早发生强直性收缩的肌群是
A．面部表情肌
B．咀嚼肌
C．颈肌
D．背腹肌
E．四肢肌

43. 器官移植术后的排斥反应主要由于
A．术前没有服用抗排斥药物
B．受体抵抗力下降
C．供体与受体的抗体不同
D．供体与受体细胞膜上 HLA 不同
E．术后没有及时服用抗排斥药物

44. 关于前置胎盘的临床表现，错误的是
A．贫血程度与阴道流血量成正比
B．子宫大小与停经月份一致
C．妊娠晚期胎先露无法入盆
D．胎方位触及不清
E．胎心可正常

45. 妊娠合并心脏病孕妇死亡的主要原因是
A．心功能Ⅲ级在妊娠期手术治疗心脏病
B．心力衰竭与感染
C．剖宫产分娩
D．羊水栓塞
E．产后出血

46. 肾病综合征最常见的并发症是
A．感染
B．急性肾损伤
C．高血压

D．低血容量性休克
E．血栓形成

47. 关于使用镇痛药的注意事项，错误的是
A．了解药物的药理作用和医嘱
B．诊断不明者禁忌使用
C．术后应在疼痛发作前给药
D．首选麻醉性镇痛药
E．根据个体调整剂量

48. 属于右向左分流型的先天性心脏病是
A．房间隔缺损
B．室间隔缺损
C．法洛四联症
D．肺动脉狭窄
E．动脉导管未闭

49. 关于水痘患儿的皮肤护理，错误的是
A．增加衣被，注意保暖
B．保持皮肤清洁
C．剪短指甲，勿抓伤皮肤
D．局部可涂炉甘石洗剂止痒
E．继发感染者遵医嘱应用抗生素

50. 胎膜早破易造成上行感染，感染率增加 5~10 倍的时间是破膜超过
A．8 小时
B．12 小时
C．16 小时
D．20 小时
E．24 小时

51. 胎头下降程度通过肛门检查或阴道检查，做标志的径线是
A．坐骨结节平面
B．坐骨棘平面
C．骶骨岬
D．坐骨切迹
E．坐骨结节水平

52. 唐氏综合征又称为
A．白化病
B．血友病
C．糖原贮积症
D．肝豆状核变性
E．21- 三体综合征

53. 糖尿病最基本的治疗方法是
A．运动治疗
B．饮食治疗
C．口服降糖药
D．注射胰岛素
E．补充电解质

54. 晚期产后出血最常见于产后
A．24 小时
B．1~2 周
C．2~3 周
D．3~4 周
E．5~6 周

55. 细胞周期特异性药物的化疗药是
A．氟尿嘧啶
B．更生霉素
C．氮芥
D．多柔比星
E．环磷酰胺

56. 心绞痛发作时立即采取的措施是
A．吸氧
B．立即到医院急诊
C．含服硝酸甘油
D．给予镇静药
E．静脉输液

57. 新生儿 Apgar 评分的五项依据是
A．心率、呼吸、体重、哭声、皮肤颜色
B．心率、呼吸、喉反射、哭声、脐血管充盈度
C．心率、呼吸、喉反射、皮肤颜色、哭声
D．心率、呼吸、肌张力、皮肤颜色、喉反射
E．心率、呼吸、脐血管充盈度、羊水性状、皮肤颜色

58. 新生儿娩出后，首先应
A．清理呼吸道
B．处理脐带
C．刺激呼吸
D．眼药水滴双眼
E．吸吮母亲乳汁

59. 休克诊断指标不包括
A．脉搏＜ 80 次 / 分
B．收缩压＜ 70mmHg
C．尿量＜ 30ml/h
D．神志淡漠或烦躁
E．皮肤苍白、湿冷

60. 硬膜外阻滞最危险的并发症是
A．全脊椎麻醉
B．局部麻醉药毒性反应
C．神经组织挫伤
D．穿刺部位血肿
E．导管折断

二、共用题干单选题（每个提问 1 个得分点）：以下每道试题有 2~6 个提问，每个提问有 5 个备选答案，请选择 1 个最佳答案。提示：进入此部分试题后，您不能返回前面部分查看试题或修改答案；本部分在答题过程中不能回退（对已作答试题不能返回检查或修改答案）。您是否进入共用题干单选题部分？

（61~63 题共用题干）

女，68 岁。咳嗽、咳痰、气促及活动后呼吸困难 15 年，加重伴头痛、失眠、食欲减退、嗜睡 3 天。查体：口唇明显发绀，球结膜水肿，双下肢水肿明显；听诊剑突下可闻及收缩期杂音，轻度腹水；血气分析：$PaO_2$52mmHg、$PaCO_2$70mmHg。

61. 第 1 问：该患者的诊断是
A．慢性肺源性心脏病失代偿期
B．重症肺炎
C．慢性肺源性心脏病代偿期
D．支气管扩张症
E．心力衰竭

62. 第 2 问：此时应慎用的药物是
A．血管扩张药
B．平喘药
C．祛痰药
D．呼吸兴奋药
E．镇静药

63. 第 3 问：首要的护理措施是
A．注意神志变化，警惕肺性脑病的发生
B．预防上呼吸道感染
C．纠正缺氧和二氧化碳潴留
D．低盐饮食，避免高碳水化合物饮食
E．增加体育锻炼和呼吸肌锻炼

（64~65 题共用题干）

男，70 岁。高血压病史 14 年，未规律服降压药治疗，血压在 170/105mmHg 左右，心前区持续疼痛、出冷汗伴恶心、呕吐 2 小时来院急诊。心电图检查确诊为急性心肌梗死，入院治疗。

64. 第 1 问：入院 1 小时后患者出现呼吸困难、端坐呼吸，两肺满布湿啰音和哮鸣音，心率 120 次 / 分，律齐，目前患者的病情变化是
A．心律失常
B．急性左心衰
C．急性肺栓塞
D．慢性肺源性心脏病
E．支气管哮喘

65. 第 2 问：处理原则不包括
A．静脉注射吗啡
B．双腿下垂、端坐位
C．低流量吸氧
D．静脉注射氨茶碱
E．快速利尿

（66~67 题共用题干）

女，18 岁。多饮、多食、消瘦 4 年，注射胰岛素治疗。近 1 个月中断胰岛素治疗，出现食欲缺乏，伴头痛。今起发热 39℃，突然昏迷。实验室检查：血糖 24.9mmol/L，酮体（＋＋），血钠 145mmol/L，pH7.31。

66. 第 1 问：昏迷最可能的原因是
A．糖尿病酮症酸中毒
B．感染
C．脑血管并发症
D．低血糖反应
E．电解质紊乱

67. 第 2 问：患者当前的首优护理问题是
A．体液不足　与糖尿病酮症所致脱水有关
B．意识改变　与糖尿病酮症发生有关
C．潜在并发症：肾衰竭　与糖尿病所致糖尿病肾病有关
D．体温过高　与肺部感染有关

E. 低效性呼吸型态　与糖尿病酮症所致呼吸改变有关

（68~69题共用题干）

某孕妇，25岁。妊娠29^{+4}周，曾有5次人工流产史，因阴道少量流血12小时入院。查体：胎心140次/分，无腹痛、腹胀，外阴有少量血迹。1周前曾有1次阴道流血，类似月经。

68. 第1问：最可能的诊断是
A. 晚期流产
B. 先兆早产
C. 前置胎盘
D. 胎盘早剥
E. 子宫破裂

69. 第2问：首选的辅助检查为
A. B超检查
B. CT检查
C. 心电图
D. X线检查
E. 阴道检查

（70~71题共用题干）

男，28岁。头部受伤后立即昏迷，5分钟后清醒，3小时后再度昏迷。X线检查发现颅骨线状骨折，且骨折线越过脑膜中动脉沟。

70. 第1问：该患者的诊断首先考虑为
A. 脑挫伤
B. 急性硬膜外血肿
C. 急性硬膜下血肿
D. 外伤性颅内血肿
E. 脑水肿

71. 第2问：该患者中间清醒期的长短主要取决于
A. 原发脑损伤的程度
B. 出血的来源
C. 血肿的部位
D. 血肿形成的速度
E. 血肿的大小

（72~74题共用题干）

男，36岁。甲状腺功能亢进症。查体：单纯性突眼，甲状腺对称性、弥漫性肿大，随吞咽上下活动。实验室检查：TT_3、TT_4、FT_3、FT_4升高，TSH降低，TRAb阳性。

72. 第1问：甲状腺功能亢进症患者可能存在的病史<u>不包括</u>
A. 高热
B. 消瘦
C. 心悸
D. 腹泻
E. 周期性瘫痪

73. 第2问：与患者的眼征最为符合的是
A. 畏光流泪
B. 眼球固定
C. 视野缩小
D. 辐辏不良
E. 角膜外露

74. 第3问：入院3天后，患者突然发生甲状腺危象，首选的处理措施应是
A. 口服β受体阻滞剂
B. 口服丙硫氧嘧啶
C. 口服甲巯咪唑
D. 口服复方碘液
E. 立即进行腹膜透析

（75~77题共用题干）

男，60岁。痰中带血丝3个月，渐消瘦，体弱。胸部X线检查示右肺门阴影增大及右肺中叶模糊阴影，抗生素疗效差。

75. 第1问：最可能的诊断是
A. 肺门淋巴结结核
B. 肺炎支原体肺炎
C. 肺癌
D. 浸润性肺结核
E. 肺脓肿

76. 第2问：当患者咳嗽、咳痰时，要特别注意
A. 痰的性质
B. 留痰送检
C. 痰的气味
D. 痰的颜色
E. 痰量

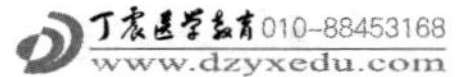

77. 第 3 问：对该患者的护理，错误的是
A. 保持室内湿度
B. 急性期卧床休息
C. 控制水量摄入
D. 保持口腔清洁
E. 预防交叉感染

（78~81 题共用题干）

男，68 岁。胃溃疡伴瘢痕性幽门梗阻。全麻下行毕Ⅱ式胃大部切除术。术后留置胃管、腹腔引流管。现麻醉未醒。

78. 第 1 问：目前患者首要的护理诊断是
A. 疼痛
B. 潜在并发症：窒息
C. 潜在并发症：出血
D. 潜在并发症：感染
E. 潜在并发症：吻合口瘘

79. 第 2 问：术后第 1 天，主要观察患者有无
A. 吻合口瘘
B. 倾倒综合征
C. 残胃蠕动无力
D. 术后出血
E. 吻合口梗阻

80. 第 3 问：拔除胃管后第 3 天，患者可进食
A. 牛奶
B. 蛋汤
C. 面条
D. 米饭
E. 稀饭

81. 第 4 问：患者进食后出现上腹饱胀、呕吐，呕吐物为食物，不含胆汁。可能并发了
A. 输入袢梗阻
B. 输出袢梗阻
C. 吻合口梗阻
D. 胃肠吻合口破裂
E. 碱性反流性胃炎

（82~83 题共用题干）

女，17 岁。查体发现右侧附件区包块，约 5cm×4.5cm×4cm 大小，质韧，表面光滑，活动度好，无压痛。盆部 B 超示：包块为囊实性，囊内壁可见大小不等的实性凸起。

82. 第 1 问：最可能的诊断是
A. 卵巢浆液性囊腺瘤
B. 卵巢黏液性囊腺瘤
C. 不成熟型畸胎瘤
D. 成熟畸胎瘤
E. 卵巢巧克力囊肿

83. 第 2 问：该患者的治疗正确的是
A. 期待疗法
B. 手术治疗
C. 抗病毒治疗
D. 激素治疗
E. 抗生素治疗

（84~87 题共用题干）

女，1 岁。因腹泻 4 个月入院。查体：精神差，肌肉松弛，消瘦，体重 6kg，食欲减退。

84. 第 1 问：患儿最可能的诊断是
A. 营养性巨幼细胞贫血
B. 营养性贫血
C. 轻度营养不良
D. 中度营养不良
E. 重度营养不良

85. 第 2 问：该患儿的护理问题不包括
A. 潜在并发症：低血糖
B. 低于机体需要量
C. 组织灌注不足
D. 有感染的危险
E. 知识缺乏

86. 第 3 问：某天清晨，患儿突然出现面色灰白、大汗、脉搏减慢、体温下降，这可能是因为患儿出现了
A. 低血糖
B. 营养不良
C. 感染加重
D. 呼吸困难
E. 窒息

87. 第 4 问：对该患儿应首选的急救处理是
A. 立即给予糖水口服
B. 快速推注生理盐水

C．10% 葡萄糖溶液静脉滴注
D．10% 葡萄糖酸钙静脉滴注
E．25% 葡萄糖溶液静脉滴注

（88~90 题共用题干）

女，20 岁。X 线检查示右上肺浸润性结核空洞，3 小时前突然大咯血不止。

88. 第 1 问：治疗措施应给予
A．输血、输液
B．呼吸兴奋药
C．高浓度吸氧
D．镇静药
E．垂体后叶素

89. 第 2 问：应协助其采取
A．患侧卧位
B．健侧卧位
C．端坐位
D．俯卧位
E．平卧位

90. 第 3 问：关键的护理措施是
A．消除不良心理因素
B．保持呼吸道通畅
C．减少活动，保持安静
D．准备好急救药品和器械
E．镇静、镇咳等对症处理

（91~92 题共用题干）

女，3 岁。因发热 4 天，皮疹 1 天入院。诊断为麻疹。体温最高达 40℃，面部、躯干满布红色斑丘疹。

91. 第 1 问：患儿应采取的隔离措施是
A．呼吸道隔离
B．消化道隔离
C．接触隔离
D．昆虫隔离
E．严密隔离

92. 第 2 问：患儿高热时的护理措施<u>不包括</u>
A．绝对卧床休息
B．洗温水澡
C．乙醇拭浴
D．予以小剂量的退热药
E．监测体温，观察热型

（93~94 题共用题干）

女，41 岁。已婚。10 小时前出现上腹部胀痛，2 小时前疼痛转移至右下腹，伴恶心、呕吐、体温升高。查体：右下腹压痛明显，腹肌紧张，有反跳痛。实验室检查：白细胞增多及中性粒细胞分类增高。

93. 第 1 问：最可能的诊断是
A．急性胃肠炎
B．急性附件炎
C．尿路感染
D．胃、十二指肠穿孔并发腹膜炎
E．急性阑尾炎并发腹膜炎

94. 第 2 问：患者行急诊手术后数天，下腹坠胀不适，大便次数增多，里急后重，排尿困难，应考虑
A．尿路感染
B．盆腔脓肿
C．急性附件炎
D．盆腔炎
E．直肠癌

（95~96 题共用题干）

女，46 岁。反复发作右上腹痛 6 年。B 超检查示胆囊内强光团伴声影，胆总管直径 0.8cm。临床诊断为胆囊结石。

95. 第 1 问：胆囊结石的典型表现<u>不包括</u>
A．右上腹绞痛
B．恶心、厌油
C．大便颜色变浅，小便颜色变深
D．腹胀、腹部不适
E．墨菲征阳性

96. 第 2 问：胆囊结石的主要病理变化<u>不包括</u>
A．胆囊积液
B．胆囊化脓性胆管炎
C．急性坏疽性胆囊炎
D．胆囊萎缩
E．胆囊穿孔

（97~98 题共用题干）

女，55 岁，因左乳发现一无痛性肿块 1 个月入院，触诊包块边界不清、质地硬，同侧腋窝未触及肿大淋巴结。患者无生育史。

97. 第 1 问：对该患者首先考虑的诊断是
   A．乳房纤维腺瘤
   B．乳腺囊性增生
   C．乳腺癌
   D．乳管内乳头状瘤
   E．乳腺炎

98. 第 2 问：确诊后该患者的手术方式为
   A．乳腺包块切除术
   B．乳腺脓肿切开引流术
   C．乳腺癌改良根治术
   D．乳腺癌扩大根治术
   E．全乳房切除术

（99~100 题共用题干）

新生儿，出生后 8 天。近 4 天反应差，不哭，吃奶少，体温 35℃；全身皮肤黄染明显，脐部有脓性分泌物；血常规：白细胞 22.0×10^9/L，中性粒细胞分类 0.68。

99. 第 1 问：对该患儿最可能的诊断是
   A．新生儿溶血病
   B．新生儿寒冷损伤综合征
   C．新生儿败血症
   D．新生儿肝炎
   E．新生儿脐炎

100. 第 2 问：当患儿出现惊厥、尖叫及前囟饱满时，其可能合并了
   A．化脓性脑膜炎
   B．新生儿胆红素脑病
   C．肝性脑病
   D．中毒性脑病
   E．颅内出血

强化试卷五

一、单选题（每题1个得分点）：以下每道试题有5个备选答案，请从中选择1个最佳答案。提示：本部分在答题过程中可以回退（对已作答试题可以返回检查或修改答案）。

1. 1岁小儿的心脏重量为出生时的
   A．1倍
   B．2倍
   C．3倍
   D．4倍
   E．5倍

2. 2岁小儿的血红蛋白浓度为75g/L，其贫血程度是
   A．正常
   B．轻度贫血
   C．中度贫血
   D．重度贫血
   E．极重度贫血

3. 35岁以上孕妇，其子代发生唐氏综合征的概率高，妊娠期应做的检查为
   A．孕妇外周血染色体检查
   B．夫妻双方染色体检查
   C．胎儿B超
   D．羊水穿刺
   E．基因检查

4. 肠内营养的优点不包括
   A．无感染性并发症
   B．提供途径方便
   C．相对安全
   D．价格低廉
   E．利用胃肠道的免疫防御功能

5. 带铜宫内节育器在宫腔内可放置
   A．1年
   B．5年
   C．9年
   D．13年
   E．15年

6. 蛋白尿指每天蛋白量持续超过
   A．80mg
   B．100mg
   C．150mg
   D．250mg
   E．400mg

7. 低钾血症的早期主要表现是
   A．心电图改变
   B．腹胀、呕吐，肠鸣音减弱或消失
   C．神志淡漠或嗜睡
   D．pH7.35
   E．肌肉软弱、乏力

8. 典型心绞痛发作的患者，其疼痛部位是
   A．心尖部且向上肢放射
   B．胸骨后且向左上肢前内侧放射
   C．剑突附近向左上肢前内侧放射
   D．心前区且向左肩部放射
   E．胸腹上段且向左肩背部放射

9. 对白血病患者口腔护理的主要目的是
   A．去除氨味
   B．擦除血痂
   C．增进食欲
   D．预防感染
   E．使患者舒适

10. 防止猩红热传播的措施不正确的是
   A．呼吸道隔离至症状消失
   B．有化脓性并发症者隔离至治愈
   C．有接触史者医学观察7天
   D．鼻咽分泌物须以消毒液处理后倒掉
   E．食具、衣物、玩具可采用煮沸或日光暴晒

11. 非特异性外阴炎患者局部治疗使用高锰酸钾溶液坐浴适宜的水温为
   A．20℃左右
   B．30℃左右
   C．40℃左右
   D．50℃左右

E．60℃左右

12. 肺癌患者出现声音嘶哑、声带麻痹，应首先考虑
A．肿瘤侵及声带
B．肿瘤压迫喉返神经
C．肿瘤侵及喉上神经
D．有纵隔淋巴结转移
E．肿瘤压迫大支气管

13. 肺结核全程督导化疗最重要的目的是
A．减少药物用量
B．及时发现药物的不良反应
C．减少对家人的传染性
D．提高规则治疗及完成全程用药率
E．能及时调整治疗方案

14. 肺炎克雷伯菌肺炎患者具有特征性的临床表现是
A．慢性咳嗽
B．寒战、发热
C．喘息、胸闷
D．红色胶冻状黏稠脓性痰
E．胸部 X 线检查见模糊淡薄阴影

15. 肝脏手术后最严重的并发症是
A．出血
B．肺部感染
C．腹腔感染
D．胆汁性腹膜炎
E．腹水

16. 骨盆骨折最严重的并发症是
A．腹膜后巨大血肿
B．尿路感染
C．压疮
D．尿路结石
E．疼痛

17. 关于急性呼吸窘迫综合征的描述，错误的是
A．是一种以进行性呼吸困难和难以纠正的低氧血症为特征的急性呼吸衰竭
B．肺泡Ⅱ型细胞受损，表面活性物质缺失，肺顺应性降低
C．肺弥散功能障碍，换气功能严重受损
D．$PaO_2 < 60mmHg$
E．长时间、持续吸入纯氧或高浓度氧可有效改善 ARDS

18. 关于经腹输卵管绝育术后的护理，不妥的是
A．保持外阴清洁
B．术后鼓励早日下床活动
C．保持切口敷料干燥、清洁
D．1 个月内禁止盆浴及性生活
E．术后腹痛属正常反应，无须做任何处理

19. 机械通气治疗的适应证不包括
A．心肺复苏后期治疗
B．支气管内异物
C．换气功能衰竭
D．通气功能衰竭
E．呼吸功能丧失

20. 急性黄疸型肝炎黄疸期的临床特点不包括
A．发热消退
B．尿色逐渐加深
C．肝大
D．巩膜、皮肤出现黄染
E．平均持续 5~7 天

21. 急性心肌梗死患者突然发生面部青紫，呼吸困难，神志不清，脉搏消失，应首选的抢救措施是
A．心电监护
B．静脉注射毛花苷丙
C．气管插管
D．肌内注射肾上腺素
E．胸外按压、人工呼吸

22. 关于急性胰腺炎患者采用腹腔双套管灌洗时的注意事项，错误的是
A．冲洗液常用生理盐水加抗生素
B．冲洗时，维持滴速 20~30 滴 / 分
C．管腔堵塞时，用 50ml 生理盐水缓慢灌洗
D．管腔经冲洗无法疏通时，更换内套管
E．冲洗时应维持一定压力的负压

23. 继发性闭经是指按自身原月经计算停经
A．5 个周期以上者
B．4 个周期以上者
C．3 个周期以上者
D．2 个周期以上者
E．1 个周期以上者

24. 甲状腺功能亢进症大多伴有
A．弥漫性甲状腺肿大，双侧对称
B．弥漫性甲状腺肿大，双侧不对称
C．局限性甲状腺肿大
D．甲状腺肿大伴大小不等的多个结节
E．浸润性突眼

25. 甲状腺功能亢进症术前药物护理错误的是
A．服用碘剂注意稀释，以防止损伤口腔及消化道黏膜
B．复方碘化钾溶液的用法是3滴，3次/天，逐日每次增加1滴，至16滴止
C．术前准备服用普萘洛尔时，最后一次服药应在术前1~2小时
D．术前用苯巴比妥（鲁米那）及阿托品
E．用药期间应严密观察药物的不良反应

26. 类风湿关节炎与系统性红斑狼疮关节损害的共同特征是
A．以小关节为主
B．有红肿
C．有关节畸形
D．多为对称性
E．游走性

27. 流行性脑脊髓膜炎病原治疗可选用的药物不包括
A．青霉素G
B．头孢菌素
C．氯霉素
D．庆大霉素
E．磺胺类

28. 颅内压增高“三主征”是指
A．头痛、头晕、呕吐
B．头痛、呕吐、颈强直
C．血压升高、脉搏缓慢而有力、呼吸深慢
D．头痛、呕吐、视神经乳头水肿
E．昏迷、一侧瞳孔散大、对侧肢体瘫痪

29. 某产妇，34岁。妊娠足月临产，总产程22小时。胎儿、胎盘娩出后，出现间歇性阴道流血，量较多，查体子宫柔软，该产妇的目前情况最可能是
A．软产道裂伤
B．胎盘剥离不全
C．子宫收缩乏力
D．凝血功能障碍
E．子宫破裂

30. 男，25岁。有预激综合征。心电图示窦性心律，PR间期缩短，QRS波群正常。该患者最常见的并发心律失常是
A．窦性心动过速
B．房室传导阻滞
C．心房扑动
D．心房颤动
E．室上性心动过速

31. 男，32岁。不慎被热水烫伤左手、左前臂，表皮有大小不等的水疱，疼痛剧烈。该患者烧伤的面积及深度是
A．面积约5.5%，Ⅰ度
B．面积约5.5%，深Ⅱ度
C．面积约5.5%，浅Ⅱ度
D．面积约11%，浅Ⅱ度
E．面积约11%，深Ⅱ度

32. 男，56岁。因多汗、口渴、尿失禁1小时被家人送入医院。查体：双侧瞳孔直径1mm，肺部可闻及湿啰音，心率78次/分，律齐，血压126/70mmHg，肌肉抽搐。考虑为
A．有机磷农药中毒
B．一氧化碳中毒
C．肌肉痉挛
D．蛛网膜下腔出血
E．镇静催眠药中毒

33. 男，56岁。主诉4小时前饮酒后突发中上腹剧烈疼痛，向后背部放射，伴频繁恶心、呕吐，呕吐物为胃内容物和胆汁，经治疗5天后腹部疼痛持续存在，体温39.6℃，该患者最可能发生了
A．肠梗阻
B．弥漫性腹膜炎
C．脓毒症
D．急性水肿性胰腺炎
E．急性出血坏死性胰腺炎

34. 脑出血最好发的部位是
A．小脑
B．脑桥
C．基底神经节

D. 边缘叶
E. 间脑

35. 女，28 岁。既往月经规律，停经 50 天，近 3 天晨起呕吐，厌油腻，伴有轻度尿频，仍可坚持工作，最可能的诊断是
A. 病毒性肝炎
B. 继发性闭经
C. 急性膀胱炎
D. 早期妊娠
E. 妊娠剧吐

36. 女，30 岁。经产妇，月经周期紊乱，经量偏多。妇科检查：Ⅰ度子宫脱垂。推荐其采取的避孕方法是
A. 安全期避孕
B. 皮下埋植法
C. 口服避孕药
D. 宫内节育器
E. 长效避孕针

37. 女，38 岁。妊娠 21 周。主诉头痛、视物模糊、恶心、呕吐。查体：血压 180/120mmHg，水肿（＋＋）；实验室检查：尿蛋白（＋＋）。最可能的诊断是
A. 妊娠合并原发性高血压
B. 妊娠合并慢性肾炎
C. 重度子痫前期
D. 子痫前期
E. 子痫

38. 女，38 岁。有一健康小孩，放置宫内节育器 1 年，现停经 56 天，恶心、呕吐 3 天，不能进食。妇科检查：子宫前位，子宫妊娠 8 周大小。腹部 X 线检查：宫内节育器位于耻骨上方。尿妊娠试验（＋），尿酮（＋＋＋）。处理应为
A. 立即取出宫内节育器
B. 立即镇静、止吐
C. 立即静脉补充葡萄糖及低分子右旋糖酐
D. 立即行人工流产术及宫内节育器取出术
E. 立即纠正酸中毒后行人工流产术及宫内节育器取出术

39. 女，40 岁。自觉阴道口脱出肿物 1 年。妇科检查：宫颈及部分宫体脱出阴道口外，宫颈肥大。应诊断为
A. Ⅰ度重型子宫脱垂
B. Ⅰ度轻型子宫脱垂
C. Ⅱ度重型子宫脱垂
D. Ⅱ度轻型子宫脱垂
E. Ⅲ度子宫脱垂

40. 女，45 岁。肝区疼痛伴有高热、畏寒 3 天，巩膜轻度黄染，右季肋区饱满有叩痛，肝右肋下 2cm。CT 检查示右肝后叶低密度灶，边界清，6cm×5cm×4cm。最可能的诊断是
A. 原发性肝癌
B. 细菌性肝脓肿
C. 阿米巴性肝脓肿
D. 肝囊型棘球蚴病
E. 肝囊肿

41. 女，4 个月。左耳流脓 2 天后高热、抽搐 2 次。查体：左外耳道压痛，前囟紧张，颈强直、布鲁津斯基征（Brudzinski 征）、凯尔尼格征（Kernig 征）阳性。此时为中耳炎合并
A. 脓毒症
B. 脑脓肿
C. 热性惊厥
D. 病毒性脑炎
E. 化脓性脑膜炎

42. 判断颅底骨折最可靠的依据是
A. 耳后皮下瘀斑
B. 颅底 X 线检查
C. 脑神经损伤
D. 脑脊液耳漏、鼻漏
E. 意识障碍

43. 前尿道外伤后多见
A. 全程血尿
B. 初始血尿
C. 终末血尿
D. 镜下血尿
E. 血红蛋白尿

44. 全面强直 - 阵挛发作的特征是
A. 发作性偏瘫
B. 发作性多动
C. 发作性意识障碍
D. 全身骨骼肌对称性抽搐和意识丧失
E. 发作性头痛

45. 全身性感染应用抗生素不当的是
A. 未获得培养结果前应联合、足量应用抗生素
B. 根据细菌培养及药物敏感试验结果选择抗生素
C. 联合、足量、广谱、全程使用抗生素
D. 真菌性脓毒症应使用有效、针对性强的抗生素
E. 真菌性脓毒症应全身应用抗真菌药物

46. 妊娠期高血压疾病患者在接受静脉滴注硫酸镁治疗期间，每天尿量不少于
A. 400ml
B. 600ml
C. 800ml
D. 900ml
E. 1000ml

47. 上消化道出血后导致的急性贫血为
A. 小细胞低色素性贫血
B. 小细胞高色素性贫血
C. 正细胞正色素性贫血
D. 大细胞低色素性贫血
E. 大细胞高色素性贫血

48. 关于烧伤现场救护措施，不正确的是
A. 迅速脱离热源
B. 手烧伤时用冷水湿敷
C. 劝止伤员衣服着火时站立或奔跑呼叫
D. 尽快将伤员撤离现场
E. 伤员多喝纯净水

49. 失血性休克患者应首先输入
A. 新鲜全血
B. 血液制品
C. 新鲜血浆
D. 平衡盐溶液
E. 生理盐水

50. 手术室划为限制区的有
A. 休息室
B. 护士办公室
C. 手术间及刷手间
D. 值班室
E. 敷料准备间

51. 提示病情严重的惊厥表现是
A. 惊厥后神志清楚
B. 惊厥伴喉鸣
C. 阵挛性抽搐
D. 呈持续状态
E. 惊厥后昏睡

52. 提示有胃肠穿孔的体征是
A. 明显腹胀
B. 腹膜刺激征
C. 肝浊音界消失
D. 肠鸣音消失
E. 移动性浊音阳性

53. 维生素D缺乏性佝偻病初期的主要临床表现是
A. 运动发育迟缓
B. 骨骼生长缓慢
C. 肌肉韧带松弛
D. 神经精神症状
E. 手足搐搦

54. 消化性溃疡的主要症状是
A. 畏食、消瘦
B. 恶心、呕吐
C. 反酸、嗳气
D. 呕血、黑便
E. 上腹部疼痛

55. 新生儿颅内出血出现惊厥时，首选的抗惊厥药是
A. 地西泮
B. 苯巴比妥
C. 苯妥英钠
D. 水合氯醛
E. 葡萄糖酸钙

56. 新生儿自出生后2周开始，每天给予维生素D的剂量是
A. 100~200U
B. 200~400U
C. 400~800U
D. 800~1600U
E. 1600U以上

57. 腰椎间盘突出症与腰椎管狭窄症的鉴别，最重要的根据是

A. 腰痛的部位
B. 腰痛的程度
C. 有无坐骨神经区的放射痛
D. 有无神经源性间歇性跛行
E. X 线、造影、CT、MRI 等检查

58. 婴儿腹泻轻型与重型的主要区别是
A. 有无发热、呕吐
B. 体温是在 39℃以上
C. 每天大便的次数
D. 大便的性状
E. 有无水、电解质紊乱

59. 预防接种后的反应不包括
A. 晕针
B. 局部反应
C. 过敏性休克
D. 局限性抽搐
E. 过敏性皮疹

60. 原发性肝癌最常见的早期表现是
A. 肝区持续性疼痛
B. 进行性肝大
C. 进行性黄疸
D. 腹水
E. 上消化道出血

二、共用题干单选题（每个提问 1 个得分点）：以下每道试题有 2~6 个提问，每个提问有 5 个备选答案，请选择 1 个最佳答案。提示：进入此部分试题后，您不能返回前面部分查看试题或修改答案；本部分在答题过程中不能回退（对已作答试题不能返回检查或修改答案）。您是否进入共用题干单选题部分？

（61~63 题共用题干）

男，68 岁。高血压和糖尿病病史 10 年。早上起床时患者神志清楚，能理解别人的语言，但不能表述，左侧肢体不能活动，拟诊为脑血栓形成。

61. 第 1 问：患者的语言障碍是
A. 失写
B. 失读
C. 运动性失语
D. 感觉性失语
E. 命名性失语

62. 第 2 问：患者溶栓的最佳时机是
A. 6 小时内
B. 8 小时内
C. 12 小时内
D. 24 小时内
E. 48 小时内

63. 第 3 问：溶栓过程中最常见的严重不良反应是
A. 急性肾损伤
B. 肝损害
C. 心力衰竭
D. 广泛出血
E. 脑水肿

（64~65 题共用题干）

某孕妇，24 岁。妊娠 32 周，常感乏力、胸闷。查体：面色苍白，血压 115/74mmHg，心率 91 次 / 分，律齐，心尖区闻及 2/6 级收缩期杂音。产科检查：宫高 29cm，胎心率 120 次 / 分。实验室检查：血红蛋白 67g/L，红细胞计数 2.4×10^{12}/L，血清铁 5.4μmol/L，血小板 170×10^{9}/L。

64. 第 1 问：首先考虑的诊断是
A. 妊娠合并再生障碍性贫血
B. 妊娠合并缺铁性贫血
C. 妊娠合并巨幼细胞贫血
D. 妊娠合并珠蛋白生成障碍性贫血
E. 妊娠合并心力衰竭

65. 第 2 问：首选的治疗方法是
A. 口服叶酸
B. 富马酸亚铁口服
C. 右旋糖酐铁肌内注射
D. 维生素 B_{12} 肌内注射
E. 少量多次输血

（66~68 题共用题干）

初产妇，30 岁。自然分娩后血性恶露持续不净。产后 10 天，产妇起床后突然阴道流出血液和凝血块约 300ml，查体发现宫底位于耻骨联合上 3 横指，宫口容 2 指，可触及残留组织。

66. 第 1 问：该产妇最可能的诊断是
A. 产后出血
B. 软产道裂伤

C．凝血功能障碍
D．晚期产后出血
E．不全流产

67. 第 2 问：该产妇出血最可能的原因是
A．胎盘、胎膜残留
B．绒毛膜癌
C．宫颈癌
D．产褥感染
E．子宫肌瘤

68. 第 3 问：处理错误的是
A．静脉滴注抗生素
B．静脉滴注缩宫素
C．B 超检查
D．刮宫术
E．子宫切除术

（69~70 题共用题干）

某足月新生儿，出生后 12 天。因黄疸来院就诊，该新生儿出生体重 3.2kg，出生后单纯母乳喂养，一般状态良好。

69. 第 1 问：家属询问新生儿出现黄疸的原因，护士正确的解释是
A．新生儿红细胞寿命较长
B．新生儿结合胆红素较多
C．新生儿旁路胆红素来源多
D．新生儿肠道正常菌群丰富
E．新生儿肝脏产生结合胆红素的能力较强

70. 第 2 问：该新生儿 2 周因黄疸未消退，诊断为母乳性黄疸，若继续母乳喂养，黄疸可延续
A．10~14 天
B．2~3 周
C．3~4 周
D．1~3 个月
E．4~6 个月

（71~72 题共用题干）

男，36 岁。左手示指不慎被铡刀切割，完全离断。

71. 第 1 问：在进行再植手术之前，离断肢体应
A．保存于 75% 乙醇中
B．保存于乳酸林格液中
C．保存于 10% 甲醛中
D．用清洁或无菌敷料包扎后干燥冷藏
E．置于 37℃恒温箱中

72. 第 2 问：断肢再植后，护士应密切观察肢端血液循环及感觉功能，血管危象一般发生在
A．12 小时内
B．24 小时内
C．36 小时内
D．48 小时内
E．60 小时内

（73~74 题共用题干）

男，3 岁半。因血尿半天入院。查体：精神萎靡，面色苍黄，皮肤、巩膜黄染明显，肝、脾轻度大，酱油色尿。既往身体健康，1 天前进食蚕豆。

73. 第 1 问：该患儿最可能的诊断是
A．阵发性睡眠性血红蛋白尿症
B．自身免疫性溶血
C．珠蛋白生成障碍性贫血
D．丙酮酸激酶缺乏症
E．红细胞葡萄糖 -6- 磷酸脱氢酶缺乏症

74. 第 2 问：目前最佳的治疗方案是
A．多次输血
B．糖皮质激素
C．去除诱因，水化和碱化尿液
D．预防感染
E．休息，增加营养

（75~76 题共用题干）

男，41 岁。因多饮、多尿、多食、消瘦半年，发现血糖升高 1 天入院。

75. 第 1 问：若患者入院后确诊为 2 型糖尿病，则对该患者最重要、最基本的治疗措施是
A．饮食治疗
B．运动治疗
C．药物治疗
D．胰岛素治疗
E．胰腺移植治疗

76. 第 2 问：若患者进餐后血糖升高迅速，可采用延缓食物中碳水化合物吸收的药物是

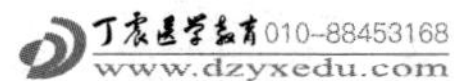

A．格列本脲（优降糖）
B．格列喹酮（糖适平）
C．苯乙双胍（降糖灵）
D．阿卡波糖（拜唐苹）
E．二甲双胍（格华止）

（77~78 题共用题干）

男，50 岁。进行性吞咽困难 4 个月。食管造影示上段食管 3cm 长狭窄，黏膜破坏。

77．第 1 问：该患者最可能的诊断是
A．食管癌
B．食管炎
C．食管憩室
D．贲门失弛缓症
E．食管瘢痕性狭窄

78．第 2 问：对患者采用放疗，放疗期间皮肤有水疱时，可局部使用
A．2% 甲紫
B．羊毛脂
C．硼酸软膏
D．氢化可的松霜
E．0.2% 薄荷淀粉

（79~81 题共用题干）

男，60 岁。因肺癌行肺叶切除术，术后留置胸膜腔闭式引流第 2 天。

79．第 1 问：该患者留置胸膜腔闭式引流的目的不包括
A．排除积气
B．排除积液
C．防止肺不张
D．调节纵隔位置
E．恢复胸膜腔负压

80．第 2 问：该患者在胸膜腔闭式引流期间应取的最佳体位是
A．头低足高位
B．侧卧位
C．半坐卧位
D．平卧位
E．俯卧位

81．第 3 问：判断胸膜腔闭式引流通畅的简便方法是
A．引流管是否受压
B．引流管长度是否适中
C．引流管是否扭曲
D．引流管是否脱落
E．水封瓶内长玻璃管中水柱波动是否正常

（82~83 题共用题干）

男，62 岁。反复咳嗽、咳痰多年，加重 2 天，伴发热、咳黄色黏痰。查体：体温 38.4℃，脉搏 100 次 / 分，呼吸 26 次 / 分，血压 130/76mmHg，神清，口唇发绀，双肺满布哮鸣音，肺底部散在湿啰音。实验室检查：白细胞 11.2×10^9/L，中性粒细胞分类 0.85。

82．第 1 问：最可能的诊断是
A．慢性支气管炎急性发作
B．急性肺炎
C．支气管哮喘
D．急性左心衰
E．肺性脑病

83．第 2 问：入院后检查血气分析：pH7.39，$PaCO_2$65mmHg，$PaO_2$52mmHg，$SaO_2$87%，此时应给予氧流量为
A．0.5L/min
B．1.5L/min
C．2.5L/min
D．3.5L/min
E．4.5L/min

（84~85 题共用题干）

男，71 岁。慢性肺源性心脏病病史 5 年。因急性下呼吸道和肺部感染、心力衰竭收入院。

84．第 1 问：治疗方案错误的是
A．有效的抗感染治疗
B．应用强心药治疗
C．应用利尿药治疗
D．药物镇静治疗
E．合理给氧

85．第 2 问：患者氧疗方法正确的是
A．50% 乙醇湿化给氧
B．低浓度、低流量持续吸氧
C．低浓度、低流量间歇吸氧

D．高浓度、高流量持续吸氧
E．高浓度、高流量间歇给氧

（86~88题共用题干）

男，7岁。因急性肾小球肾炎入院。入院后尿量500~700ml/d，肉眼血尿，全身非凹陷性水肿。

86. 第1问：患儿突然出现头晕、视物模糊，可能并发
A．急性肾损伤
B．颅内感染
C．电解质紊乱
D．急性循环充血
E．高血压脑病

87. 第2问：关于该患儿的护理措施，正确的是
A．卧床休息至少2周
B．卧床休息至少4周
C．床旁轻微活动
D．可参加体育运动
E．活动不受限

88. 第3问：此时应首选的处理措施是
A．控制血压
B．控制感染
C．补液
D．利尿
E．透析

（89~91题共用题干）

男，8岁。因发热伴鼻、牙龈出血1天入院。查体：体温38.7℃，胸骨下压痛，肝、脾大，腋下淋巴结肿大，全身皮肤瘀斑。骨髓检查：有核细胞增生活跃，正常幼红细胞和巨核细胞减少。

89. 第1问：该患儿最有可能发生的问题是
A．类白血病反应
B．急性髓系白血病
C．急性淋巴细胞白血病
D．原发免疫性血小板减少症急性发作
E．脾功能亢进

90. 第2问：患儿经治疗症状缓解后复查血象，检查结果：白细胞＞$100\times10^9/L$。遵医嘱给予患者别嘌醇治疗，其目的在于
A．调节免疫力
B．降低白细胞
C．预防复发
D．预防肾脏疾病
E．预防免疫疾病

91. 第3问：若患儿突然出现头痛、头晕、昏迷，脑脊液检查示压力增高，白细胞计数增加，葡萄糖定量减少；血常规示：血小板$65\times10^9/L$。则患者最有可能发生了
A．脓毒症
B．颅内出血
C．中枢神经系统感染
D．中枢神经系统白血病
E．弥散性血管内凝血

（92~94题共用题干）

女，19岁。突然剧烈头痛、呕吐，右眼睑下垂，右眼球活动受限，上、下视不能，瞳孔扩大，对光反射消失，视力正常。查体：颈强直、凯尔尼格征（Kernig征）阳性。

92. 第1问：该患者可能的诊断为
A．颅内动脉瘤
B．脑血管畸形
C．颈动脉海绵窦瘘
D．高血压脑出血
E．脑梗死后出血

93. 第2问：为进一步确诊，首选的检查方法是
A．MRI
B．CT
C．多普勒超声
D．脑电图
E．脑血管造影

94. 第3问：如行腰椎穿刺，脑脊液的成分改变为
A．正常
B．以白细胞增多为主
C．以蛋白质增多为主
D．以大量红细胞为主
E．以葡萄糖减少为主

（95~96题共用题干）

女，26岁。早晨突然起床，感到右下腹持续性疼

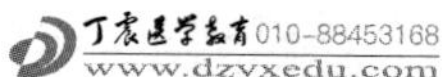

痛，伴恶心、呕吐，到医院就诊。妇科检查：右侧附件肿块压痛明显。

95. 第 1 问：此时患者最可能出现的情况是
A. 卵巢肿瘤破裂
B. 卵巢肿瘤蒂扭转
C. 卵巢肿瘤恶变
D. 卵巢肿瘤感染
E. 急性盆腔炎

96. 第 2 问：该患者正确的处理方法是
A. 静脉应用抗生素
B. 继续观察
C. 应用镇痛药
D. 立即行右侧附件切除术
E. 立即行肿瘤切除术

（97~98 题共用题干）

女，33 岁。分娩后 3 个月，哺乳时发现左侧乳房外上象限有一 3cm×2cm 的包块，压之不痛，不易推动，质地较硬。

97. 第 1 问：患者最可能的诊断为
A. 急性乳腺炎
B. 乳腺囊性增生病
C. 乳房纤维腺瘤
D. 乳管内乳头状瘤
E. 乳腺癌

98. 第 2 问：患者目前的治疗方案为
A. 手术治疗
B. 化疗
C. 放疗
D. 内分泌治疗
E. 生物治疗

（99~100 题共用题干）

女，6 岁。因高热、头痛 1 天，呕吐 2 次，伴左侧腮部胀痛来诊。就诊当天右侧腮部也开始胀痛，肿胀中心位于耳垂，咀嚼时加重。诊断为流行性腮腺炎。

99. 第 1 问：其病理变化错误的是
A. 间质水肿
B. 点状出血
C. 淋巴细胞浸润
D. 化脓性炎症
E. 腺泡坏死

100. 第 2 问：关于隔离期描述正确的是
A. 自腮腺肿大前 12 小时至消肿后 2 天
B. 自腮腺肿大前 12 小时至消肿后 3 天
C. 自腮腺肿大前 24 小时至完全消肿
D. 自腮腺肿大前 24 小时至消肿后 2 天
E. 自腮腺肿大前 24 小时至消肿后 5 天

强化试卷六

一、单选题（每题 1 个得分点）：以下每道试题有 5 个备选答案，请从中选择 1 个最佳答案。提示：本部分在答题过程中可以回退（对已作答试题可以返回检查或修改答案）。

1. 1 岁以内小儿心力衰竭常见于
   A．病毒性心肌炎
   B．先天性心脏病
   C．心肌疾病
   D．重症肺炎
   E．急性肾小球肾炎

2. 2 型糖尿病的首选药物是
   A．格列齐特（达美康）
   B．阿卡波糖（拜唐苹）
   C．二甲双胍
   D．胰岛素
   E．格列喹酮（糖适平）

3. 不完全性肠梗阻的症状不包括
   A．恶心
   B．呕吐
   C．腹痛
   D．腹胀
   E．停止排便排气

4. 产妇因某种原因不能哺乳时，可选择的退乳方法不包括
   A．外敷芒硝
   B．生麦芽煎服
   C．口服维生素 B_6
   D．停止哺乳
   E．口服溴隐亭

5. 成人手术前禁食时间为
   A．4~6 小时
   B．6~8 小时
   C．8~12 小时
   D．24 小时
   E．12 小时

6. 成人无尿指每 24 小时尿量不足
   A．50ml
   B．100ml
   C．110ml
   D．120ml
   E．170ml

7. 充血性心力衰竭的主要临床诊断依据不包括
   A．安静时心率增快
   B．呼吸困难
   C．肝大，达肋下 3cm 以上
   D．心音明显低钝
   E．尿量增加

8. 挫伤的表现为
   A．表皮和部分真皮被不规则地刮伤
   B．局部肿胀、触痛或皮肤红、青紫
   C．伤口深浅、长度不一，可能有异物
   D．伤口不规则，浅表和深部组织撕脱
   E．致伤器具经皮肤穿过深层组织

9. 导致子宫脱垂的主要因素是
   A．主韧带松弛
   B．阔韧带松弛
   C．圆韧带松弛
   D．宫骶韧带松弛
   E．盆底肌肉松弛

10. 低渗性脱水时，体液的容量变化特点为
    A．细胞外液正常，细胞内液减少
    B．细胞外液轻度减少，细胞内液正常
    C．细胞外液显著减少，细胞内液轻度减少
    D．细胞外液轻度减少，细胞内液显著减少
    E．细胞外液、内液按比例减少

11. 对咯血患者的病情观察，应特别注意
    A．咯血量多少
    B．咯血速度快慢
    C．咯血时的血压变化
    D．体温高低
    E．有无窒息征象

12. 对于不稳定型心绞痛患者，优先考虑的护理诊断是
A. 疼痛
B. 活动无耐力
C. 焦虑
D. 气体交换受损
E. 知识缺乏

13. 放疗区域出现皮肤三度反应的表现为
A. 红斑
B. 水肿
C. 溃疡
D. 水疱
E. 脱屑

14. 肺性脑病不能用高浓度吸氧，主要是因为
A. 缺氧不是主要因素
B. 可引起氧中毒
C. 可解除主动脉体和颈动脉体的兴奋性
D. 促使 CO_2 排出过快
E. 诱发代谢性酸中毒，使缺氧更加严重

15. 妇科恶性肿瘤化疗药物中属于抗代谢类的是
A. 顺铂
B. 环磷酰胺
C. 长春新碱
D. 甲氨蝶呤
E. 平阳霉素

16. 肝动脉插管化疗使用的冲洗液为
A. 生理盐水
B. 注射用水
C. 无菌蒸馏水
D. 5% 葡萄糖
E. 25U/ml 肝素液

17. 肝炎患者宜选用的避孕方法是
A. 禁止性生活
B. 避孕套避孕
C. 安全期避孕
D. 宫内节育器
E. 口服避孕药

18. 革兰阴性杆菌感染的临床特点不包括
A. 寒战、间歇发热
B. 四肢厥冷
C. 低体温、低血压
D. 低白细胞
E. 体内形成转移性脓肿

19. 根据肌瘤与子宫肌层的关系，子宫肌瘤可分为
A. 宫体部肌瘤与宫颈部肌瘤
B. 有蒂肌瘤与无蒂肌瘤
C. 宫颈部、阔韧带肌瘤
D. 宫体部、阔韧带肌瘤
E. 黏膜下、浆膜下、肌壁间肌瘤

20. 关于慢性肾小球肾炎的临床表现，错误的是
A. 蛋白尿
B. 均有细菌、病毒感染症状
C. 水肿
D. 血压升高
E. 贫血

21. 关于晚期产后出血的概念，正确的是
A. 多发生在产后 6~8 周
B. 指产后 2~24 小时的出血
C. 多发生在产后 5~7 天
D. 横切口剖宫产术后一般不会发生
E. 产后 24 小时后产褥期内的阴道大量流血

22. 关于自发性气胸的临床表现不包括
A. 胸痛
B. 气促
C. 患侧胸廓饱满
D. 患侧叩诊浊音
E. 患侧呼吸音消失

23. 患有心脏病的孕妇最危险的时期是
A. 妊娠早期
B. 妊娠 32~34 周
C. 产褥期
D. 产后 5 天内
E. 产后 10~14 天

24. 急性出血坏死性胰腺炎所发生的休克属于
A. 感染性休克
B. 低血容量性休克
C. 过敏性休克
D. 心源性休克
E. 神经源性休克

25. 甲状腺功能亢进症的重要体征是
A．甲状腺可闻及血管杂音
B．胫前黏液性水肿
C．肌无力
D．扑翼样震颤
E．甲状腺对称肿大、固定

26. 结核性脑膜炎患儿出现脑神经损害，最常见的是
A．嗅神经瘫痪
B．视神经瘫痪
C．面神经瘫痪
D．展神经瘫痪
E．动眼神经瘫痪

27. 经腹输卵管绝育术的并发症<u>不包括</u>
A．出血
B．感染
C．输卵管再通
D．子宫穿孔
E．膀胱损伤

28. 关于局部麻醉药中毒的原因，<u>错误</u>的是
A．一次用药超过最大安全剂量
B．注射部位血管丰富
C．患者体质衰弱
D．局部麻醉药中加肾上腺素
E．患者严重肝功能障碍

29. 类风湿关节炎关节疼痛与肿胀的特点<u>不包括</u>
A．以掌指关节和近端指关节最常见
B．疼痛早期常为游走性
C．多为不对称性
D．呈多关节性和持续性
E．疼痛关节多伴有压痛和肿胀

30. 临床上患者右上腹痛伴有黄疸、寒战、发热，常提示
A．胆总管结石
B．胆囊积水
C．高胆固醇血症
D．病毒性肝炎
E．急性胰腺炎

31. 麻疹科氏斑出现在
A．潜伏期
B．前驱期
C．出疹期
D．恢复期
E．后遗症期

32. 某孕妇，26岁。妊娠40周，LOA，因阴道流液16小时无宫缩入院，处理<u>错误</u>的是
A．做阴道检查了解宫颈条件
B．检查白细胞及分类
C．缩宫素静脉滴注引产
D．立即剖宫产终止妊娠
E．抗生素预防感染

33. 某孕妇，30岁。妊娠12周。阵发性腹痛1小时，阴道流血较月经量多。入院后妇科检查提示宫口可容1指，胎囊堵塞于宫口。该患者2年前曾有“稽留流产”史，该患者最可能出现了
A．先兆流产
B．难免流产
C．不全流产
D．稽留流产
E．复发性流产

34. 男，38岁。因黑色软便2天，上腹痛伴反酸就诊。查体：心率86次/分，血压正常，腹部轻压痛，无反跳痛，胃镜检查诊断为十二指肠球部溃疡伴出血。此时首要的治疗措施是
A．观察出血量的多少
B．给予抑酸药
C．补充血容量
D．消除紧张情绪
E．应用镇痛药

35. 男，5岁。因出现红斑疹和丘疹来院就诊，查体：皮疹主要分布在躯干，四肢少有，皮疹性状不一。门诊诊断为水痘。家长询问水痘痊愈时间，正确的回答是
A．14天左右自愈
B．10天左右自愈
C．7天左右自愈
D．5天左右自愈
E．3天左右自愈

36. 男，62岁。独居，煤炉取暖。邻居发现其神志不清、面色潮红，口唇呈樱桃红色，大汗。应考虑

患者出现
A．有机磷农药中毒
B．急性一氧化碳中毒
C．镇静催眠药过量
D．乐果中毒
E．低血糖昏迷

37．男，62 岁。意识丧失，对疼痛刺激有躲避反应及痛苦表情，但不能回答问题或执行简单的命令，有较少的无意识自发动作，角膜反射存在。其意识障碍程度是
A．嗜睡
B．昏睡
C．浅昏迷
D．深昏迷
E．痴呆

38．男，67 岁。跌倒后致右股骨颈骨折，给予持续皮牵引。为防止牵引过度的护理措施是
A．床尾抬高 15~20cm
B．注意皮肤护理
C．预防感染
D．维持有效循环
E．定时测定肢体长度

39．脑血栓形成早期溶栓的药物首选
A．肝素
B．尿激酶
C．华法林
D．阿司匹林
E．双嘧达莫

40．女，25 岁。妊娠 36 周。产前检查时行四步触诊发现宫底部分硬且圆，腹部左侧平坦饱满，右侧高低不平，在耻骨联合上方可左右推动胎先露部分，骶骨位于母体骨盆的左前方，对其胎方位判断正确的是
A．LOA
B．ROA
C．LSA
D．ROT
E．RSP

41．女，26 岁。停经近两个月，妊娠试验（＋），拟终止妊娠，应采用
A．钳刮术
B．负压吸引术
C．依沙吖啶引产
D．水囊引产
E．钳刮术结合负压吸引术

42．女，27 岁。产后哺乳 3 周，感觉左侧乳房胀痛 1 周，局部出现胀痛性肿块，中心有波动感，伴寒战、高热；患侧腋窝淋巴结肿大，血白细胞明显增多，最有效的治疗方法是
A．停止哺乳
B．局部热敷
C．应用大剂量抗生素
D．及时排空乳汁
E．及时切开引流

43．女，3 个月。体重 3.8kg。腹部皮下脂肪厚度 0.3cm，肌肉松弛，烦躁不安。其营养状况为
A．正常
B．轻度营养不良
C．中度营养不良
D．重度营养不良
E．肥胖

44．女，42 岁。反复大量呕吐 4 天，尿少，伴恶心、乏力。查体：脉搏 126 次 / 分，血压 75/45mmHg；唇干燥，眼窝凹陷，皮肤弹性差。实验室检查：血钠 135mmol/L。患者最可能发生了
A．高渗性脱水
B．原发性脱水
C．等渗性脱水
D．低渗性脱水
E．水中毒

45．女，46 岁。近 1 年月经不规律，现停经 48 天，发生阴道大流血。妇科检查：子宫饱满，稍软，首选的止血方法是
A．雄激素
B．孕激素
C．雌激素
D．诊断性刮宫
E．止血＋补血药

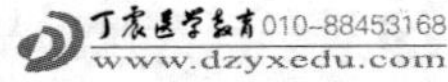

46. 女，58岁。全胃切除术后第3天，遵医嘱给予肠内营养液500ml。在输注200ml后，自诉腹胀明显，稍有腹痛。查体：无腹肌紧张及反跳痛。对患者的护理措施不包括
A. 停止输注剩余肠内营养液
B. 遵医嘱给予开塞露纳肛
C. 鼓励患者下床活动
D. 检查肠内营养液的输注速度及温度
E. 顺时针按摩下腹部

47. 女，60岁。原发性高血压10年，间断服降压药，血压一般维持在140/100mmHg，近1年头晕、头痛加重，血压常在170/100mmHg。胸部X线检查：左心室增大。医生诊断高血压靶器官轻度受累，责任护士对患者进行健康教育，不妥的是
A. 注意休息，适量运动，保证充足睡眠
B. 保持情绪稳定
C. 低盐、低脂饮食，防止超重
D. 坚持服用降压药，血压正常后停药
E. 定期门诊复查血压及靶器官损害情况

48. 女性生殖系统恶性肿瘤中病死率最高的是
A. 外阴癌
B. 卵巢癌
C. 宫颈癌
D. 输卵管癌
E. 子宫内膜癌

49. 疱疹性咽峡炎的病原体是
A. 腺病毒
B. 鼻病毒
C. 流感病毒
D. 柯萨奇A组病毒
E. 呼吸道合胞病毒

50. 说明产妇进入第二产程的征象是
A. 宫口开全
B. 产妇排尿困难
C. 产妇屏气向下用力
D. 胎头部分露于阴道
E. 脐带脱出于阴道口外

51. 关于胎盘早剥，叙述正确的是
A. 阴道流血量与病情严重程度成正比
B. 以无诱因、无痛性反复阴道流血为特点
C. 是妊娠早期的一种严重并发症，起病急，进展快
D. 确诊后可选择期待疗法或终止妊娠
E. 重型胎盘早剥孕妇的子宫硬如板状，有压痛

52. 唐氏综合征的典型症状是
A. 吞咽困难、肌张力增强
B. 尿液和汗液有鼠尿味
C. 新生儿时期即可出现低血糖、酸中毒
D. 毛发逐渐变棕色，皮肤变白
E. 智力低下，愚笨面容及身体发育迟缓

53. 糖尿病对孕妇的影响不包括
A. 流产率较高
B. 剖宫产率较高
C. 早产率较高
D. 产后出血发生率较高
E. 羊水过多发生率较高

54. 外阴阴道假丝酵母菌病好发的人群不包括
A. 长期应用广谱抗生素者
B. 糖尿病患者
C. 长期服用孕激素者
D. 长期使用地塞米松者
E. 孕妇

55. 小儿生理性贫血的特点描述正确的是
A. 出生后6个月发生
B. 与促红细胞生成素不足有关
C. 营养不良是主要原因
D. 为巨幼细胞贫血
E. 贫血进行性加重

56. 血友病B缺乏的凝血因子是
A. Ⅲ
B. Ⅵ
C. Ⅷ
D. Ⅸ
E. Ⅺ

57. 洋地黄的药理作用不包括
A. 增强心肌收缩力
B. 减慢心率
C. 增加心肌供血，扩张冠状动脉
D. 减慢房室传导

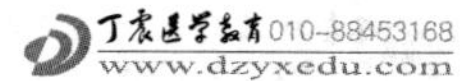

E. 加重房室传导阻滞

58. 抑制铁吸收的食物是
A. 猪血
B. 豆腐
C. 牛奶
D. 水果
E. 牛、羊肉

59. 原发性甲状腺功能减退症表现为
A. 血浆皮质醇分泌节律保持正常，可被小剂量地塞米松抑制
B. 甲状腺自身抗体 TRAb 阳性
C. 抗肾上腺抗体阳性，尿游离皮质醇降低
D. 血游离皮质醇升高，分泌节律消失
E. 血 TSH 增高

60. 针刺意外感染艾滋病病毒者用齐多夫定（叠氮胸苷，AZT）预防性治疗的疗程为
A. 1~2 周
B. 4~6 周
C. 8~10 周
D. 12~14 周
E. 16~18 周

二、共用题干单选题（每个提问 1 个得分点）：以下每道试题有 2~6 个提问，每个提问有 5 个备选答案，请选择 1 个最佳答案。提示：进入此部分试题后，您不能返回前面部分查看试题或修改答案；本部分在答题过程中不能回退（对已作答试题不能返回检查或修改答案）。您是否进入共用题干单选题部分？

（61~63 题共用题干）

男，12 岁。8 天前患上呼吸道感染，口服药物治疗，1 天前晨起眼睑水肿。实验室检查：镜下血尿，尿蛋白（+），有管型。

61. 第 1 问：最可能的诊断是
A. 急性肾小球肾炎
B. 慢性肾小球肾炎
C. 慢性肾盂肾炎
D. 输尿管结石
E. 肾结核

62. 第 2 问：患儿下床轻微活动的临床指征是
A. 血沉正常
B. 镜下血尿消失
C. Addis 计数正常
D. 没有严重循环充血症状出现
E. 水肿消退、血压正常、肉眼血尿消失

63. 第 3 问：饮食治疗应给予
A. 高钠、低蛋白、高碳水化合物、高维生素饮食
B. 低钠、高蛋白、低碳水化合物、高维生素饮食
C. 低钠、高蛋白、高碳水化合物、高维生素饮食
D. 高脂肪、高蛋白、低碳水化合物、高维生素饮食
E. 高蛋白、高脂肪、高碳水化合物、高钠饮食

（64~66 题共用题干）

女，24 岁。1 个月前因感冒咽喉疼痛，用青霉素治疗，症状好转。3 天后，上述症状复发，伴全身肌肉酸痛，鼻梁出现红斑，口腔内有一溃疡，双膝关节疼痛，行走困难，入院后确诊为系统性红斑狼疮。

64. 第 1 问：该病最容易受累的脏器是
A. 肺
B. 肾
C. 骨
D. 心
E. 脑

65. 第 2 问：提示系统性红斑狼疮病情活动的指标是
A. γ 球蛋白增高
B. γ 球蛋白降低
C. 补体增高
D. 补体降低
E. IgA 降低

66. 第 3 问：首选的治疗药物是
A. 青霉素
B. 糖皮质激素
C. 消炎痛
D. 环磷酰胺
E. 雷公藤

（67~68 题共用题干）

男，18 岁。由高处跳下时右腹部撞于木桩之上，局部疼痛，皮下有淤血。2 小时后腹痛加重，并蔓延至全腹，急诊来院。查体见意识模糊，面色苍白，唇发绀，四肢凉，脉搏 140 次 / 分，收缩压 50mmHg，舒张压未测到。

67. 第 1 问：估计患者的失血量约为
    A．300ml
    B．300~500ml
    C．500~800ml
    D．800~1600ml
    E．＞1600ml

68. 第 2 问：紧急护理最基本的措施是
    A．取休克卧位
    B．建立多条静脉通道
    C．保暖、吸氧
    D．应用血管活性药物
    E．给予留置导尿

（69~71 题共用题干）

男，1 岁。发育、营养良好，出生体重 3kg，身长 50cm，头围 33cm。

69. 第 1 问：该幼儿的体重约为
    A．7kg
    B．8kg
    C．9kg
    D．10kg
    E．11kg

70. 第 2 问：其头围约为
    A．34cm
    B．42cm
    C．46cm
    D．48cm
    E．50cm

71. 第 3 问：其已经出现的骨化中心数为
    A．2 个
    B．3 个
    C．4 个
    D．5 个
    E．6 个

（72~74 题共用题干）

男，20 岁。16 天前摔伤右肘部。查体：右肘部关节肿胀，压痛明显，活动受限，内上髁处有骨擦感。

72. 第 1 问：对诊断有意义的首选检查是
    A．X 线检查
    B．CT 检查
    C．B 超检查
    D．神经肌肉检查
    E．放射性核素检查

73. 第 2 问：容易出现的远期并发症是
    A．正中神经损伤
    B．尺神经损伤
    C．动脉损伤
    D．缺血性肌挛缩
    E．桡动脉损伤

74. 第 3 问：最适当的处理是
    A．手法复位＋外固定
    B．手法复位＋胶布外固定
    C．切开复位内固定
    D．手法复位＋三角巾悬吊
    E．持续骨牵引

（75~76 题共用题干）

男，28 岁。不明原因发热 3 个月。查体：颈部淋巴结肿大，脾肋下 3cm。实验室检查：血小板 25×10^9/L，白细胞 15×10^9/L，血红蛋白 60g/L。入院后给予 VDP 方案治疗，症状缓解，体征消失。

75. 第 1 问：该患者最可能的诊断是
    A．急性髓系白血病
    B．慢性淋巴细胞白血病
    C．恶性淋巴瘤
    D．急性淋巴细胞白血病
    E．传染性单核细胞增多症

76. 第 2 问：该患者化疗期间，由于大量白血病细胞被杀灭，血液中尿酸浓度明显增高。一旦发生尿酸性结石梗阻尿路时，护理人员可直接观察到的征象是
    A．酱油色尿
    B．大量浑浊尿
    C．少尿或无尿

D. 泡沫样尿
E. 大量蛋白尿

（77~78 题共用题干）

男，35 岁。因反复呕血半年入院，患者皮肤巩膜中度黄染，贫血貌，消瘦。B 超检查示脾大，少量腹水。患者既往有乙肝病史 20 余年。

77. 第 1 问：为确诊该患者是否存在门静脉高压，最有意义的检查是
A. 脐周有无静脉曲张
B. 骨髓活检
C. 食管 X 线钡剂检查
D. 直肠镜检查
E. 经皮脾静脉造影检查

78. 第 2 问：若该患者确诊为门静脉高压症，其典型的临床表现不包括
A. 脾大
B. 食欲减退，腻油
C. 呕血或黑便
D. 腹水
E. 脾功能亢进

（79~80 题共用题干）

男，50 岁。胃大部切除术后 10 天。进食后 15 分钟突然出现上腹饱胀、恶心、呕吐、头晕、心悸、出汗等表现。

79. 第 1 问：目前考虑其并发症为
A. 吻合口炎
B. 吻合口水肿
C. 倾倒综合征
D. 吻合口出血
E. 吻合口破裂

80. 第 2 问：为预防该并发症的发生，应指导患者进餐后
A. 平卧 10~20 分钟
B. 活动 10~20 分钟
C. 端坐 10~20 分钟
D. 再进食大量甜食
E. 再进食大量咸食

（81~82 题共用题干）

男，5 岁。因畏食、乏力伴全身水肿来诊。尿常规示尿蛋白（＋＋＋＋），可见透明管型和颗粒管型，诊断为单纯型肾病综合征。

81. 第 1 问：该患儿盐的摄入量应控制在
A. ＜ 1g/d
B. ＜ 2g/d
C. ＜ 3g/d
D. ＜ 4g/d
E. ＜ 5g/d

82. 第 2 问：对该患儿进行激素治疗 8 周后，复查尿常规示尿蛋白（＋＋＋），该患儿属于
A. 激素敏感型
B. 激素部分敏感型
C. 激素耐药型
D. 激素依赖型
E. 复发型

（83~85 题共用题干）

女，28 岁。月经不规律 2 年，闭经 10 个月，发现溢乳 6 个月，头痛 2 个月。曾经按“子宫发育不全”治疗无效，妇科检查子宫及附件未见异常。查体：体型肥胖，神清，眼底视神经乳头未见异常。CT 检查示鞍区内有一 2.0cm×1.5cm 低密度区，增强扫描有轻度强化，鞍区膨隆，诊断为催乳素腺瘤。拟行鞍区肿瘤切除术。

83. 第 1 问：诊断颅内肿瘤，首选的检查是
A. X 线检查
B. 脑电图检查
C. 脑血管造影检查
D. CT 检查
E. ECT 检查

84. 第 2 问：该患者术后第 3 天出现高热、头痛、脑膜刺激征阳性，可能的原因为
A. 颅内感染
B. 中枢性高热
C. 颅内压增高
D. 颅内血肿
E. 脑水肿

85. 第 3 问：该患者术后可能出现的最危险的并发症是
A. 颅内出血
B. 尿崩症
C. 癫痫发作
D. 中枢性高热
E. 胃出血

（86~88 题共用题干）

女，2 岁。因发热 1 天就诊。体温 40.1℃，突然发生惊厥，表现为双手握拳、口角抽动、双眼斜视。

86. 第 1 问：患儿必须马上进行的是
A. 降温处理
B. 静脉注射地西泮
C. 保持呼吸道通畅
D. 氧气吸入
E. 留取标本送检

87. 第 2 问：保持呼吸道通畅的措施中错误的是
A. 保持安静，减少刺激
B. 去枕平卧，头偏向一侧
C. 松解领口，解开扣子
D. 及时清除口、鼻部分泌物
E. 上下切牙之间垫牙垫

88. 第 3 问：对患儿家长进行的健康宣教不包括
A. 注意预防感染
B. 发热应及时降温
C. 告知惊厥时的急救方法
D. 生病时及时就诊
E. 坚持服用抗惊厥药

（89~90 题共用题干）

女，32 岁。既往体健，2 小时前无诱因出现心悸、头昏，随即排柏油样便约 500g 而急诊入院。

89. 第 1 问：患者上消化道出血最可能的原因是
A. 胃癌合并出血
B. 急性胃黏膜病变
C. 消化性溃疡合并出血
D. 食管胃底静脉曲张破裂出血
E. 胃黏膜脱垂合并出血

90. 第 2 问：急诊胃镜检查时，患者突然出现休克，首先采取的护理措施是
A. 安慰患者
B. 快速静脉补液
C. 监测生命体征
D. 给氧
E. 备好急救药品和器材

（91~93 题共用题干）

女，34 岁。被车撞伤头部，伤后神志清楚但球结膜下出血，鼻孔有血液和脑脊液流出。

91. 第 1 问：考虑患者受伤的部位是
A. 鼻骨骨折
B. 颅盖骨折
C. 颅前窝骨折
D. 颅后窝骨折
E. 颅中窝骨折

92. 第 2 问：该部位骨折最易受伤的神经是
A. 嗅神经
B. 面神经
C. 三叉神经
D. 展神经
E. 滑车神经

93. 第 3 问：目前该患者适宜的体位为
A. 半坐卧位
B. 患侧卧位
C. 头低足高位
D. 头高足低位
E. 平卧位

（94~95 题共用题干）

女，50 岁。右肩疼痛 1 个月，并向右上臂放射，伴肩关节活动受限，症状逐渐加重，有夜间痛，影响睡眠，发病前有外伤史，但伤时症状不明显。查体：右肩肌肉萎缩，肩关节活动受限，尤其影响外展和旋转功能，肩前有局部按压痛，畸形不明显。

94. 第 1 问：最可能的诊断是
A. 右肩关节软组织损伤
B. 右肱骨近端不完全性骨折
C. 右肱骨近端转移性肿瘤
D. 右肩关节周围炎
E. 颈椎病

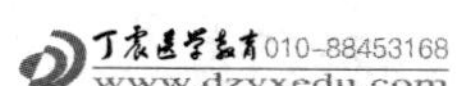

95. 第 2 问：治疗比较恰当的是
A．严密观察病情变化
B．药物治疗
C．手术治疗
D．局部注射醋酸泼尼松龙
E．积极行肩关节主动活动

（96~97 题共用题干）

女，5 个月。肺炎。发热，咳嗽，精神萎靡，食欲减退，伴呕吐及腹泻。

96. 第 1 问：目前出现腹胀，肠鸣音消失。最可能的情况是
A．中毒性肠麻痹
B．坏死性小肠结肠炎
C．消化功能紊乱
D．低钾血症
E．低钠血症

97. 第 2 问：为消除腹胀，可选用
A．热敷腹部
B．加强运动
C．给予阿托品
D．禁食、胃肠减压
E．补充钾盐

（98~100 题共用题干）

女，65 岁。因突发右下腹痛 1 天就诊。查体：右下腹压痛，可触及包块，既往每天大便 1 次，近 2 个月大便次数增多，时干时稀，偶有红色黏液样便。血常规：白细胞增多，血红蛋白 80g/L。

98. 第 1 问：可能的诊断是
A．结肠癌
B．急性阑尾炎
C．阑尾周围脓肿
D．盆腔炎
E．肠套叠

99. 第 2 问：为明确诊断，应做的检查是
A．结肠镜检查
B．B 超检查
C．腹腔穿刺
D．CT 检查
E．MRI 检查

100. 第 3 问：患者来院后，腹痛迅速加重，出现高热，白细胞 19×10^9/L，应采取的措施是
A．加强抗生素治疗
B．立即手术
C．腹腔穿刺
D．胃肠减压
E．镇痛、退热

强化试卷七

一、单选题（每题 1 个得分点）：以下每道试题有 5 个备选答案，请从中选择 1 个最佳答案。提示：本部分在答题过程中可以回退（对已作答试题可以返回检查或修改答案）。

1. 癌症疼痛的药物治疗，早期主张选用
   A．阿司匹林
   B．可待因
   C．吗啡
   D．哌替啶
   E．地西泮

2. 肠内营养禁忌证不包括
   A．肠道梗阻
   B．食管癌术后 3 天
   C．胃肠道有活动性出血
   D．休克
   E．严重肠道炎症

3. 初产妇已临产，处于第一产程潜伏期，给予灌肠。其目的不包括
   A．刺激宫缩
   B．清洁肠道
   C．准备剖宫产
   D．有利于胎先露下降
   E．避免分娩时大便污染消毒区

4. 初孕妇，30 岁。妊娠 36^{+2} 周，合并急性乙型肝炎，治疗措施不正确的是
   A．补充维生素 C
   B．立即肌内注射维生素 K
   C．肌内注射维生素 B_{12}500μg/d
   D．卧床休息
   E．静脉滴注红霉素预防感染

5. 大脑基底神经节区出血患者的临床表现有
   A．“三偏征”
   B．应激性溃疡
   C．丘脑性痴呆
   D．交叉瘫
   E．眼球震颤

6. 房间隔缺损的肺动脉瓣区第二心音的特点是
   A．亢进
   B．减弱
   C．消失
   D．正常
   E．不分裂

7. 肺结核患者应采取的护理措施不包括
   A．绝对卧床休息
   B．给予高热量、高蛋白、高维生素的食物
   C．观察病情变化及药物不良反应
   D．做好隔离消毒工作和对症护理
   E．加强心理护理，进行保健指导

8. 肺炎克雷伯菌肺炎痰液的性质为
   A．铁锈色痰
   B．红色胶冻样黏痰
   C．大量恶臭味脓痰
   D．棕黄色脓性痰
   E．白色泡沫痰

9. 妇女绝经过渡期变化的突出临床表现是
   A．潮热、出汗
   B．卵巢功能衰退
   C．性激素水平下降
   D．骨质疏松
   E．机体老化

10. 肝癌结节破裂出血可引起
   A．黄疸加深
   B．高热
   C．腹部包块
   D．大量黑便
   E．腹痛剧烈，遍及全腹

11. 肝炎患者的治疗原则不包括
   A．足够的休息、营养
   B．适当的药物
   C．避免饮酒
   D．加强血源管理
   E．不用损害肝脏的药物

12. 宫颈癌ⅠB 的治疗原则首选
A．手术治疗
B．放疗
C．化疗
D．手术及放疗
E．手术及化疗

13. 关于休克的治疗，错误的是
A．尽早去除休克病因
B．补充血容量
C．尽早使用血管收缩药
D．处理代谢紊乱
E．使用糖皮质激素

14. 化脓性脑膜炎脑脊液的特点不包括
A．颅内压增高
B．外观呈脓性
C．蛋白质下降
D．白细胞明显增多
E．糖和氯化物下降

15. 患者的肢体能抵抗重力，但不能抵抗阻力，其肌力定为
A．1 级
B．2 级
C．3 级
D．4 级
E．5 级

16. 急性梗阻性化脓性胆管炎治疗首选
A．大剂量抗生素抗感染
B．解痉、利胆治疗
C．积极抗休克治疗
D．及时手术、胆道引流
E．使用激素缓解症状

17. 急性乳腺炎患者脓肿形成后切开引流的切口一般是
A．放射状切口
B．横切口
C．圆形切口
D．弧形切口
E．纵切口

18. 急性肾小球肾炎的主要临床表现不包括
A．血尿
B．蛋白尿
C．高脂血症
D．水肿
E．高血压

19. 甲状腺功能亢进症、糖尿病共有的临床表现是
A．多食、消瘦
B．大便次数增多
C．下肢动脉硬化
D．四肢麻木感
E．收缩压升高

20. 可出现脐周皮肤青紫称为 Cullen 征的疾病是
A．急性阑尾炎
B．肝硬化
C．急性腹膜炎
D．急性胰腺炎
E．原发性肝癌

21. 麻醉前使用的抗胆碱药是
A．地西泮
B．东莨菪碱
C．异丙嗪
D．吗啡
E．芬太尼

22. 慢性支气管炎急性发作患者最主要的治疗是
A．抗生素
B．β_2 受体激动剂
C．祛痰药和镇咳药
D．卡介苗
E．镇咳药

23. 慢性子宫颈炎患者行物理治疗的时间应选择在
A．患者确诊时
B．月经来潮前 7 天
C．两次月经中间
D．月经来潮后 3 天
E．月经干净后 3~7 天

24. 某产妇在胎儿娩出后，随即出现阴道大量流血，颜色鲜红。目前最佳的处理办法是
A．立即徒手剥离
B．立即应用宫缩药

C．立即配血，做好输血准备
D．检查软产道有无裂伤
E．立即输液

25. 男，29 岁。因突发全身抽搐、口吐白沫、大小便失禁入院，现意识清醒。既往有过类似发作。若对其进行健康指导，不正确的内容是
A．注意减少精神和感觉刺激
B．禁止从事攀高、游泳、驾驶等职业
C．服药期间定期复查血常规、肝肾功能
D．随身携带个人信息卡
E．停止发作 3 个月后可考虑停药

26. 男，55 岁。肝硬化病史 13 年，今晨突然呕血约 600ml，晕倒，急送医院。查体：血压 60/42mmHg，脉搏 130 次 / 分，此时最有效的止血措施是
A．应用止血药物
B．立即补充血容量
C．三腔二囊管压迫止血
D．服用抑酸药
E．严格卧床休息

27. 男，58 岁。急诊以急性广泛前壁心肌梗死入院。经急诊介入治疗后，疼痛明显缓解，收入 ICU 病房继续监测。次晨发现患者血压 78/52mmHg，伴有面色苍白、皮肤湿冷、大汗、烦躁不安等，脉搏 110 次 / 分，尿量明显减少。目前考虑该患者发生了
A．低血压
B．心力衰竭
C．心律失常
D．心源性休克
E．心脏破裂

28. 男，65 岁。冠心病 5 年，口服药物治疗。6 小时前乘坐公交车时感到胸闷、气促，立即送往医院。查体：血压 88/56mmHg，面色苍白，出冷汗。心电图：QRS 波群 0.13 秒，40 个室性期前收缩持续出现，心室率 170 次 / 分，可见室性融合波，诊断为室性心动过速。首选的治疗方法是
A．胺碘酮静脉滴注
B．直流同步电复律
C．β 受体阻滞剂
D．导管消融治疗
E．ICD 治疗

29. 男，67 岁。糖尿病史 20 余年，诉视物模糊、胸闷、憋气，两腿及足底刺痛，夜间难以入睡，近 1 个月右足踇趾渐变黑。该患者可能的并发症不包括
A．白内障或视网膜病变
B．冠心病
C．神经病变
D．肢端坏疽
E．关节炎

30. 男，6 岁。发绀，活动耐力差，喜蹲踞，超声心动图示法洛四联症。护士在术前让患儿适当饮水的目的是
A．减轻发绀
B．改善低氧血症
C．预防血栓栓塞
D．保护心功能
E．维持水、电解质平衡

31. 女，15 岁。月经周期紊乱，经期长短不一，经量时多时少，无明显腹痛，其最可能的诊断为
A．排卵期出血
B．无排卵性异常子宫出血
C．黄体功能不足
D．黄体萎缩不全
E．子宫内膜不规则脱落

32. 女，20 岁。发热，鼻出血，皮肤紫癜 2 周。查体：体温 39℃，面色苍白，舌尖可见血疱，浅表淋巴结不大，双下肢可见瘀斑，胸骨压痛阴性，心率 100 次 / 分。实验室检查：红细胞 1.8×10^{12}/L，血红蛋白 50g/L，白细胞 1.9×10^{9}/L；分类：中性 0.22，淋巴 0.77，嗜酸性 0.01，网织红细胞 0.001，血小板 20×10^{9}/L。首先考虑的疾病是
A．淋巴瘤
B．脾功能亢进症
C．多发性骨髓瘤
D．再生障碍性贫血
E．慢性髓系白血病急变期

33. 女，26 岁。口服避孕药避孕，服用 1 周后出现恶心、呕吐、食欲减退，来医院就诊。最可能发生的是
A．胃炎
B．肝炎

C. 类早孕反应
D. 避孕药过敏
E. 肠炎

34. 女，27 岁。身体健康，已育有一婴儿（10 月龄）。最适合的避孕方法是
A. 口服避孕药
B. 安全期避孕
C. 使用避孕套
D. 放置宫内节育器
E. 免疫避孕法

35. 女，28 岁。妊娠 2 个月行人工流产负压吸引术，突感左下腹剧痛、头晕、胸闷、大汗淋漓，脉搏 110 次 / 分，血压 70/50mmHg，立即停止手术，观察半小时，发现左下腹出现包块。患者半年前有剖宫产史。此时最恰当的处理是
A. 肌内注射镇静药
B. 立即肌内注射维生素 K
C. 取头高足低位
D. 立即静脉滴注阿托品
E. 立即开腹探查

36. 判断患儿为重度贫血时血红蛋白量应为
A. 140~160g/L
B. 120~140g/L
C. 100~120g/L
D. 60~90g/L
E. 30~59g/L

37. 贫血孕妇的护理措施中，不正确的是
A. 适当增加含铁食物的摄入
B. 如病情需要加服铁剂
C. 积极寻找贫血原因，对症处理
D. 孕妇贫血均为缺铁性贫血，摄入含铁食物和铁剂即可缓解
E. 为减轻对胃肠道的刺激，应在餐后 20 分钟服用铁剂

38. 确诊肾结核的主要依据是
A. 尿中反复查出结核分枝杆菌
B. 膀胱镜检查见膀胱黏膜充血水肿
C. 有肾外结核病灶
D. 腹部 X 线检查见肾区有不透光阴影
E. 尿中查出脓细胞

39. 确诊唐氏综合征的主要依据是
A. 通贯手
B. 特殊面容
C. 智力低下
D. 基因检查
E. 染色体检查

40. 烧伤局部有水疱，基底潮红并剧痛，其深度是
A. Ⅰ度
B. 浅Ⅱ度
C. 深Ⅱ度
D. Ⅲ度
E. Ⅱ～Ⅲ度

41. 属于肾结石症状的是
A. 疼痛，放射至大腿外侧
B. 高血压
C. 膀胱刺激症状
D. 贫血
E. 与活动有关的血尿

42. 糖皮质激素治疗肾病综合征的目的主要是
A. 水肿消退
B. 减轻血尿
C. 血液黏稠度恢复
D. 减轻蛋白尿
E. 血白蛋白恢复正常

43. 为维生素 D 缺乏性手足搐搦症患儿查体时，用叩诊锤骤击膝下外侧腓骨头上方，可引起足向外侧收缩者为阳性，这是
A. 巴宾斯基征
B. 凯尔尼格征
C. 陶瑟征
D. 腓反射
E. 面神经征

44. 系统性红斑狼疮常见的死因为
A. 蛛网膜下腔出血
B. 呼吸衰竭
C. 心力衰竭
D. 上消化道出血
E. 肾衰竭

45. 消化性溃疡最常见的并发症是
A. 穿孔
B. 出血
C. 癌变
D. 幽门梗阻
E. 穿透性溃疡

46. 小儿热性惊厥的特点不包括
A. 婴、幼儿常见
B. 惊厥发作时间短暂
C. 多由急性上呼吸道感染引起
D. 多发生于高热开始后 12 小时内
E. 发作后神经系统体征异常

47. 小儿重型腹泻与轻型腹泻最大的区别点是前者
A. 有明显的电解质紊乱
B. 每天大便超过 10 次
C. 大便腥臭、有黏液
D. 蛋花样大便
E. 多由肠道外感染引起

48. 心源性水肿的特点是
A. 从身体疏松部位开始
B. 从身体低垂部位开始
C. 易伴心包积液
D. 易伴脑水肿
E. 久站后腰骶部水肿

49. 新生儿出生时感染水痘 - 带状疱疹病毒，一般发病时间在出生后
A. 4 天左右
B. 6 天左右
C. 8 天左右
D. 10 天左右
E. 14 天左右

50. 新生儿动、静脉内径比
A. 1∶1
B. 1∶2
C. 1∶3
D. 2∶1
E. 2∶2

51. 关于新生儿生理性黄疸特点的描述，正确的是
A. 出生后 24 小时内出现
B. 出生后 2~3 天最明显
C. 足月儿血清胆红素＞ 12mg/dl
D. 患儿一般情况良好
E. 足月儿黄疸持续时间不超过 1 周

52. 猩红热的护理措施正确的是
A. 卧床休息至病愈
B. 可用冷敷或乙醇物理降温
C. 急性期给予高蛋白、富含维生素饮食
D. 每天用肥皂水等洗澡保持皮肤清洁
E. 剪短指甲，叮嘱患儿及家长勿撕脱皮

53. 行开颅手术后患者出现脑脊液鼻漏，正确的处理方法是
A. 头低位
B. 用无菌棉球阻塞鼻孔
C. 用无菌生理盐水冲洗
D. 避免用力咳嗽、打喷嚏
E. 用氯霉素眼药水滴鼻

54. 血栓闭塞性脉管炎局部缺血期的临床表现是
A. 静息痛
B. 肢端坏疽
C. 间歇性跛行
D. 肌肉抽搐
E. 疼痛剧烈，屈膝抱足

55. 血性恶露一般持续的时间为
A. 3~4 天
B. 5~7 天
C. 7~8 天
D. 10~12 天
E. 14~15 天

56. 应用抗甲状腺药物治疗甲状腺功能亢进症的主要目的是
A. 促进抗甲状腺激素的合成
B. 破坏甲状腺腺体，降低甲状腺功能
C. 抑制甲状腺激素合成，降低甲状腺功能
D. 直接中和甲状腺激素，降低甲状腺激素的浓度
E. 促进代谢，抑制激素的分泌，抵抗甲状腺激素的作用

57. 婴儿出生时体重为 3.5kg，出生后 5 个月体重应是
A. 5kg
B. 6kg
C. 7kg
D. 8kg
E. 9kg

58. 预防上呼吸道感染的关键措施是
A. 避免去人多拥挤的公共场所
B. 平时加强体格锻炼
C. 按时预防接种
D. 保持室内空气清新
E. 用食醋熏蒸法行空气消毒

59. 原发免疫性血小板减少症首选的治疗方法为
A. 应用糖皮质激素
B. 行脾切除术
C. 定期输注浓缩的血小板悬液
D. 应用止血药
E. 应用免疫抑制药

60. 孕妇水肿的护理措施中不正确的是
A. 嘱孕妇右侧卧位
B. 嘱孕妇左侧卧位
C. 卧床时下肢垫高 15°
D. 避免长时间站或坐
E. 适当限制孕妇对盐的摄入

二、共用题干单选题（每个提问 1 个得分点）：以下每道试题有 2~6 个提问，每个提问有 5 个备选答案，请选择 1 个最佳答案。提示：进入此部分试题后，您不能返回前面部分查看试题或修改答案；本部分在答题过程中不能回退（对已作答试题不能返回检查或修改答案）。您是否进入共用题干单选题部分？

（61~63 题共用题干）

男，36 岁。突感剧烈头痛、呕吐。神志清楚，血压 142/95mmHg，脑膜刺激征阳性，脑脊液呈均匀血性。

61. 第 1 问：首先考虑的诊断是
A. 动脉硬化性脑栓塞
B. 蛛网膜下腔出血
C. 短暂性脑缺血发作
D. 脑栓塞
E. 高血压脑出血

62. 第 2 问：该病最常见的病因是
A. 先天性动脉瘤破裂
B. 脑动静脉畸形
C. 高血压动脉硬化
D. 血液病
E. 脑动脉炎

63. 第 3 问：该病的潜在并发症是
A. 脑积水
B. 再出血
C. 脑缺氧
D. 脑疝
E. 癫痫

（64~65 题共用题干）

男，56 岁。食管癌根治手术后 2 天，患者口唇苍白，前胸、下肢多处皮下出血点及瘀斑，血压偏低，伴低热，确诊为弥散性血管内凝血（DIC）。

64. 第 1 问：DIC 早期常见的临床表现是
A. 出血
B. 贫血
C. 低血压
D. 休克
E. 发热

65. 第 2 问：DIC 低凝血期应用的治疗药物是
A. 肝素
B. 止血药
C. 补充凝血因子
D. 肝素与止血药同时使用
E. 肝素与补充凝血因子同时进行

（66~67 题共用题干）

男，55 岁。因腹痛、呕吐、腹泻 3 天入院。查体：神志淡漠，眼窝凹陷，皮肤弹性降低，血压 90/65mmHg，尿量减少，尿比重低。

66. 第 1 问：该患者最可能发生了
A. 低渗性脱水
B. 高渗性脱水
C. 等渗性脱水
D. 水中毒
E. 急性脱水

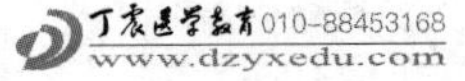

67. 第 2 问：补液的原则不包括
A. 先盐后糖
B. 先快后慢
C. 先晶后胶
D. 见尿补钾
E. 宁多勿少

（68~70 题共用题干）

某孕妇，30 岁。停经 34 周。头痛、头晕 7 天，伴有视物模糊 1 天急诊入院。查体：血压 180/100mmHg，尿蛋白（++），水肿（+++）。入院后给予降压、解痉、扩容等治疗。

68. 第 1 问：正确的处理措施是
A. 立即行剖宫产
B. 静滴缩宫素
C. 水囊引产
D. 严密监测病情，稳定后行剖宫产结束分娩
E. 等待自然分娩

69. 第 2 问：为防止硫酸镁中毒，24 小时尿量不少于
A. 400ml
B. 500ml
C. 600ml
D. 700ml
E. 800ml

70. 第 3 问：健康教育错误的是
A. 妊娠中期开始做产前检查
B. 适度活动
C. 指导孕妇合理饮食，保证足够营养
D. 每天自数胎动
E. 每天监测体重

（71~72 题共用题干）

男，14 岁。上呼吸道感染后 1 周出现肉眼血尿。查体：血压 145/95mmHg，下肢轻度凹陷性水肿。实验室检查：尿液中可见多形性红细胞，尿蛋白（+），血肌酐 140μmol/L。

71. 第 1 问：该患者最可能的诊断是
A. 急性肾小球肾炎
B. 急性肾盂肾炎
C. 肾病综合征
D. 高血压肾病
E. 无症状性血尿和（或）蛋白尿

72. 第 2 问：该阶段对患者的处理措施中，不当的是
A. 绝对卧床休息
B. 加强休息和保暖
C. 使用利尿药消肿降压
D. 使用抗生素控制感染
E. 糖皮质激素、抗感染治疗

（73~75 题共用题干）

男，23 岁。餐后剧烈运动后突然出现剧烈腹痛，向腰背部放射，呕吐。

73. 第 1 问：该患者最可能的诊断是
A. 肠套叠
B. 肠粘连
C. 肠肿瘤
D. 肠扭转
E. 肠系膜动脉栓塞

74. 第 2 问：在护理患者时，最重要的观察内容是
A. 有无腹痛
B. 有无腹胀
C. 有无肛门排气、排便
D. 有无呕吐
E. 有无肠绞窄征象

75. 第 3 问：为明确该诊断，需要进行的检查是
A. B 超检查
B. CT 检查
C. 腹部立位 X 线检查
D. 肠镜检查
E. 直肠指诊

（76~77 题共用题干）

男，4 岁。因高热 2 天，流涕伴干咳来诊。查体：咽充血，双肺呼吸音粗，未闻及哮鸣音。胸部 X 线检查示中下肺野边缘不清，伴肺门团块状阴影。

76. 第 1 问：最可能的诊断是
A. 上呼吸道感染
B. 原发性肺结核
C. 金黄色葡萄球菌肺炎
D. 肺炎支原体肺炎
E. 支气管炎

77. 第 2 问：首选的抗生素是
A. 青霉素
B. 红霉素
C. 第三代头孢菌素
D. 链霉素
E. 氯霉素

（78~79 题共用题干）

男，58 岁。肛周伤口反复破溃伴少量溢液，偶有气体逸出，直肠指诊可触及一较硬的条索状管道。

78. 第 1 问：该患者可能的诊断是
A. 肛瘘
B. 直肠癌
C. 直肠脱垂
D. Ⅲ度内痔
E. 坐骨肛管间隙脓肿

79. 第 2 问：在该情况发生之前，患者很可能患有
A. 混合痔
B. Ⅱ度内痔
C. 慢性肛裂
D. 血栓性外痔
E. 直肠肛管周围脓肿

（80~81 题共用题干）

男，58 岁。胸痛，痰中带血 4 个月。胸部 X 线检查示左上肺有一不规则阴影，诊断为肺癌。

80. 第 1 问：患者术后 24 小时内最常见的并发症是
A. 肺不张
B. 肺炎
C. 支气管胸膜瘘
D. 心律失常
E. 出血

81. 第 2 问：患者在全麻下行左上肺叶切除术，术后第 1 天最适宜的体位是
A. 平卧位
B. 左侧卧位
C. 右侧卧位
D. 半坐卧位
E. 头低足高位

（82~84 题共用题干）

男，60 岁。剧烈咳嗽后出现剧烈头痛、呕吐。查体：神志清楚，右侧眼睑下垂，右侧瞳孔直径 8mm，直接、间接对光反射消失，左侧瞳孔直径 4mm，对光反射存在。体温 36.9℃，脉搏 80 次 / 分，呼吸 20 次 / 分，血压 160/90mmHg。颈强直，凯尔尼格征（Kernig 征）阳性。腰椎穿刺：颅内压增高，引流出血性脑脊液。初步诊断为颅内动脉瘤，蛛网膜下腔出血。

82. 第 1 问：为进一步明确诊断，需要做的检查是
A. MRI
B. CT
C. 多普勒超声
D. 脑电图
E. 脑血管造影

83. 第 2 问：检查结果显示动脉瘤位于 Willis 环前部，此患者术前最重要的练习是
A. 深呼吸
B. 咳嗽排痰
C. 俯卧位
D. 颈仰卧位
E. 压迫颈动脉

84. 第 3 问：该患者术后护理措施中错误的是
A. 绝对卧床休息
B. 给予止血药
C. 给予镇静药
D. 给予抗生素
E. 便秘者给予肥皂水灌肠

（85~87 题共用题干）

男，60 岁。右股骨头缺血性坏死，行人工全髋关节置换术。护士应密切观察并发症，并指导患者行功能锻炼。

85. 第 1 问：术后 3 个月可以进行的活动为
A. 将两膝交叉
B. 坐矮凳
C. 爬山
D. 剧烈跑跳
E. 骑自行车

86. 第 2 问：该类手术患者术后最易发生的并发症是
A. 感染

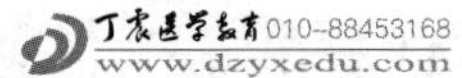

B. 脱位
C. 下肢深静脉血栓形成
D. 假体松动
E. 出血

87. 第3问：指导正确的是
A. 做贴床屈膝训练时，为减轻疼痛，可将膝部向内翻
B. 使用单拐时，拐杖要握在患侧手中
C. 下床时应先将健肢放下，让患肢不承重
D. 为增加舒适感，患者可坐软沙发，且两边有扶手
E. 上楼梯时先上健肢，后上患肢，拐杖随后

（88~89题共用题干）

男，82岁。慢性咳嗽、咳痰30余年，近8年活动后气促。2周前感冒后咳嗽、痰多，气促加剧，伴胸闷、呼吸费力、口唇发绀。实验室检查：白细胞 $12.1 \times 10^9/L$，中性粒细胞分类0.90，动脉血pH7.25，$PaCO_2$64mmHg，$PaO_2$54mmHg，X线检查显示肺动脉高压，肺动脉段明显突出。

88. 第1问：患者最可能的诊断是
A. 支气管肺炎
B. 慢性肺源性心脏病
C. 支气管哮喘急性发作
D. 原发性支气管肺癌
E. 自发性气胸

89. 第2问：患者出现表情淡漠、神志恍惚、谵妄等表现，应考虑
A. 呼吸性酸中毒
B. 呼吸性碱中毒
C. 短暂性脑缺血发作
D. 肺性脑病
E. 窒息先兆

（90~92题共用题干）

女，25岁。1型糖尿病。考试后出现恶心、呕吐、烦躁，继之嗜睡、昏迷。急诊测血压75/50mmHg，血糖33.2mmol/L，血钾5.3mmol/L。

90. 第1问：该患者最可能出现的问题是
A. 糖尿病乳酸性酸中毒
B. 高渗高血糖综合征
C. 糖尿病酮症酸中毒
D. 低血糖
E. 糖尿病胃轻瘫

91. 第2问：对该患者治疗最为重要的是
A. 大量静脉补液
B. 快速降血糖
C. 快速排钾
D. 神经兴奋药改善中枢神经系统症状
E. 胃肠道药物改善消化系统症状

92. 第3问：此时该患者胰岛素使用的原则是
A. 小剂量胰岛素持续静脉泵入
B. 大剂量胰岛素静脉注射
C. 大剂量胰岛素皮下注射
D. 小剂量胰岛素持续静脉泵入＋大剂量胰岛素静脉注射
E. 小剂量胰岛素持续静脉泵入＋小剂量胰岛素皮下注射

（93~94题共用题干）

女，26岁。左小腿挤压伤。患肢肿胀明显，X线检查示左胫骨中段骨折，行石膏托外固定。

93. 第1问：早期提示患者出现骨筋膜室综合征的症状是
A. 足背动脉搏动消失
B. 小腿及足部的皮肤颜色和温度改变
C. 患肢肿胀加重
D. 出现感觉障碍
E. 患肢出现静息痛，伸趾时疼痛加剧

94. 第2问：如果发生骨筋膜室综合征，应采取的紧急措施为
A. 抬高患肢，以利于消肿
B. 给予血管扩张药，解除血管痉挛
C. 被动按摩，以利于消肿
D. 行局部麻醉，解除血管痉挛
E. 解除石膏托，切开减压

（95~96题共用题干）

女，37岁。已婚。2年来感下腹隐痛不适。12小时前突发转移性右下腹痛，伴恶心、呕吐、发热。查体：右下腹压痛明显，有反跳痛，腹肌紧张。血常规：白细胞 $17 \times 10^9/L$，中性粒细胞分类0.88。尿常规无异常。

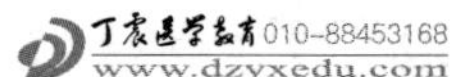

95. 第 1 问：最可能的诊断是
A. 急性盆腔炎
B. 急性输卵管炎
C. 尿路感染
D. 胃十二指肠破裂穿孔并发腹膜炎
E. 急性阑尾炎并发腹膜炎

96. 第 2 问：患者行急诊手术，术后 4 天，诉下腹坠胀不适，大便次数增多，里急后重，排尿困难，应考虑为
A. 尿路感染
B. 盆腔脓肿
C. 切口感染
D. 盆腔炎
E. 直肠癌

（97~98 题共用题干）

女，48 岁。双侧眼球突出 2 个月。性情急躁，易怒，诊断为甲状腺功能亢进症。

97. 第 1 问：患者重度甲状腺功能亢进症时，基础代谢率可达
A. ＋ 10%~ ＋ 20%
B. ＋ 20%~ ＋ 30%
C. ＋ 30%~ ＋ 40%
D. ＋ 40%~ ＋ 60%
E. ＋ 60% 以上

98. 第 2 问：术前药物护理错误的是
A. 服用碘剂注意稀释
B. 复方碘化钾 10 滴，tid，服用 2 周；或 3 滴，tid，逐日每次增加 1 滴至 16 滴为止
C. 术前准备服用普萘洛尔时，最后一次服药应在术前 1~2 小时
D. 术前应用苯巴比妥钠和阿托品
E. 用药期间应严密观察药物的不良反应与效果

（99~100 题共用题干）

女，80 岁。妇科检查：宫颈已达到但未超出处女膜缘，在阴道口见到宫颈。

99. 第 1 问：属于子宫脱垂
A. Ⅰ度轻型
B. Ⅰ度重型
C. Ⅱ度轻型
D. Ⅱ度重型
E. Ⅲ度

100. 第 2 问：该患者最适宜的治疗措施是
A. 药物治疗
B. 手术治疗
C. 非手术治疗
D. 放射治疗
E. 绝对卧床休息

强化试卷八

一、单选题（每题 1 个得分点）：以下每道试题有 5 个备选答案，请从中选择 1 个最佳答案。提示：本部分在答题过程中可以回退（对已作答试题可以返回检查或修改答案）。

1. 产后子宫降入骨盆腔内通常出现在产后
A．8 天
B．10 天
C．12 天
D．14 天
E．16 天

2. 胆道手术后 T 管留置时间通常为
A．3 天
B．7 天
C．10 天
D．14 天
E．1 个月

3. 滴虫阴道炎典型的白带特点是
A．血性稀薄
B．稀薄泡沫状
C．脓性有臭味
D．干酪样
E．豆腐渣样

4. 短暂性脑缺血发作的临床特征不包括
A．起病突然
B．持续时间短暂
C．反复发作
D．无局灶性症状
E．恢复完全

5. 对肺结核患者进行病情观察时，提示病情较重，应加强护理的症状是
A．低热盗汗，颧部潮红
B．软弱疲乏，精神不振
C．食欲减退，体重减轻
D．高热不退，呼吸急促
E．胸闷不适，咳嗽、咳痰

6. 对急性左心衰的患者采取加压给氧的主要目的是
A．增加动脉血氧分压
B．使肺泡内压增高
C．降低肺泡内的表面张力
D．增加肺泡内的表面张力
E．增加肺泡毛细血管通透性

7. 对脑血管出血患者无效的措施是
A．保持安静
B．保持呼吸道通畅
C．止血、促凝药
D．脱水药
E．外科手术治疗

8. 关于输卵管因素导致的不孕症，最有价值的检查项目是
A．阴道镜检查
B．腹腔镜检查
C．宫腔镜检查
D．子宫输卵管造影
E．性交后精子穿透力试验

9. 对消化性溃疡出血不适用的是
A．应用 H^+-K^+-ATP 酶抑制剂
B．三腔二囊管压迫
C．冰盐水洗胃
D．西咪替丁（甲氰咪胍）静脉注射
E．胃镜下高频电灼

10. 多见于女性的腹外疝是
A．腹股沟斜疝
B．腹股沟直疝
C．股疝
D．脐疝
E．切口疝

11. 发生多器官功能障碍综合征最常见的器官是
A．肺
B．肝脏
C．心脏
D．肾脏
E．脑

12. 妇科恶性肿瘤化疗药物中属于生物碱类的是
A. 柔红霉素
B. 顺铂
C. 氮芥
D. 长春新碱
E. 多柔比星

13. 复发性流产的定义是指自然流产发生多少次及以上
A. 2 次
B. 3 次
C. 4 次
D. 5 次
E. 6 次

14. 腹部手术后拔除胃管的指征是
A. 术后 3 天
B. 肠蠕动恢复，肛门排气
C. 可下床活动
D. 肠鸣音亢进
E. 无胃液抽出

15. 腹膜透析最常见的并发症是
A. 腹腔感染
B. 高脂血症
C. 高渗血症
D. 肺部感染
E. 心律失常

16. 革兰阴性菌感染的临床特点不包括
A. 低体温
B. 白细胞减少
C. 低血压
D. 四肢厥冷
E. 后期出现感染性休克

17. 宫颈癌晚期病变累及盆壁、闭孔神经、腰骶神经时可出现的症状是
A. 尿频
B. 肛门坠胀
C. 肾盂积水
D. 坐骨神经痛
E. 阴道排液如米泔样

18. 宫内节育器正确的放置时间不包括
A. 月经干净后第 1 天
B. 剖宫产术后半年
C. 产后 42 天
D. 人工流产术后宫腔深度＜10cm 者
E. 哺乳期排除早期妊娠者

19. 关于低渗性脱水正确的说法是
A. 早期尿量减少
B. 失钠多于失水
C. 失水多于失钠
D. 血钠低于 120mmol/L
E. 补液首选 5% 葡萄糖溶液（GS）

20. 患者不能言语，但对别人的言语和书写的文字能理解是
A. 运动性失语
B. 感觉性失语
C. 失写
D. 失读
E. 命名性失语

21. 急性白血病患者常见的继发感染部位不包括
A. 咽峡部
B. 口腔黏膜
C. 肛周
D. 腹膜腔
E. 肺部

22. 急性盆腔炎治疗的主要手段是
A. 局部治疗为主
B. 中药治疗为主
C. 手术治疗为主
D. 抗生素治疗为主
E. 全身支持疗法

23. 急性溶血性链球菌引起的上呼吸道感染，年长患儿易并发
A. 中耳炎
B. 急性肠炎
C. 急性肾小球肾炎
D. 肺脓肿
E. 脑膜炎

24. 脊髓休克早期出现尿液外流可能为
A. 真性尿失禁

B．压力性尿失禁
C．充溢性尿失禁
D．急迫性尿失禁
E．麻痹性尿失禁

25. 可诱发肝性脑病的因素<u>不包括</u>
A．上消化道出血
B．高蛋白饮食
C．感染
D．腹泻
E．使用镇静药

26. 溃疡性结肠炎患者的排便特点<u>不包括</u>
A．黏液脓血便
B．伴里急后重
C．腹泻便秘交替，以便秘为主
D．排便后腹痛可减轻
E．大便的情况可反映病情的轻重

27. 类风湿关节炎突出的临床表现是
A．游走性大关节疼痛
B．固定性大关节疼痛
C．关节肿胀
D．晨僵
E．关节畸形

28. 关于流行性腮腺炎腮腺肿特点的表述，正确的是
A．双侧同时肿大
B．肿大以耳垂为中心
C．为化脓性肿大
D．局部皮肤发亮，表面发红、发热
E．持续 10 天左右逐渐消退

29. 麻醉前禁食、禁饮最主要的目的是
A．预防术后腹胀
B．避免术中污染术野
C．便于术中操作
D．预防术后尿潴留
E．预防术中呕吐、误吸

30. 墨菲征阳性是指按压墨菲点时，患者表现为
A．因疼痛而出现呼吸抑制的现象
B．深呼吸时因疼痛而屏气的现象
C．因疼痛而出现休克的现象
D．深呼吸时疼痛致血压升高的现象
E．因疼痛而出现战栗的现象

31. 某产妇，自然分娩后 5 天，今顺利出院。护士对产妇正确的出院指导是
A．产后 64 天复查
B．坚持母乳喂养 42 天
C．哺乳期间无须避孕
D．新生儿生理性黄疸持续 1 周左右
E．性生活在产后 4 周恢复

32. 男，18 个月。自幼青紫，有晕厥史，今晨起频繁抽搐、神志不清。查体：双肺可闻及干、湿啰音，脉搏 150 次 / 分。应考虑为
A．支气管肺炎并发心力衰竭
B．代谢性酸中毒
C．化脓性脑膜炎
D．法洛四联症缺氧发作
E．流行性乙型脑炎

33. 男，34 岁。因反复泡沫尿半年，加重伴下肢水肿 2 周入院。查体：血压 165/110mmHg。实验室检查：血红蛋白 85g/L，尿蛋白 2.5g/d，尿多形性红细胞（＋＋），血肌酐 190μmol/L。对该患者的处理措施中，最重要的是
A．透析治疗
B．降压治疗
C．避免感染
D．限制食物蛋白质
E．使用抗血小板药

34. 男，40 岁。行右肾切开取石、肾盂造口术后 2 周，恢复良好，遵医嘱拔除肾盂造口管后，患者应取的体位是
A．平卧位
B．半坐卧位
C．左侧卧位
D．右侧卧位
E．头低足高位

35. 男，45 岁。反复排便时无痛性出血、痔块脱出，行痔切除。术后护理正确的是
A．术后当天即应尽早下床活动
B．术后进普通饮食，增加食物纤维，预防便秘
C．术后 24 小时内，每 4~6 小时排尿 1 次
D．术后便秘者应立即灌肠

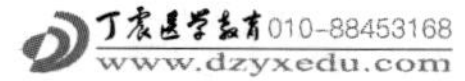

E．术后 24 小时予扩肛，防止肛门狭窄

36. 男，55 岁。食管癌晚期，无法手术也无法经口进食。建立营养支持最适用的是
A．鼻胃管行短期管饲
B．深静脉置管行长期全营养混合液输注
C．胃造口管行长期管饲
D．鼻肠管行长期管饲
E．外周静脉行短期营养液输注

37. 男，56 岁。刺激性咳嗽 6 个月，近 1 个月痰中带血，伴有胸闷、气促、发热，食欲减退，消瘦明显。胸部 X 线检查示右肺门毛刺状阴影。为尽快明确诊断，首选的检查是
A．CT 检查
B．MRI 检查
C．支气管镜检查
D．胸腔镜检查
E．痰脱落细胞学检查

38. 男，65 岁。因阵发性腹部绞痛 5 小时入院，腹痛发作时自觉有腹腔内气块窜动感，伴呕吐胃内容物多次，肛门有少量排气。腹部 X 线检查示肠黏膜皱襞呈“鱼肋骨刺状”改变。该患者可能发生
A．肠扭转
B．肠套叠
C．空肠梗阻
D．回肠梗阻
E．结肠梗阻

39. 男，68 岁。双上肢持物不稳，双下肢行走有踩棉花感，诊断为脊髓型颈椎病，行前路手术。患者手术后出现颈部明显肿胀、增粗，并出现呼吸困难。应高度怀疑患者出现了
A．喉头水肿
B．血肿形成
C．喉上神经损伤
D．喉返神经损伤
E．痰液阻滞

40. 年龄较大、不需要再生育的妇女，发生Ⅲ度子宫脱垂合并阴道前后壁膨出，最有效的治疗方法是
A．应用子宫托
B．阴道前后壁修补术
C．经阴道全子宫切除术
D．宫颈切除术＋阴道前后壁修补术
E．经阴道全子宫切除术＋阴道前后壁修补术

41. 暖休克时的病理生理特点是
A．外周血管扩张，阻力降低
B．外周血管扩张，阻力增高
C．外周血管收缩，阻力降低
D．外周血管收缩，阻力增高
E．外周血管收缩，阻力不变

42. 女，30 岁。局麻下行乳房肿块切除，注射局部麻醉药后不久患者出现面色苍白、心悸气短、多语和烦躁不安等表现，首先应考虑其出现了
A．低血糖
B．疼痛阈值低
C．精神过度紧张
D．局部麻醉药毒性反应
E．原有疾病病情变化

43. 女，32 岁。因上腹痛 10 小时，伴发热、呕吐来急诊。急查血淀粉酶 1000U/L，以急性胰腺炎收入病房。首要的治疗措施是
A．抗生素
B．糖皮质激素
C．禁食
D．抑肽酶
E．胰岛素

44. 女，45 岁。因乳腺癌行化疗，输液过程中发现药液漏入皮下，正确的处理方法是
A．立刻停止输液，拔除针头
B．立刻停止输液，用原有针头行多向强力回抽
C．立刻停止输液，用原针头注入解毒药
D．立刻停止输液，用冰袋冷敷
E．减慢滴速，用原针头注入解毒药

45. 女，46 岁。近 2 年月经不规律，经量增多。本次停经 2 个月余又阴道流血 13 天，量多伴头痛。妇科检查：宫颈光滑，宫体前位，正常大小，附件未触及，阴道内大量鲜血和血块，贫血貌。首选的诊疗措施是
A．止血药加静脉滴注抗生素
B．止血药加补充铁剂
C．大量雌激素止血加支持疗法
D．诊断性刮宫加支持疗法
E．大量孕激素加支持疗法

46. 人出生后第二个生长发育高峰是
A. 婴儿期
B. 幼儿期
C. 学龄前期
D. 学龄期
E. 青春期

47. 妊娠合并心脏病的孕、产妇易发生心力衰竭的时期是
A. 妊娠 32~36 周
B. 妊娠 35~37 周
C. 妊娠 38~40 周
D. 分娩期
E. 产后最初 7 天内

48. 关于妊娠与糖尿病的互相影响，正确的是
A. 妊娠期的糖尿病妇女胰岛素需要量减少
B. 糖尿病孕妇常并发羊水过少
C. 糖尿病孕妇过期妊娠发生率高
D. 妊娠早期糖尿病孕妇易发生酮症酸中毒
E. 糖尿病孕妇双胎妊娠的概率增高

49. 乳腺癌术后功能锻炼的措施不包括
A. 术后 3 天患肢制动，置于功能位
B. 术后 1 天手指可以主动或被动活动
C. 术后 3~5 天活动肘部
D. 术后 1 周开始进行肩部活动
E. 术后 3 天可以开始进行肩部活动

50. 伤寒肠道病变的好发部位是
A. 十二指肠、空肠上段
B. 回肠上段
C. 回肠末段
D. 乙状结肠
E. 直肠

51. 肾病综合征患儿血钙降低的原因是
A. 钙结合蛋白丢失
B. 甲状旁腺功能紊乱
C. 进食过少
D. 使用利尿药
E. 钙质附着于骨

52. 适宜行人工流产术的情况不包括
A. 慢性子宫颈炎
B. 药物流产失败
C. 妊娠剧吐并有酸中毒
D. 冠心病，心功能Ⅱ级
E. 流产前两次测体温 37℃

53. 属于水溶性维生素的是
A. 维生素 A
B. 维生素 D
C. 维生素 E
D. 维生素 K
E. 维生素 C

54. 胎膜早破的处理措施不包括
A. 入院待产
B. 观察胎心变化
C. 未入盆者绝对卧床
D. 减少不必要的肛门检查
E. 破膜 24 小时给予抗生素

55. 胎盘剥离征象不包括
A. 宫体变硬呈球形
B. 宫底升高达脐上
C. 阴道少量流血
D. 阴道口外露脐带自行下降
E. 轻压子宫下段时外露脐带回缩

56. 唐氏综合征的临床特点不包括
A. 智能落后
B. 体格发育迟缓
C. 特殊面容
D. 有特殊皮肤纹理
E. 头围大于正常

57. 腺病毒肺炎的临床特点是
A. 多见于 3 岁以上儿童
B. 起病较缓慢，多呈弛张热
C. 胸部 X 线改变比肺部体征出现早
D. 易合并脓胸、脓气胸
E. 可出现猩红热样或荨麻疹样皮疹

58. 小儿结核性脑膜炎早期典型的临床特点是
A. 呕吐
B. 明显头痛
C. 性情改变
D. 脑膜刺激征
E. 嗜睡、突发惊厥

59. 小儿心力衰竭的临床诊断指标<u>不包括</u>
A. 心音亢进
B. 呼吸困难加重
C. 肝短时间内增大
D. 突然出现烦躁不安
E. 安静时心率增快，不能用发热解释

60. 新生儿败血症的并发症是
A. 新生儿胆红素脑病
B. 新生儿腹泻
C. 中毒性脑病
D. 化脓性脑膜炎
E. 新生儿低血糖

二、共用题干单选题（每个提问 1 个得分点）：以下每道试题有 2~6 个提问，每个提问有 5 个备选答案，请选择 1 个最佳答案。提示：进入此部分试题后，您不能返回前面部分查看试题或修改答案；本部分在答题过程中不能回退（对已作答试题不能返回检查或修改答案）。您是否进入共用题干单选题部分？

（61~63 题共用题干）

女，2 岁。活动后无青紫，常患呼吸道感染。查体：胸骨左缘第 2 肋间可闻及粗糙响亮连续性机器样杂音，有水冲脉。心电图示左心室肥大，胸部 X 线检查示心影增大，肺动脉段突出，肺野充血。

61. 第 1 问：可能的诊断为
A. 房间隔缺损
B. 室间隔缺损
C. 动脉导管未闭
D. 法洛四联症
E. 肺动脉狭窄

62. 第 2 问：若该患儿出现下半身青紫，表示并发
A. 右心室肥厚
B. 左心室肥厚
C. 主动脉高压
D. 肺动脉狭窄
E. 肺动脉高压

63. 第 3 问：该患儿出现声音嘶哑，其原因是
A. 左、右心室肥大，压迫喉返神经
B. 右心室肥大，压迫喉返神经
C. 左心房肥大，压迫喉返神经
D. 左心室肥大，压迫喉返神经
E. 肺动脉扩大，压迫喉返神经

（64~65 题共用题干）

男，52 岁。哮喘持续状态 1 天，动脉血气分析：pH7.40，$PaCO_2$48mmHg，BE ＋ 1mmol/L，HCO_3^- 23mmol/L。

64. 第 1 问：该患者的酸碱失衡的类型是
A. 呼吸性碱中毒
B. 代谢性酸中毒代偿期
C. 代谢性碱中毒
D. 呼吸性酸中毒代偿期
E. 呼吸性碱中毒合并代谢性碱中毒

65. 第 2 问：首要的治疗措施是
A. 解除肺不张
B. 控制肺部感染
C. 改善通气功能
D. 静脉注射碱性药物
E. 提高吸入氧浓度

（66~67 题共用题干）

女，18 岁。多饮、多食、消瘦 4 年，注射胰岛素治疗。近 1 个月中断胰岛素治疗，出现食欲缺乏，伴头痛。今起发热 39℃，突然昏迷。实验室检查：血糖 24.9mmol/L，酮体（＋＋），血钠 145mmol/L，pH7.31。

66. 第 1 问：引起昏迷最可能的原因是
A. 糖尿病酮症酸中毒
B. 感染
C. 脑血管并发症
D. 低血糖反应
E. 电解质紊乱

67. 第 2 问：患者当前的首优护理问题是
A. 体液不足　与糖尿病酮症所致的脱水有关
B. 意识改变　与糖尿病酮症发生有关
C. 潜在并发症：肾衰竭　与糖尿病所致糖尿病肾病有关
D. 体温过高　与肺部感染有关
E. 低效性呼吸型态　与糖尿病酮症所致呼吸改变有关

（68~69 题共用题干）

男，20 岁。因踢球造成左胫骨骨折，骨折复位后行石膏固定。

68. 第 1 问：关于骨折后功能锻炼的目的，<u>不正确</u>的是
A．改善全身功能
B．促进局部血液循环
C．维持和恢复关节功能
D．增强肌肉力量，利于骨折部位的固定
E．预防骨折并发症

69. 第 2 问：该患者的功能锻炼开始时间为
A．石膏固定后当天
B．石膏固定后 3 天
C．石膏固定后 1 周
D．石膏固定后 2 周
E．石膏固定后 1 个月

（70~71 题共用题干）

男，45 岁。因进行性吞咽困难 3 个月就诊，食管钡剂 X 线双重对比造影示龛影，充盈缺损，管腔不规则狭窄，初步诊断为食管癌。

70. 第 1 问：如做病理检查，结果多为
A．腺癌
B．原位癌
C．大细胞癌
D．鳞癌
E．小细胞低分化癌

71. 第 2 问：中晚期食管癌最多见的病理形态类型是
A．硬化型
B．缩窄型
C．溃疡型
D．蕈伞型
E．髓质型

（72~73 题共用题干）

男，48 岁。确诊肝硬化 4 年。复查：明显消瘦、精神萎靡；全身散在紫癜，皮肤与巩膜黄染明显伴皮肤瘙痒；肝脏触诊质硬，有结节感和压痛；腹水检查阳性，且呈血性液。

72. 第 1 问：目前高度怀疑该患者的诊断为肝硬化并发
A．感染
B．出血
C．肝肾综合征
D．原发性肝癌
E．肝性脑病

73. 第 2 问：该患者目前最佳的治疗方案是
A．抗感染治疗
B．腹腔 - 颈静脉引流
C．肝动脉栓塞化疗
D．颈静脉肝内门体分流术
E．药物治疗减少血氨吸收

（74~75 题共用题干）

男，55 岁。出现头痛 3 个月，常发生于清晨，可伴癫痫发作，经检查诊断为颅内占位性病变，颅内压增高，拟行开颅手术治疗。

74. 第 1 问：诊断颅内占位性病变，首选的检查方法是
A．头颅 CT 检查
B．头颅 X 线检查
C．脑电图检查
D．脑血管造影检查
E．气脑造影检查

75. 第 2 问：用于降低颅内压的药物中效果最好且最常用的是
A．50% 葡萄糖
B．30% 尿素
C．25% 山梨醇
D．20% 甘露醇
E．浓缩白蛋白

（76~77 题共用题干）

男，55 岁。有慢性肺源性心脏病病史 6 年，因 1 周前受凉后咳嗽、喘息加重，咳脓痰，伴发热、烦躁，呼吸困难、发绀加重 2 天入院。查体：神志淡漠、嗜睡，明显发绀，双肺散在干、湿啰音，血压 110/60mmHg，无病理反射。

76. 第 1 问：该患者最可能并发
A．消化道出血
B．感染性休克

C. 肺性脑病
D. 缺血性脑病
E. DIC

77. 第 2 问：该患者目前最重要的治疗措施是
A. 保持呼吸道通畅和氧疗
B. 控制感染
C. 营养支持
D. 纠正酸碱平衡失调
E. 防治并发症

（78~81 题共用题干）

男，56 岁。因突发胸骨后闷痛 4 小时来医院就诊，急诊入院。查体：神志清楚，痛苦面容，极度紧张恐惧，有濒死感。患者自感胸骨后闷痛，左肩、左手麻木，全身乏力、出汗。实验室检查：肌钙蛋白阳性。心电图：Ⅱ、Ⅲ、aVF 导联有异常 Q 波，ST 段弓背向上抬高 0.2~0.4mV，T 波倒置。临床考虑急性心肌梗死。

78. 第 1 问：该患者的心肌梗死发生在
A. 前壁
B. 下壁
C. 后壁
D. 侧壁
E. 右心室

79. 第 2 问：该患者最有可能发生的是
A. 心律失常
B. 心力衰竭
C. 心源性休克
D. 心室壁瘤
E. 心脏破裂

80. 第 3 问：为缓解该患者的疼痛应选用
A. 强痛定
B. 安痛定
C. 止痛片
D. 美洛昔康（莫比可）
E. 吗啡

81. 第 4 问：再灌注心肌可选用
A. 阿司匹林
B. 吗啡
C. 尿激酶
D. 硝酸甘油
E. 肝素

（82~83 题共用题干）

男，63 岁。便秘 6 个月，大便逐渐变细，近 3 个月出现反复脓血样便，3~4 次 / 天。5 天前肛门停止排气排便，伴呕吐，拒食。查体：全腹胀，对称，腹部未触及肿块，直肠指诊未触及肿块。

82. 第 1 问：为明确诊断，建议患者做的检查应是
A. 腹部 X 线检查
B. 腹部 B 超检查
C. 腹部 CT 检查
D. 肠镜检查
E. 大便隐血试验

83. 第 2 问：经检查确诊为直肠癌。为患者行 Dixon 手术，术后护理不正确的是
A. 生命体征平稳后改为半坐卧位
B. 肛门排气后拔除胃管
C. 术后鼓励患者早期下床活动
D. 密切观察切口敷料情况
E. 密切观察造口处黏膜血运情况

（84~85 题共用题干）

女，18 岁。家属发现时已躺在地上昏迷不醒。查体：体温 39℃，瞳孔缩小，对光反射迟钝，双肺闻及湿啰音，四肢发冷，口唇呈樱桃红色，经检查诊断为急性一氧化碳中度中毒。

84. 第 1 问：纠正该患者脑缺氧最有效的氧疗方法是
A. 高压氧舱
B. 高浓度吸氧
C. 乙醇湿化吸氧
D. 面罩加压吸氧
E. 低流量低浓度持续吸氧

85. 第 2 问：该患者血液碳氧血红蛋白浓度所在的范围是
A. 10%~20%
B. 20%~30%
C. 30%~40%
D. 40%~50%
E. ＞ 50%

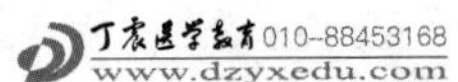

（86~87题共用题干）

女，26岁。已婚未孕，因停经48天就诊。3年前发现子宫肌瘤，每半年复查，子宫肌瘤无明显增大。平素月经规律，量中等，采取安全期避孕。血红蛋白130g/L。妇科检查：子宫如妊娠60天大小。

86. 第1问：最可能的诊断是
A．子宫腺肌瘤
B．子宫肌瘤肉瘤变
C．子宫肌瘤合并妊娠
D．子宫内膜增生
E．卵巢肿瘤

87. 第2问：对该患者的处理，无须考虑的因素是
A．生育要求
B．肌瘤的部位
C．肌瘤的大小
D．肌瘤的增长速度
E．患者体重

（88~89题共用题干）

女，32岁。因怕热、多汗、体重下降2个月，双眼突出，甲状腺肿大1个月入院。甲状腺功能检查示：促甲状腺激素降低，T_3、T_4升高，诊断为Graves病。

88. 第1问：对Graves病最具诊断意义的临床表现是
A．体重下降
B．浸润性突眼
C．弥漫性甲状腺肿大伴血管杂音及震颤
D．怕热、多汗
E．手、眼睑震颤

89. 第2问：能阻止周围组织中T_4转化为T_3的药物是
A．丙硫氧嘧啶
B．甲巯咪唑（他巴唑）
C．卡比马唑（甲亢平）
D．普萘洛尔（心得安）
E．大剂量碘剂

（90~91题共用题干）

女，45岁。因肝外胆管结石伴感染入院，患者剑突下压痛，有反跳痛，腹肌稍紧张，体温38℃，皮肤巩膜轻度黄染。

90. 第1问：应警惕重症胆管炎发生的体征是
A．体温升高
B．脉搏增快
C．血压下降
D．呼吸加快
E．尿量减少

91. 第2问：患者目前护理措施中不妥的是
A．静脉输液支持治疗
B．使用抗生素
C．观察神志及意识情况
D．进食低脂饮食
E．观察腹部体征

（92~94题共用题干）

女，52岁。发现乳房内无痛性、质硬单个肿块1个月入院。查体：肿块表面不光滑、不易推动，乳头内陷。

92. 第1问：该患者最可能的诊断是
A．乳腺癌
B．乳腺囊性增生病
C．乳房纤维腺瘤
D．乳管内乳头状瘤
E．急性乳腺炎

93. 第2问：该疾病最好发的部位是乳房的
A．乳晕部
B．外上象限
C．外下象限
D．内上象限
E．内下象限

94. 第3问：与该疾病的发生关系最密切的是
A．肥胖
B．遗传因素
C．高脂饮食
D．性激素紊乱，卵巢功能失调
E．月经初潮早于12岁，绝经期迟于50岁

（95~98题共用题干）

女，7个月。因惊厥入院。出生后持续人工喂养，查体见枕秃，前囟2.5cm×2.5cm，平软。

95. 第1问：为明确诊断，应先做的检查是

A．查血钙
B．查血磷
C．查碱性磷酸酶
D．查血糖
E．查血红蛋白

96. 第 2 问：患儿突然惊厥，表现为两眼上翻、四肢抽搐，持续约 1 分钟，体温 37℃。此时最恰当的处理是
A．补充维生素 D
B．补充钙剂
C．吸氧，补充钙剂
D．控制惊厥
E．先用维生素 D 制剂，再止惊

97. 第 3 问：如用 10% 葡萄糖酸钙治疗，正确的护理是
A．惊厥控制后，口服钙剂应与牛奶同服，减少对胃的刺激
B．惊厥发作后应先钙剂治疗，再解痉治疗
C．用 10% 葡萄糖液稀释 1~2 倍缓慢静脉注射
D．可肌内注射
E．可皮下注射

98. 第 4 问：对患儿家长进行健康指导正确的是
A．添加富含维生素 D 的食物
B．鼓励患儿多晒夏日午后的太阳
C．冬季门窗紧闭，防感冒
D．鼓励患儿多运动，尽早学会走路
E．多为患儿补充高蛋白食物

（99~100 题共用题干）

女，9 个月。因腹泻、乏力入院。查体：面色苍黄，表情呆滞，反应迟钝，不能独坐，头发稀黄，头部、手、足震颤。诊断为营养性巨幼细胞贫血。

99. 第 1 问：该患儿的血象特点应除外
A．红细胞数较血红蛋白下降明显
B．红细胞体积大，血红蛋白充盈较好
C．粒细胞体积大，核分叶过多
D．粒细胞可见核左移
E．血小板减少

100. 第 2 问：处理欠妥的是
A．绝对卧床休息
B．重度贫血者可输血
C．维生素 B_{12} 和叶酸治疗至血象恢复正常
D．可应用镇静药
E．予以肠道微生态药物

强化试卷九

一、单选题（每题 1 个得分点）：以下每道试题有 5 个备选答案，请从中选择 1 个最佳答案。提示：本部分在答题过程中可以回退（对已作答试题可以返回检查或修改答案）。

1. 6 个月至 6 岁小儿贫血的诊断标准是
   A．血红蛋白＜ 110g/L
   B．血红蛋白 115~120g/L
   C．血红蛋白 120~125g/L
   D．血红蛋白 125~130g/L
   E．血红蛋白 130~135g/L

2. Ⅲ（重）度营养不良患儿体重低于正常均值的
   A．20% 以上
   B．25% 以上
   C．30% 以上
   D．35% 以上
   E．40% 以上

3. 产褥期正常的恶露应是
   A．血性恶露量多，色鲜红，含大量血液
   B．浆液恶露持续 3 周左右
   C．白色恶露含有少量的白细胞
   D．正常恶露有臭味
   E．白色恶露持续 10 天左右

4. 成人肠内营养输注速度及量的叙述不正确的是
   A．液体量从少量开始，初始量 250~500ml/d
   B．1 周内逐渐达到全量
   C．达到全量后，总液体量 2000ml/d
   D．连续输注速度从 20ml/h 开始，逐渐增加至 120ml/h
   E．胃内残余量超过 50ml 时停止注射

5. 调节酸碱平衡的重要器官是
   A．肺、血管
   B．肺、肾
   C．肝
   D．肾、血管
   E．大脑

6. 肺炎链球菌肺炎的抗菌治疗应首选
   A．青霉素
   B．红霉素
   C．庆大霉素
   D．阿米卡星（丁胺卡那霉素）
   E．头孢菌素类

7. 肛裂的临床特点是
   A．无痛性血便
   B．经常有稀便
   C．肛门有脓性分泌物
   D．疼痛性血便
   E．肛门部有下坠感

8. 宫颈癌可以考虑保留卵巢的是
   A．Ⅱ A 期
   B．Ⅱ B 期
   C．Ⅲ A 期
   D．Ⅲ B 期
   E．Ⅳ期

9. 关于新生儿病理性黄疸的特点，正确的说法是
   A．出生后 2~3 天出现
   B．出生后 5~7 天最明显
   C．患儿一般情况良好
   D．足月儿血清胆红素＞ 15mg/dl
   E．足月儿黄疸持续时间不超过 2 周

10. 关于主动免疫的描述，正确的是
   A．主动免疫指给易感者接种特异性抗体
   B．主动免疫时产生的抗体持续时间较短
   C．主动免疫主要用于应急预防和治疗
   D．主动免疫指给易感者接种特异性抗原
   E．主动免疫后产生的抗体在体内持续时间长，不需要复种

11. 化疗最严重的不良反应是
   A．骨髓抑制
   B．免疫抑制
   C．消化道反应
   D．肝、肾功能损伤

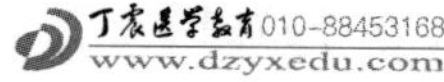

E．脱发、皮肤着色

12. 患者能够被唤醒，醒后能进行简单的交流和配合检查，刺激停止后又入睡，其意识状态是
A．昏睡
B．蒙眬
C．嗜睡
D．浅昏迷
E．深昏迷

13. 黄体功能不足的临床表现是
A．青春期多见
B．月经周期正常，经期缩短
C．基础体温单相型
D．妊娠中期流产
E．月经周期缩短

14. 磺酰脲类口服降糖药物的主要作用机制是
A．减少葡萄糖在肠道的吸收
B．刺激胰岛素分泌
C．增加葡萄糖的酵解
D．促进肝糖原的合成
E．抑制肌糖原的分解

15. 机械通气患者气道峰压增高见于
A．导管套囊充气不足
B．呼吸机管道漏气
C．呼吸机管道脱落
D．小潮气量
E．呼吸机管道堵塞

16. 急性梗阻性化脓性胆管炎最关键的治疗是
A．营养支持
B．输液、输血
C．抗生素
D．纠正酸中毒
E．胆道减压手术

17. 急性下壁心肌梗死患者最常出现的心律失常是
A．房性期前收缩
B．室性期前收缩
C．心房扑动
D．心房颤动
E．房室传导阻滞

18. 急性心肌梗死与心绞痛发作相同的表现是
A．疼痛的部位
B．疼痛的持续时间
C．疼痛的诱因
D．缓解疼痛的方法
E．疼痛发生时的伴随表现

19. 金黄色葡萄球菌导致的小儿化脓性脑膜炎，应用抗生素的时间应超过
A．3 天
B．7 天
C．10 天
D．14 天
E．21 天

20. 经产妇，G_2P_1，妊娠 39 周。宫口开大 5cm，胎先露在坐骨棘上 1cm，胎膜未破，胎心 140 次 / 分。正确的处理是
A．立即送产房待产
B．肥皂水灌肠，促进宫缩
C．人工破膜
D．密切观察产程进展
E．急行剖宫产

21. 颈性眩晕常见的颈椎病类型是
A．神经根型
B．脊髓型
C．椎动脉型
D．交感型
E．混合型

22. 具有防止性传播疾病作用的避孕方法是
A．安全期避孕
B．应用阴道杀精药
C．应用避孕套
D．按规定口服避孕药
E．放置宫内节育器

23. 口服避孕药的不良反应不包括
A．闭经
B．色素沉着
C．骨质疏松
D．突破性出血
E．体重增加

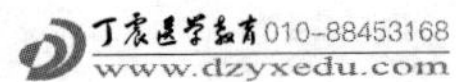

24. 某产妇，27 岁。自然分娩一男婴，产后第 10 天宫底位于耻骨联合上 2 指，切口愈合好，恶露量多，并伴有臭味，体温 38℃，下腹部轻微压痛。目前护理措施不正确的是
A．卧床休息取半坐卧位
B．进高蛋白、高热量、高维生素、易消化饮食，多饮水
C．遵医嘱予抗感染治疗
D．做好个人卫生指导
E．母婴分离

25. 某食管癌患者行食管 X 线钡剂检查。有关检查结果叙述错误的是
A．食管呈鸟嘴样改变
B．食管充盈缺损
C．食管管壁僵硬
D．龛影
E．管腔狭窄和梗阻

26. 某孕妇，28 岁。妊娠期高血压疾病。使用硫酸镁解痉时，应停用药物的情况是
A．呼吸 18 次 / 分
B．膝腱反射存在
C．血压 135/90mmHg
D．尿量 300ml/24h
E．自觉症状减轻或消失

27. 男，10 岁。面部浅Ⅱ度烧伤 2 天，肿胀明显，入院后最主要观察
A．神志
B．呼吸
C．脉搏
D．尿量
E．饮食状况

28. 男，15 岁。10 天前患上呼吸道感染，口服抗生素、感冒胶囊等治疗。1 天前晨起眼睑水肿，实验室检查：镜下血尿，尿蛋白（＋＋），有管型。最可能的诊断是
A．急性肾小球肾炎
B．慢性肾小球肾炎
C．慢性肾盂肾炎
D．输尿管结石
E．肾结核

29. 男，6 岁。滑旱冰时摔倒。手掌着地，发生肱骨髁上骨折，最可能出现的畸形为
A．“纽扣花样”畸形
B．“天鹅颈样”畸形
C．“爪形手”畸形
D．“枪刺样”畸形
E．“肘内翻”畸形

30. 脑出血发生的最常见部位是
A．小脑
B．优势半球
C．脑桥
D．基底神经节
E．延髓

31. 脑震荡的临床表现不包括
A．意识障碍持续 40 分钟
B．皮肤苍白，血压下降
C．逆行性遗忘
D．头痛、头晕、恶心、呕吐
E．神经系统检查无阳性体征

32. 内痔的早期症状是
A．痔块脱出
B．便后疼痛
C．无痛性鲜血便
D．便秘
E．黏液便

33. 女，23 岁。阑尾切除术后 4 天，突发高热 39℃，无腹痛，应首先做的检查是
A．查看切口
B．查白细胞
C．B 超检查
D．胸部 X 线检查
E．血培养检查

34. 女，32 岁。内镜下逆行胰胆管造影术后，患者出现持续性腹痛，对病情判断最有价值的实验室检查是
A．白细胞计数
B．血、尿淀粉酶测定
C．胆红素测定
D．胰岛素测定

E. 血红蛋白测定

35. 女，48 岁。急性腹膜炎 3 天，不能进食，频繁呕吐，引起等渗性脱水。补液时应首先输入
A. 5% 葡萄糖盐溶液
B. 10% 葡萄糖溶液
C. 等渗盐水
D. 5% 碳酸氢钠溶液
E. 0.45% 氯化钠溶液

36. 女，59 岁。半个月前行胰十二指肠切除术，术后饮食指导正确的是
A. 无须限制饮食
B. 饮食必须低热量，避免加重胰腺负担
C. 须控制蛋白质的摄入
D. 应摄入低脂饮食
E. 应尽量多食甜食，以补充能量

37. 皮牵引适用于
A. 成人肱骨骨折
B. 青枝骨折
C. 成人股骨干骨折
D. 儿童骨折
E. 脊柱骨折

38. 破伤风的典型表现不包括
A. 神志不清
B. 牙关紧闭
C. 苦笑面容
D. 颈强直
E. 角弓反张

39. 全身麻醉的并发症不包括
A. 呼吸暂停
B. 心律失常
C. 肺脂肪栓塞
D. 肺不张
E. 高血压

40. 全身性感染的细菌不包括
A. 革兰阴性杆菌
B. 革兰阳性球菌
C. 真菌
D. 特异性厌氧菌
E. 大肠埃希菌

41. 人工流产负压吸引术适用于
A. 妊娠 10 周内
B. 妊娠 11 周内
C. 妊娠 13 周内
D. 妊娠 14 周内
E. 妊娠 7 周内

42. 妊娠期高血压疾病孕妇于妊娠晚期出现腹痛伴阴道流血，最可能的诊断是
A. 妊娠合并宫颈息肉
B. 胎盘早剥
C. 前置胎盘
D. 子宫破裂
E. DIC

43. 妊娠晚期孕妇发生仰卧位低血压综合征时，应立即采取
A. 右侧卧位
B. 左侧卧位
C. 头低臀高位
D. 头高臀低位
E. 胸膝卧位

44. 伤口愈合时，伤口由肉芽组织填充并有瘢痕增生，此类愈合属于
A. 一期愈合
B. 二期愈合
C. 三期愈合
D. 原发愈合
E. 延迟愈合

45. 肾结核患者行肾切除手术前，抗结核治疗不少于
A. 1 周
B. 2 周
C. 3 周
D. 4 周
E. 2 个月

46. 适宜阴道毛滴虫生长繁殖的 pH 为
A. 3.2~4.6
B. 4.7~5.1
C. 5.2~6.6
D. 6.7~7.1
E. 7.2~8.6

47. 手术中发现腹壁下动脉在疝囊颈的内侧称为
A. 脐疝
B. 腹股沟斜疝
C. 腹股沟直疝
D. 股疝
E. 白线疝

48. 输尿管结石绞痛发作患者，主要的治疗措施是
A. 控制感染
B. 应用抗生素
C. 解痉镇痛
D. 准备手术治疗
E. 跳跃运动

49. 胎膜早破的临床表现<u>不包括</u>
A. 可用 pH 试纸测定是否发生胎膜早破
B. 胎膜早破后，胎心音会发生改变
C. 容易伴发脐带脱垂
D. 容易诱发感染
E. 容易诱发早产

50. 维生素 D 缺乏性佝偻病常见的病因<u>不包括</u>
A. 生长过速
B. 日光照射充足
C. 维生素 D 摄入不足
D. 胃肠或肝胆疾病
E. 长期服用抗惊厥药物

51. 胃溃疡疼痛出现的时间多为
A. 餐后 30 分钟
B. 餐后 3~4 小时
C. 睡前
D. 午夜
E. 餐前 30 分钟

52. 系统性红斑狼疮时，损害发生率最高的部位是
A. 肌肉、关节
B. 肾脏
C. 皮肤
D. 心血管
E. 肺和胸膜

53. 小儿腹泻致轻度脱水时，失水量为体重的
A. 5% 以下
B. 6%~10%
C. 11%~15%
D. 16%~20%
E. 21%~25%

54. 选用康妇特栓剂等药物治疗宫颈糜烂时，一般需要连续用药
A. 3~5 天
B. 6~7 天
C. 7~10 天
D. 10~14 天
E. 14~18 天

55. 血栓闭塞性脉管炎的早期临床表现<u>不包括</u>
A. 皮肤温度低于正常
B. 间歇性跛行
C. 游走性浅静脉炎
D. Buerger 试验阳性
E. 干性坏疽

56. 血压 165/110mmHg 属于
A. 正常血压
B. 正常高值
C. 1 级高血压
D. 2 级高血压
E. 3 级高血压

57. 巡回护士和器械护士的共同职责是
A. 热情接待患者并仔细核对
B. 术前洗手，穿无菌手术衣
C. 术前、关腹前清点器械
D. 术中正确传递器械
E. 术毕协助医生包扎切口

58. 有机磷农药中毒患者的主要死亡原因是
A. 休克
B. 脑水肿
C. 呼吸衰竭
D. 心力衰竭
E. 电解质紊乱

59. 右心衰竭患者常有食欲减退、恶心、水肿等症状是由于
A. 左心室扩大
B. 体循环淤血
C. 右心室扩大

D．左心房扩大
E．肺循环淤血

60．孕妇在妊娠晚期合并急性病毒性肝炎应给予重视及积极治疗，主要是因为
A．易合并妊娠期高血压疾病及发展为子痫
B．易发展为重型肝炎，孕、产妇死亡率增高
C．易发生糖代谢障碍，影响胎儿发育
D．易发生早产，胎儿不易存活
E．易发生子宫收缩乏力，延长产程

二、共用题干单选题（每个提问 1 个得分点）：以下每道试题有 2~6 个提问，每个提问有 5 个备选答案，请选择 1 个最佳答案。提示：进入此部分试题后，您不能返回前面部分查看试题或修改答案；本部分在答题过程中不能回退（对已作答试题不能返回检查或修改答案）。您是否进入共用题干单选题部分？

（61~63 题共用题干）

女，45 岁。水肿 3 周、血压 170/90mmHg。实验室检查：尿蛋白（＋＋），红细胞 5~8 个 /HPF，白细胞 1~2 个 /HPF，颗粒管型 0~3 个 /HPF。诊断为慢性肾小球肾炎。

61．第 1 问：患者最先出现水肿的部位是
A．眼睑和颜面部
B．足背和踝部
C．胸腔和腹腔
D．臀部和会阴部
E．全身水肿

62．第 2 问：加重慢性肾小球肾炎患者肾功能损害的因素不包括
A．劳累
B．使用氨基糖苷类抗生素
C．血压控制不佳
D．持续低蛋白饮食
E．感染

63．第 3 问：慢性肾小球肾炎的治疗原则是
A．休息、饮食治疗为主
B．使用激素治疗为主
C．以消除蛋白尿和血尿为目标
D．防止和延缓肾功能减退，改善症状
E．早期透析治疗

（64~65 题共用题干）

女，30 岁。因消瘦、乏力、食欲亢进 3 个月就诊，疑为甲状腺功能亢进症。

64．第 1 问：最有诊断意义的体征是
A．心动过速
B．双手震颤
C．睑裂增宽
D．肿大甲状腺区可闻及血管杂音
E．体温 38.0℃

65．第 2 问：既灵敏又可靠地确诊甲亢的辅助检查是
A．^{131}I 摄取率测定
B．T_3 测定
C．T_4 测定
D．TSH 测定
E．甲状腺影像学检查

（66~67 题共用题干）

女，65 岁。慢性咳嗽、咳痰 20 年，近 5 年明显加剧，伴喘息和呼吸困难。2 天前因受凉出现发热、剧咳、咳多量黄脓痰、气急、发绀，送医院急诊并急测血气分析：$PaO_2$53mmHg，$PaCO_2$64mmHg。

66．第 1 问：患者宜采用的体位是
A．半坐卧位
B．头低足高位
C．平卧位
D．俯卧位
E．膝胸卧位

67．第 2 问：主要治疗目标是
A．纠正酸碱失衡
B．纠正缺氧和 CO_2 潴留
C．控制感染
D．保持呼吸道通畅，改善通气
E．纠正电解质紊乱

（68~69 题共用题干）

男，23 岁。多饮、多尿、消瘦 2 个月。空腹血糖 15mmol/L。

68．第 1 问：午餐前患者诉头晕、乏力、心悸、躁动不安，紧急有效的处理是
A．肌内注射地西泮 10mg

B．静脉滴注 50% 葡萄糖 60ml
C．能量合剂
D．急查尿糖、尿酮
E．急查微量血糖

69．第 2 问：鉴别 1 型和 2 型糖尿病最有意义的指标是
A．胰岛 β 细胞功能
B．尿酮
C．体重
D．年龄
E．胰岛细胞抗体

（70~71 题共用题干）

男，38 岁。既往体健。饱餐后活动时突发急性腹痛、腹胀，肛门停止排气排便，呕吐，呕吐物为少量血性液体。

70．第 1 问：该患者的最可能的诊断是
A．急性阑尾炎
B．胆道蛔虫病
C．绞窄性肠梗阻
D．食管胃底静脉破裂出血
E．输尿管结石

71．第 2 问：当前的处理原则是
A．热敷腹部
B．紧急手术
C．择期手术
D．给予镇痛药
E．安置双囊三腔管

（72~73 题共用题干）

男，40 岁。近半年额部及两颞部疼痛，用力时加重，常伴有恶心，有时呕吐。查体：神志清楚，视神经乳头边缘模糊且略隆起，静脉充盈纡曲，肢体运动正常。

72．第 1 问：若该患者行 X 线检查，可能出现的征象<u>不包括</u>
A．颅缝分离
B．枕骨大孔扩大
C．脑回压迹加深
D．蝶鞍扩大，前后突骨质吸收
E．蛛网膜颗粒加深

73．第 2 问：正常人的颅内压为
A．50~100mmH$_2$O
B．100~150mmH$_2$O
C．70~200mmH$_2$O
D．80~200mmH$_2$O
E．100~250mmH$_2$O

（74~75 题共用题干）

男，5 个月。因面色苍白 1 个月入院。查体：面色苍白，精神萎靡，体格、智力发育正常。早产，出生后母乳喂养，未添加辅食。诊断为缺铁性贫血，给予铁剂口服。

74．第 1 问：服用铁剂时<u>不正确</u>的是
A．掌握正确的剂量
B．疗程应至血红蛋白恢复正常
C．应在两餐之间服用
D．可与维生素 C、果汁同服
E．观察不良反应及疗效

75．第 2 问：该患儿应及时添加含铁丰富的辅食，铁吸收最少的食物是
A．牛奶
B．蛋黄
C．瘦肉
D．牛肉
E．猪肝

（76~78 题共用题干）

男，60 岁。因肺癌行肺叶切除术，留置胸膜腔闭式引流。

76．第 1 问：判断胸膜腔闭式引流是否通畅的简便方法是
A．观察引流管有无受压
B．判断引流管是否过长
C．判断引流管是否扭曲
D．判断引流管是否脱落
E．观察水封瓶内玻璃管中水柱的波动情况

77．第 2 问：胸膜腔闭式引流期间要搬运此患者，正确的方法是
A．维持引流管通畅
B．用一把血管钳夹闭引流管
C．水封瓶不能倾斜

D．嘱患者屏住呼吸
E．夹闭引流管，将瓶放置患者两腿之间

78．第 3 问：搬运过程中水封瓶不慎破损，首先采取的措施是
A．将引流管反折捏紧
B．立即报告医生
C．重新更换水封瓶
D．给患者吸氧
E．拔除引流管

（79~80 题共用题干）

男，6 岁。因急性淋巴细胞白血病已规律化疗 1 年。1 周前刚完成 1 次化疗，1 天前发热，体温 39.8℃，精神差，食欲减退，皮肤可见较多皮疹，有丘疹、疱疹，部分疱疹浑浊。

79．第 1 问：根据临床表现考虑可能发生了
A．脓疱疮
B．带状疱疹
C．水痘
D．药物疹
E．荨麻疹伴感染

80．第 2 问：处理措施不包括
A．立即隔离
B．应用阿司匹林降温
C．阿昔洛韦抗病毒治疗
D．降低室温
E．注射人血免疫球蛋白

（81~82 题共用题干）

男，出生后 1 天。出生时有窒息，抢救 5 分钟后呼吸恢复，现患儿烦躁、尖叫，双上肢及嘴角抽动，眼球上翻，前囟饱满，呼吸急促。

81．第 1 问：最可能的诊断是
A．新生儿脑膜炎
B．新生儿败血症
C．新生儿低血糖
D．新生儿颅内出血
E．新生儿低钙血症

82．第 2 问：应立即采取的急救措施是
A．应用止血药
B．降低颅内压
C．吸氧
D．应用镇静药
E．纠正酸中毒

（83~85 题共用题干）

女，1.5 岁。因咳嗽、呼吸困难入院。今天突然烦躁不安，气促，呼吸 65 次 / 分，面色青灰，心率 186 次 / 分，可闻及奔马律，肝肋下 3.5cm，已 4 小时无尿。诊断为肺炎合并心力衰竭。

83．第 1 问：予洋地黄类药物治疗时最严重的不良反应是
A．恶心、呕吐
B．食欲减退
C．电解质紊乱
D．各种心律失常
E．黄、绿视及头晕

84．第 2 问：应用洋地黄类药物后，护理措施不正确的是
A．用药前后测心率、心律
B．剂量要准确，以 1ml 空针抽吸
C．静脉注射时速度要慢，不与其他药物混合
D．进食含钾的食物或适当补钾
E．注意钙的补充

85．第 3 问：可以减轻心脏负荷的措施不包括
A．半坐卧位或端坐位，双腿下垂，减少回心血量
B．尽量喂饱患儿，使其保持安静
C．保持大便通畅，避免用力排便
D．减少输液量，减慢输液速度
E．遵医嘱应用强心、利尿及血管扩张药

（86~88 题共用题干）

女，14 岁。左小腿上段肿胀疼痛 4 个月，近 1 个月肿胀明显加重，夜间疼痛明显。查体：左胫骨上段肿胀严重，皮温升高，浅静脉怒张，可触及 6cm×8cm 大小肿块，固定，边界不清。X 线检查示左胫骨上段呈蚀状溶骨性破坏，骨膜反应明显，可见 Codman 三角。

86．第 1 问：最可能的诊断是
A．慢性骨髓炎
B．骨结核

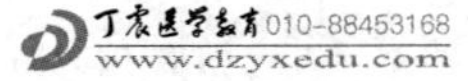

C．骨巨细胞瘤恶变
D．骨肉瘤
E．骨软骨瘤

87．第 2 问：支持其诊断的重要实验室检查结果是
A．血总蛋白升高
B．血磷升高
C．血钙升高
D．血碱性磷酸酶升高
E．血酸性磷酸酶升高

88．第 3 问：如确诊，效果较好的治疗方法为
A．骨瘤刮除加化疗
B．局部整块切除
C．化疗
D．放疗
E．化疗加肿瘤骨灭活再植后再化疗

（89~90 题共用题干）

女，24 岁。已婚未育，卵巢恶性畸胎瘤术后第 3 天，肛门已排气。

89．第 1 问：患者术后病理分期为Ⅱ A 期，采用顺铂＋足叶乙苷＋平阳霉素方案化疗。健康教育错误的是
A．化疗期间每天尿量 2500ml 以上
B．注意平阳霉素引起的肺纤维化
C．平阳霉素用后可有体温升高
D．肿瘤复发后应及时再次手术
E．肿瘤如果复发，恶性程度增大

90．第 2 问：术后健康教育错误的是
A．鼓励患者说出所担心的健康问题
B．给予半流质饮食
C．遵医嘱停用抗生素
D．绝对卧床，促进恢复
E．停止持续导尿

（91~93 题共用题干）

女，31 岁。午后低热、盗汗、咳嗽并乏力、食欲减退 3 周。胸部 X 线检查可见右肺上叶有片状浸润影，密度不均，怀疑肺结核。

91．第 1 问：具有确诊价值的检查是
A．PPD 试验
B．痰 TB-DNA
C．血沉
D．痰抗酸杆菌
E．血清中结核抗体

92．第 2 问：肺结核短程疗法的期限是
A．1~2 个月
B．2~4 个月
C．4~6 个月
D．6~8 个月
E．8~10 个月

93．第 3 问：治疗的最终目标是
A．病灶吸收
B．消灭结核分枝杆菌
C．空洞闭合
D．病灶钙化
E．血沉正常

（94~95 题共用题干）

女，44 岁。右侧乳房出现无痛性肿块 1 个月，肿块直径 4cm×3cm，右侧乳房皮肤表面出现“酒窝征”，诊断为乳腺癌。

94．第 1 问：该患者出现酒窝征的原因是
A．癌肿转移至淋巴结
B．癌肿侵及 Cooper 韧带
C．癌肿侵及乳房皮肤
D．癌肿侵及乳管
E．癌肿阻塞淋巴管

95．第 2 问：该患者若行手术治疗，备皮范围包括
A．右侧胸部、同侧腋窝
B．右侧胸部、同侧腋窝及颈部
C．右侧胸部、同侧腋窝及上臂
D．胸部、双上臂
E．胸部、双侧腋腋窝

（96~98 题共用题干）

女，47 岁。胆囊结石病史 5 年，昨天晚餐后突发上腹部疼痛，阵发性加剧，肩背部有放射痛，腰部有青紫色改变。实验室检查：血、尿淀粉酶明显升高。诊断为急性胰腺炎。

96．第 1 问：患者疼痛原因不包括

A. 胰腺包膜肿胀
B. 胰胆管梗阻和痉挛
C. 细菌感染性炎症
D. 腹腔内化学性物质刺激
E. 腹腔神经丛受压

97. 第 2 问：患者皮下出血的原因是
A. 患者受到外力伤害，皮肤受损，皮下毛细血管破裂出血
B. 外溢的胰液沿组织间隙到达皮下，溶解皮下脂肪使毛细血管破裂出血
C. 患者因疼痛不敢翻身，皮下长期受压所致出血
D. 病情严重，引起 DIC
E. 患者肝功能损害，凝血功能障碍所致出血

98. 第 3 问：急性胰腺炎患者出院指导正确的是
A. 吸烟
B. 戒酒，忌暴饮暴食
C. 情绪激动
D. 定期驱蛔虫
E. 高热量、高蛋白、高脂饮食

（99~100 题共用题干）

女，8 个月。体检发现心脏杂音后来院就诊，以法洛四联症收入院。查体：口唇、面部青紫，舌色发暗。心前区略隆起。胸骨左缘第 2~4 肋间有（2~3）/6 级收缩期喷射性杂音，肺动脉瓣区第二心音减弱。该患儿在排便时，突然出现呼吸急促和青紫加重，进而发展为晕厥。经抢救后缓解。

99. 第 1 问：该患儿出现的是
A. 艾森门格综合征
B. 心力衰竭
C. 严重发绀
D. 缺氧发作
E. 肺水肿

100. 第 2 问：为防止再次出现这种情况，应叮嘱患儿家属避免患儿
A. 过度饮水
B. 过度哭闹
C. 处于半坐卧位
D. 采取蹲踞位
E. 采取膝胸卧位

强化试卷十

一、单选题（每题 1 个得分点）：以下每道试题有 5 个备选答案，请从中选择 1 个最佳答案。提示：本部分在答题过程中可以回退（对已作答试题可以返回检查或修改答案）。

1. 闭合性多根多处肋骨骨折患者出现呼吸衰竭的主要原因是
   A．剧痛不敢呼吸
   B．明显反常呼吸
   C．失血性休克
   D．肺淤血、肺水肿
   E．肺不张

2. 代谢性酸中毒最早出现的临床表现是
   A．腱反射减弱
   B．腹胀、肠鸣音减弱
   C．面部潮红
   D．脉搏增快
   E．呼吸深而快

3. 断肢的正确保存方法是
   A．用生理盐水充分冲洗
   B．用生理盐水浸泡保存
   C．用 75% 乙醇初步消毒
   D．将冰块直接放置于断肢周围
   E．用无菌敷料包裹断肢套入塑料袋，放入 4℃的有盖容器中

4. 肺结核患者小量咯血是指 24 小时咯血量少于
   A．200ml
   B．100ml
   C．300ml
   D．250ml
   E．150ml

5. 符合肝性脑病前驱期临床表现的是
   A．意识错乱
   B．定向力障碍
   C．幻觉躁狂
   D．欣快和淡漠少言
   E．腱反射亢进

6. 关于中心静脉压，正确的是
   A．指右心房、左心房的压力
   B．指腹腔、胸腔静脉压力
   C．指右心房、左心室的压力
   D．指胸腔内上腔静脉压力
   E．指右心房及胸腔内上、下腔静脉的压力

7. 红细胞葡萄糖 -6- 磷酸脱氢酶缺乏症患儿的临床特点是
   A．可出现特殊面容
   B．尿中胆红素增高
   C．遗传性球形红细胞增多症
   D．食蚕豆可诱发溶血
   E．最佳治疗是输红细胞

8. 患者称呼物体名称的能力丧失，但能表达如何使用该物件是
   A．运动性失语
   B．感觉性失语
   C．命名性失语
   D．失写
   E．失读

9. 活性宫内节育器所含物质<u>不包括</u>
   A．金属铜
   B．孕激素
   C．吲哚美辛
   D．磁性物质
   E．塑料

10. 急性白血病患者最常见的感染部位是
   A．皮肤
   B．肺部
   C．口腔
   D．泌尿系统
   E．肛周

11. 急性肠梗阻患者采取非手术治疗时，措施<u>不包括</u>
   A．半坐卧位
   B．胃肠减压
   C．禁止口服泻药

D．禁用吗啡镇痛
E．高压灌肠

12. 急性肾小球肾炎的水肿首先出现在
A．面部
B．下肢
C．全身
D．眼睑
E．腹部

13. 急性心肌梗死发生心律失常最常于病后
A．12 小时内
B．24 小时内
C．36 小时内
D．48 小时内
E．72 小时内

14. Graves 病时甲状腺的特征性表现是
A．对称性肿大
B．有多发的结节
C．能随吞咽上下活动
D．甲状腺有血管杂音
E．有触痛

15. 甲状腺功能亢进症单纯性突眼的表现不包括
A．瞬目减少
B．眼球辐辏不良
C．上眼睑挛缩、睑裂增宽
D．眼球活动度变小
E．眼球突眼度 17mm

16. 甲状腺功能亢进症术后出现音调降低，进食呛咳，应考虑
A．喉返神经损伤
B．喉上神经损伤
C．膈神经损伤
D．喉头水肿
E．甲状旁腺损伤

17. 结肠手术前准备与其他手术不同的项目是
A．禁食 12 小时
B．肥皂水灌肠
C．术前 3 天开始洗胃
D．口服肠道抑菌药
E．胃肠减压

18. 局部麻醉药中加入肾上腺素的浓度是
A．1 : 100
B．1 : 500
C．1 : 1000
D．1 : 10 000
E．1 : 200 000

19. 良性前列腺增生尿潴留后，尿液从尿道口溢出，称为
A．松弛性尿失禁
B．压力性尿失禁
C．充溢性尿失禁
D．神经性尿失禁
E．痉挛性尿失禁

20. 临床常用的脑保护药不包括
A．尼莫地平
B．尼群地平
C．胞磷胆碱
D．都可喜
E．脑活素

21. 慢性肺源性心脏病患者发生心力衰竭时，可能出现的临床表现不包括
A．少尿
B．水肿
C．颈静脉充盈
D．肝大及压痛
E．咳粉红色泡沫样痰

22. 慢性呼吸衰竭患者必须给予氧疗的指征为动脉血氧分压低于
A．45mmHg
B．50mmHg
C．55mmHg
D．60mmHg
E．65mmHg

23. 某孕妇，26 岁。G_1P_0，妊娠 37 周。阴道流液 4 小时来急诊室。查体：血压 110/75mmHg，胎头高浮，胎心率 100 次 / 分，最适宜的处理是
A．立即行 B 超检查
B．嘱孕妇自行办理入院手续
C．吸氧，左侧卧位，急诊室观察
D．用平车推送患者到病房住院观察

E．用平车推送患者入产房，立即行阴道检查

24．某孕妇，27 岁。妊娠前基础血压为 110/70mmHg，妊娠 29 周出现水肿，33 周出现头痛、恶心。查体：血压 160/110mmHg，水肿达小腿；实验室检查：尿蛋白 5.5g/24h，最可能的诊断是
A．子痫前期
B．妊娠期高血压
C．重度子痫前期
D．妊娠合并慢性肾炎
E．原发性高血压合并妊娠

25．某孕妇，G_1P_0，妊娠 20 周。产前检查时询问胎心率的正常值范围，护士告知正确的范围应是
A．80~100 次 / 分
B．100~110 次 / 分
C．110~140 次 / 分
D．110~160 次 / 分
E．160~180 次 / 分

26．男，45 岁。慢性肾小球肾炎病史 7 年，血尿素氮增高 2 年，一直坚持低蛋白、低磷饮食治疗。此治疗的目的是
A．控制高血压
B．预防高钠血症
C．预防高钙血症
D．减轻肾源性水肿
E．减轻肾小球高灌注、高滤过状态

27．男，6 岁。因晨起眼睑水肿、尿色深来院就诊，经检查以急性肾小球肾炎入院，查体：眼睑和双下肢水肿、血压 120/80mmHg，尿镜检红细胞满视野，次日突然出现剧烈头痛、恶心、呕吐、视物模糊。可能的诊断是
A．心力衰竭
B．脑血栓形成
C．急性肾损伤
D．高血压脑病
E．严重循环充血

28．男，8 个月。因维生素 D 缺乏性手足搐搦症引发惊厥急诊入院。当惊厥控制后，给予氯化钙溶液口服，其氯化钙溶液的浓度应是
A．3%
B．5%
C．10%
D．25%
E．50%

29．女，29 岁。有正常性生活，婚后 3 年未孕，既往体健，月经规律、量中等，妇科检查正常，男方检查未发现异常。为确定不孕的原因，首选的检查是
A．基础体温测定
B．输卵管通液术
C．宫腔镜检查
D．经前期取子宫内膜行组织学检查
E．子宫输卵管造影

30．女，31 岁。发热后伴心悸，自数脉搏为 126 次 / 分，节律规整。此时患者最可能发生的心律失常是
A．窦性心动过速
B．阵发性室上性心动过速
C．室性期前收缩
D．心房颤动
E．病态窦房结综合征

31．女，35 岁。因高热 2 天未能进食，自述口渴、口干、尿少色黄。查体：口唇、舌干燥，皮肤弹性差，眼窝凹陷。实验室检查：尿比重 1.028，血钠为 155mmol/L。该患者可能出现
A．等渗性脱水
B．轻度低渗性脱水
C．中度低渗性脱水
D．轻度高渗性脱水
E．中度高渗性脱水

32．女，51 岁。患类风湿关节炎 8 年，现关节肿痛已减轻，但两肘、掌指关节呈屈曲畸形，并有消瘦、乏力，最主要的护理诊断是
A．自理缺陷
B．慢性疼痛
C．自我形象紊乱
D．睡眠形态紊乱
E．活动无耐力

33．女，56 岁。出现间歇性肉眼血尿 1 个月，抗生素治疗无效。近来出现尿频、尿急、尿痛。首选的检查手段是
A．膀胱镜检查

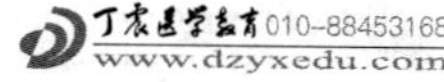

B．X 线检查
C．B 超检查
D．CT 检查
E．MRI 检查

34. 女，65 岁。冬季晨起时，家人发现其呼之不应、推之不动、脉搏增快、多汗，皮肤和黏膜呈樱桃红色。首要的治疗原则是
A．降低脑代谢
B．治疗脑水肿
C．立即脱离此环境
D．纠正缺氧
E．促进脑细胞功能恢复

35. 排卵性异常子宫出血的治疗错误的是
A．诊断性刮宫
B．纠正贫血
C．预防感染
D．支持疗法
E．子宫切除术

36. 平卧用力向下屏气时，宫颈脱出阴道口，宫体仍在阴道内，此时的临床分度为
A．Ⅰ度轻型
B．Ⅰ度重型
C．Ⅱ度轻型
D．Ⅱ度重型
E．Ⅲ度

37. 人体最大的实质性器官是
A．脑
B．肺
C．肝
D．肾
E．脾

38. 妊娠合并心脏病孕妇早期心力衰竭表现不包括
A．轻微活动后即有胸闷、心悸、气短
B．休息时心率＞110 次 / 分
C．夜间常因胸闷而坐起
D．夜间阵发性呼吸困难
E．常咳嗽、咳痰并少尿

39. 乳房自我检查的间隔时间为
A．1 周
B．半个月
C．1 个月
D．3 个月
E．6 个月

40. 伤寒患者的肠穿孔并发症常发生的时间为
A．病程的 1~2 周
B．病程的 2~3 周
C．病程的 5~6 周
D．病程的 7~8 周
E．病程的 9~10 周

41. 烧伤创面脓毒症一般发生在烧伤后
A．48 小时
B．3~5 天
C．1~2 周
D．2~3 周
E．3~5 周

42. 手术后解除痰液阻塞气管的方法不包括
A．翻身、叩背，协助咳嗽、咳痰
B．痰液黏稠时，可采用雾化吸入
C．无力排痰时，可用导管吸痰
D．先协助患者排痰，然后使用镇痛药
E．持续痰量多时，可考虑气管切开

43. 属组织缺铁表现的是
A．面色苍白
B．发育迟缓
C．口角炎
D．心悸
E．疲乏、无力

44. 水痘的传染期是
A．潜伏期至结痂
B．前驱期至出疹
C．发热至结痂脱落
D．出疹期至结痂脱落
E．自出疹前 1 天至皮疹全部结痂

45. 糖尿病肾病的病理改变主要是
A．微血管病变
B．抗原抗体反应
C．免疫复合物沉着
D．毛细血管炎

E．毛细血管纤维化

46. 停止使用胃肠减压拔除胃管时应该
A．胃管与吸引装置不要分开
B．打开吸引器
C．嘱患者屏气
D．缓慢拔除胃管以免引起患者恶心
E．拔除胃管后清洁鼻腔，清除面部胶布

47. 维生素 D 缺乏性佝偻病激期的主要临床表现是
A．睡眠不安，易惊
B．全身肌肉松弛
C．骨骼系统改变
D．多汗，低热
E．语言发育迟缓

48. 查科三联征（夏柯三联征）是指
A．腹痛、高热、黄疸
B．腹痛、高热、腹泻
C．腹痛、高热、呕吐
D．高热、黄疸、呕吐
E．高热、黄疸、腹泻

49. 小儿心力衰竭的主要表现不包括
A．心率明显增快
B．烦躁不安、呼吸困难、青紫突然加重
C．肝短时间内增大
D．尿少、水肿
E．心脏杂音

50. 小脑幕切迹疝患者瞳孔变化及肢体瘫痪的特点是
A．病变同侧瞳孔散大及同侧肢体瘫痪
B．病变同侧瞳孔散大及对侧肢体瘫痪
C．病变对侧瞳孔散大及同侧肢体瘫痪
D．病变对侧瞳孔散大及对侧肢体瘫痪
E．病变对侧瞳孔散大及双侧肢体瘫痪

51. 心脏骤停最可靠、最迅速的判断依据是
A．先兆症状
B．皮肤苍白
C．呼吸停止
D．心音消失
E．大动脉搏动消失

52. 新生儿败血症早期表现为
A．呼吸异常
B．哭声减弱
C．惊厥
D．嗜睡昏迷
E．循环衰竭

53. 休克代偿期临床表现的特点不包括
A．收缩压正常或稍高
B．尿量正常
C．口渴
D．表情淡漠
E．脉压缩小

54. 引起结核性脑膜炎的结核病类型是
A．原发型肺结核
B．急性粟粒型肺结核
C．肠结核
D．骨结核
E．肺门淋巴结结核

55. 引起上消化道出血的疾病中，最常见的是
A．消化性溃疡
B．胃癌
C．脑血管意外
D．白血病
E．肝硬化

56. 幽门梗阻的典型临床表现是
A．呕吐宿食
B．上腹胀痛
C．消瘦
D．上腹膨隆
E．胃型及蠕动波

57. 有关子宫复旧的表述，错误的是
A．产后 10 天子宫降至骨盆腔内
B．产后 6 周子宫恢复至非孕期大小
C．产后 1 周子宫重量约 50g
D．产后 4 周宫颈完全恢复至正常形态
E．产后第 2~3 天宫口可容纳 2 指

58. 早产儿，出生后 1 天。有窒息史，现烦躁不安、尖叫。首先考虑的诊断是
A．化脓性脑膜炎
B．新生儿颅内出血
C．新生儿破伤风

D. 新生儿败血症
E. 新生儿肺炎

59. 早期先兆流产最先出现的症状是
A. 停经
B. 下腹疼痛
C. 早孕反应
D. 少量阴道流血
E. 尿妊娠试验由阳转阴

60. 关于正常分娩临产的表现，正确的是
A. 初产妇临产后胎头多已入盆
B. 胎膜破裂多在第二产程期间
C. 经产妇第二产程不会超过 30 分钟
D. 生理缩复环多在平脐部位看到
E. 胎儿娩出标志第三产程结束

二、共用题干单选题（每个提问 1 个得分点）：以下每道试题有 2~6 个提问，每个提问有 5 个备选答案，请选择 1 个最佳答案。提示：进入此部分试题后，您不能返回前面部分查看试题或修改答案；本部分在答题过程中不能回退（对已作答试题不能返回检查或修改答案）。您是否进入共用题干单选题部分？

（61~62 题共用题干）

女，28 岁。患甲状腺功能亢进症 1 年，1 周前因受凉后甲亢症状加重，并出现烦躁不安、大汗、腹泻，查体：心率 151 次 / 分，体温 39.5℃，诊断为甲状腺危象。

61. 第 1 问：首选的药物是
A. 甲巯咪唑
B. 丙硫氧嘧啶
C. 大剂量碘
D. 卡比马唑
E. 普萘洛尔

62. 第 2 问：甲状腺危象的诱因不包括
A. 放射性碘治疗早期
B. 低血糖症
C. 口服过量甲状腺激素制剂
D. 低钾血症
E. 精神刺激

（63~64 题共用题干）

女，30 岁。大面积烧伤后出现寒战、高热，体温 40~41℃，每天波动 0.5~1.0℃，血培养阳性。

63. 第 1 问：首先考虑的诊断是
A. 脓毒症
B. 菌血症
C. 急性蜂窝织炎
D. 痈
E. 破伤风

64. 第 2 问：应用抗菌药物的原则是
A. 真菌性脓毒症治疗以局部用药为主
B. 必须等待细菌培养及药物敏感试验结果后再选择药物
C. 可先根据原发感染灶的性质，尽早、足量、联合应用 2 种以上抗生素
D. 尽早使用大剂量三线广谱抗生素，疗程 2 周以上
E. 对真菌性脓毒症，应改用广谱抗生素

（65~67 题共用题干）

男，1 岁半。因发热、呕吐、烦躁 4 小时入院。查体：体温 39℃，心率 110 次 / 分，呼吸 29 次 / 分。精神萎靡，前囟隆起，颈强直。

65. 第 1 问：血常规：白细胞 20×10^9/L，分类：中性 0.90，淋巴 0.10。该患儿可能的诊断是
A. 上呼吸道感染
B. 急性胃炎
C. 化脓性脑膜炎
D. 脓毒症
E. 病毒性脑炎

66. 第 2 问：为进一步明确诊断，应首选何种检查
A. 头颅 MRI
B. 头颅 CT
C. 心电图
D. 血常规
E. 脑脊液检查

67. 第 3 问：治疗时应首选
A. 利巴韦林
B. 更昔洛韦
C. 链霉素

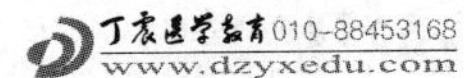

D．青霉素
E．红霉素

（68~69题共用题干）

男，20岁。闭合性气胸，呼吸困难，胸痛，胸部X线检查示左肺压缩80%，入院后予胸膜腔闭式引流。

68．第1问：胸膜腔闭式引流的使用中，恰当的是
A．长管插入水平面以下8~10cm为佳
B．长管内无水柱波动，即可拔管
C．拔管的最好指标是水封瓶内无气泡溢出或24小时引流量＜50ml
D．引流管内径宜＞1cm
E．引流管最好放在第4肋腋后线部位

69．第2问：若患者在住院过程中不慎将胸膜腔闭式引流管拔出，应首先采取的处理措施是
A．无菌棉球消毒伤口
B．捏闭伤口处皮肤
C．通知医生缝合处理
D．急送手术室处理
E．立即将脱落的引流管重新插入

（70~73题共用题干）

男，3个月。诊断为先天性心脏病。查体：全身青紫明显，听诊胸骨左缘第2~4肋间可闻及（2~3）/6级收缩期喷射样杂音。

70．第1问：该患儿最可能的诊断是
A．肺动脉狭窄
B．室间隔缺损
C．房间隔缺损
D．法洛四联症
E．动脉导管未闭

71．第2问：患儿吃奶时突然出现呼吸急促、烦躁、发绀加重。最可能的原因是
A．缺氧发作
B．蹲踞现象
C．差异性青紫
D．心脏负担加重
E．抽搐

72．第3问：此时患儿应采取的体位是
A．卧床休息
B．膝胸卧位
C．侧卧位
D．半坐卧位
E．截石位

73．第4问：针对此类患儿的日常护理应注重
A．给氧
B．休息
C．补充水分
D．供给营养
E．给抗生素

（74~76题共用题干）

男，40岁。右大腿中段被汽车撞伤6小时入院。查体：心率120次/分，血压70/50mmHg，右大腿肿胀明显，有骨擦感和反常活动，足背动脉能触及。

74．第1问：此患者应首先处理的问题是
A．失血性休克
B．挤压综合征
C．坐骨神经损伤
D．骨筋膜室综合征
E．缺血性骨坏死

75．第2问：经过骨牵引治疗1周后，患者生命体征平稳，局部皮肤完好，X线检查示骨折复位较差，治疗方案最佳的是
A．调整牵引角度，加大牵引重量
B．改用小夹板固定
C．小夹板＋骨牵引
D．手法复位
E．切开复位内固定

76．第3问：骨折愈合1年后，右膝关节屈膝活动度差，X线检查未发现异常，最可能的原因是
A．创伤性关节炎
B．股四头肌腱粘连伴关节僵硬
C．关节强直
D．内固定影响关节活动
E．软组织损伤严重

（77~78题共用题干）

男，43岁。因转移性右下腹疼痛10小时入院。查体：急性病容，全腹有压痛、反跳痛、腹肌紧张，以右下腹疼痛最为显著。体温39℃，脉搏120次/分，呼吸25次/分，血压135/85mmHg。

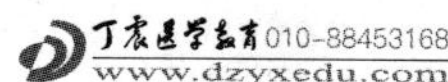

77. 第 1 问：为患者实行急诊手术的主要目的是
A. 明确诊断
B. 去除病因
C. 清洗腹腔
D. 放置引流管
E. 预防腹腔脓肿的发生

78. 第 2 问：患者术后第 1 天，如果生命体征平稳，最适宜的体位是
A. 平卧位
B. 半坐卧位
C. 头低足高位
D. 中凹卧位
E. 右侧卧位

（79~80 题共用题干）

男，60 岁。1 小时前与邻居争吵时，突然言语含糊、跌倒在地、神志不清，小便失禁、呕吐数次。既往有高血压病史 10 余年。查体：浅昏迷、烦躁不安；血压 180/110mmHg，心率 58 次 / 分，心律齐；两侧瞳孔不等大，两眼凝视左侧，右侧偏瘫，巴宾斯基征阳性，颈部无明显抵抗。

79. 第 1 问：最可能的诊断是
A. 短暂性脑缺血发作
B. 脑血栓形成
C. 脑栓塞
D. 脑出血
E. 蛛网膜下腔出血

80. 第 2 问：应立即采取的治疗措施是
A. 降低血压
B. 提高心率药物
C. 止吐药物
D. 扩容、抗凝治疗
E. 甘露醇静脉滴注

（81~82 题共用题干）

男，65 岁。咳嗽、痰中带血 1 个月，近 2 周呼吸困难。患者有 30 余年吸烟史，否认结核史，胸部 X 线检查示左胸靠近左支气管处有块状阴影，边缘不清，周围有毛刺。

81. 第 1 问：首先考虑的诊断是
A. 肺结核
B. 左侧气胸
C. 肺脓肿
D. 肺癌
E. 左下肺炎

82. 第 2 问：为进一步确诊，简便有效的检查方法是
A. 经胸壁穿刺活组织检查
B. 痰脱落细胞学检查
C. 支气管镜检查
D. 开胸探查
E. 胸腔镜检查

（83~85 题共用题干）

男，6 岁。因发热 3 天入院。查体：体温 39.5℃，一侧腮腺肿大、疼痛、感觉过敏，外周血白细胞数正常。诊断为流行性腮腺炎。

83. 第 1 问：患儿应采取的隔离措施是
A. 呼吸道隔离
B. 消化道隔离
C. 血液 - 体液隔离
D. 严密隔离
E. 接触隔离

84. 第 2 问：高热时的护理错误的是
A. 头部冷敷
B. 温水浴
C. 乙醇拭浴
D. 多饮冷水
E. 适量退热药

85. 第 3 问：饮食护理正确的措施是
A. 给予普食
B. 多吃饼干中和唾液
C. 多吃水果、果汁，保证维生素摄入
D. 注意食物的色、香、味以增进食欲
E. 必要时可静脉补充营养

（86~88 题共用题干）

女，12 岁。感冒后 2 周突然出现发热，全身皮肤和黏膜瘀斑。检查结果显示：束臂试验阳性，血小板相关抗体（PAIgG）阳性。骨髓检查：幼稚型巨核细胞增多。

86. 第 1 问：该患者最可能的诊断是

A．类白血病反应
B．急性白血病
C．重型（急性）再生障碍性贫血
D．过敏性紫癜
E．原发免疫性血小板减少症

87．第 2 问：首选的治疗药物应为
A．免疫抑制药
B．化疗药
C．糖皮质激素
D．抗组胺药
E．达那唑

88．第 3 问：对该患者疾病的分型最有意义的是
A．血常规
B．人口学特点
C．骨髓检查结果
D．病程长短
E．症状特点

（89~92 题共用题干）

女，28 岁。有反复痛经病史，平时月经量多，医生建议使用短效口服避孕药。

89．第 1 问：短效口服避孕药的机制不包括
A．抑制排卵
B．改变宫颈黏液的性状
C．改变子宫内膜的形态
D．改变子宫内膜的性状
E．促进下丘脑释放 GnRH

90．第 2 问：使用短效口服避孕药期间需要停药的情况是
A．经期缩短，经量减少
B．体重增加
C．色素沉着
D．闭经
E．类早孕反应

91．第 3 问：若患者在服用药物时漏服，补服药物的时间为
A．12 小时
B．24 小时
C．36 小时
D．48 小时
E．72 小时

92．第 4 问：患者使用短效口服避孕药第 1 片的时间是
A．月经来潮第 5 天开始
B．月经来潮前第 5 天开始
C．月经干净后的第 1 天开始
D．月经干净后的第 5 天开始
E．月经来潮的第 12 天开始

（93~94 题共用题干）

女，32 岁。头痛 1 年半，近 2 个月感头痛加重，头痛时伴喷射性呕吐，烦躁后出现意识障碍，右侧瞳孔缩小后又散大，对光反射迟钝，左侧肢体运动功能障碍，呼吸加快。CT 检查示左顶叶肿瘤。

93．第 1 问：入院后首要的治疗措施是
A．立即开颅切除肿瘤
B．20% 甘露醇静脉注射
C．脑脊液体外引流
D．去骨瓣减压术
E．气管插管

94．第 2 问：若该患者行手术治疗，术后输液量为
A．600~800ml
B．1000~1500ml
C．1500~2000ml
D．2000~2500ml
E．300~500ml

（95~96 题共用题干）

女，42 岁。外阴瘙痒、灼痛 3 天，尿频、尿痛，阴道分泌物白色稠厚，呈凝乳状。妇科检查可见外阴红肿，小阴唇内侧及阴道黏膜附着白色膜状物，擦拭后见红肿黏膜面。

95．第 1 问：最可能的诊断是
A．细菌性阴道病
B．外阴阴道假丝酵母菌病
C．滴虫阴道炎
D．急性子宫颈炎
E．淋病

96．第 2 问：该病的治疗正确的是
A．性伴侣无症状无须治疗

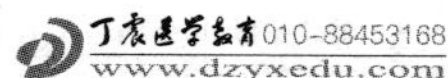

B．糖皮质激素治疗
C．雌激素治疗
D．抗生素治疗
E．治疗结束后再复查 1 次，若病原体阴性，可视为治愈

（97~98 题共用题干）

女，43 岁。因肝外胆管结石收治入院，准备手术治疗。

97. 第 1 问：患者发生结石阻塞胆管时，上腹部疼痛描述不正确的是
A．阵发性、刀割样绞痛
B．持续性疼痛阵发性加剧
C．疼痛向右后肩背部放射
D．疼痛可发生于剑突下
E．钻顶样疼痛

98. 第 2 问：患者术前可能出现的护理问题不包括
A．营养失调
B．疼痛
C．皮肤完整性受损
D．焦虑
E．自理能力下降

（99~100 题共用题干）

女，55 岁。腹痛腹胀、呕吐 24 小时，近 3 个月有时腹胀，大便带黏液，无血渍。查体：体温 36℃，脉搏 80 次 / 分，血压 115/75mmHg，未见肠型，腹软，右下腹可触及斜行肿块，质韧压痛。腹部 X 线检查见一气液平面。血常规：白细胞 9.5×10^9/L，中性粒细胞分类 0.80。

99. 第 1 问：该患者最可能的诊断是
A．回盲部肿瘤
B．回盲部结核
C．阑尾周围脓肿
D．克罗恩病
E．回盲部肠套叠

100. 第 2 问：拟为该患者行手术治疗，术前准备不正确的是
A．术前 3 天口服抗生素
B．术前 12 小时开始禁食，4 小时禁饮
C．术前 1 天晚及术晨清洁灌肠
D．术晨置胃管
E．术前 3 天口服维生素 K

附：答案与解析

强化试卷一

1. D 小儿出生时头围相对大，为33~34cm。1岁时胸围与头围大致相等，约为46cm。1岁至青春前期，胸围（cm）＝头围＋年龄（岁）－1。

2. D 产后出血指胎儿娩出后24小时内，阴道分娩者出血≥500ml，剖宫产者≥1000ml。多发生在产后2小时内，因此胎盘娩出后，密切监测产妇生命体征，包括血压、脉搏、阴道流血量、子宫高度、膀胱充盈情况，及早发现出血和休克。

3. E 胃窦部G细胞分泌促胃液素（选E）。主细胞分泌大量胃蛋白酶原（不选A）。壁细胞分泌盐酸和内因子（不选B、C），盐酸可激活胃蛋白酶原，使其转变为具有消化活性的胃蛋白酶。黏液细胞主要分泌含碱性因子的黏液（不选D）。

4. B 尤因肉瘤X线检查特征是长骨骨干或扁骨发生较广泛的浸润性骨破坏，表现为虫蛀样溶骨改变，界限不清；外有骨膜反应，呈板层状或"葱皮状"表现。

5. B 产褥期产妇体温会在产后24小时内稍升高，一般不超过38℃，可能与产程延长导致过度疲劳有关（选B）。产后1周内会排出大量汗液，以睡眠和初醒时明显，不属病态（不选A）。胎盘娩出后，宫底在脐下1指，产后第1天稍上升平脐，以后下降1~2cm/天，产后10天降入骨盆腔内（不选C）。一般血性恶露在产后持续3~4天，色鲜红（不选D）。产后脉搏略慢，60~70次/分（不选E）。

6. C 不哺乳产妇通常在产后6~10周月经复潮，在产后10周左右恢复排卵。哺乳产妇月经复潮延迟，平均在产后4~6个月恢复排卵。产后月经复潮较晚者，首次月经来潮前多有排卵，因此哺乳产妇月经虽未复潮，却仍可受孕，哺乳期应避孕（选C）。指导产妇产后6周（42天）携婴儿至医院行全面检查（不选A）。产褥期保证充足的睡眠和营养（不选B、D），鼓励适当活动（不选E）。

7. A 肠外营养输注时应注意控制输液速度，避免输注过快引起并发症，葡萄糖输注速度应控制在5mg/（kg · min）以下。

8. E 先天性心脏病根据左、右两侧及大血管之间有无分流可分为左向右分流型（潜伏青紫型）、右向左分流型（青紫型）和无分流型（无青紫型）。右向左分流型先天性心脏病包括法洛四联症、大动脉转位（选E）、三尖瓣闭锁等。左向右分流型先天性心脏病包括室间隔缺损（不选B）、房间隔缺损（不选A）、动脉导管未闭等（不选C）。无分流型先天性心脏病包括肺动脉狭窄、主动脉瓣狭窄、主动脉缩窄、主动脉弓转位等（不选D）。

9. D 麻疹多在发热3~4天后出现皮疹，首发于耳后发际，逐渐累及额、面、颈部，自上而下蔓延至躯干、四肢，最后累及手掌、足底。

10. C 短暂性脑缺血发作持续时间短暂，一般持续10~15分钟，多在1小时内恢复，最长不超过24小时。

11. A 儿童在生长发育的过程中各器官的发育不平衡（不选D），有先有后、快慢不一（选A）。儿童的生长发育具有连续性和阶段性（不选C），且具有个体差异（不选B），通常遵循由上到下、由近到远（不选E）、由粗到细、由低级到高级、由简单到复杂的顺序或一般规律。

12. D 一旦发生人工流产综合征，应立即停止手术，首选阿托品静脉注射，缓解症状。

13. A 肺炎患儿发生心力衰竭时应给予吸氧（不选E）、镇静（不选D）、利尿（不选C）、强心（地高辛或毛花苷丙静脉注射，不选B），应用血管活性药物等治疗。减慢输液速度，以减轻心脏负担（选A）。

14. E 一种或多种高危型人乳头瘤病毒的持续感染是宫颈上皮内瘤变和宫颈癌的主要致病因素（不选C）。当配偶患有阴茎癌，发生性接触时，易遭到HPV的感染，宫颈癌发病率高（选E）。宫颈癌好发于有多个性伴侣、过早性生活、早年分娩和有多次分娩史者（不选A），高发年龄为50~55岁（不选B）。乳腺癌是女性发病率最高的恶性肿瘤，宫颈癌是最常见的妇科恶性肿瘤（不选D）。

15. C 无性生活史、阴道闭锁或其他原因不宜经阴道检查的患者不做阴道检查，而是行直肠 - 腹部诊，检查者一手伸入直肠，另一手在腹部配合检查（选 C）。妇科检查时，应关心体贴患者，动作轻柔，部位准确（不选 A）。充盈的膀胱影响妇科检查，因此除尿失禁患者外，检查前嘱咐患者排空膀胱，必要时导尿（不选 B）。若为男医生进行检查，需要有女护士或女医生的陪同，保证患者生理及心理安全（不选 D）。除尿瘘患者有时需要取膝胸卧位外，一般妇科检查均取截石位（不选 E）。

16. C 糖皮质激素有抗过敏及降低毛细血管壁通透性的作用，对关节型过敏性紫癜效果较好（选 C）。肾型患者在皮肤紫癜的基础上，因肾小球毛细血管袢炎症反应而出现血尿、蛋白尿及管型尿，偶见水肿、高血压及肾衰竭等表现，糖皮质激素疗效不明显，常用免疫抑制药治疗，可选用硫唑嘌呤、环磷酰胺或环孢素等（不选 B、D、E）。

17. B 皮疹最常见于应用甲氨蝶呤后，严重者可引起剥脱性皮炎（选 B）。环磷酰胺最典型的不良反应为出血性膀胱炎（不选 A）。顺铂主要的不良反应有恶心、呕吐等胃肠道反应和肾毒性（不选 D）。紫杉醇的不良反应为骨髓抑制、神经毒性、心脏毒性等（不选 C）。氮芥对局部刺激较大，注入皮下可引起组织坏死（不选 E）。

18. E 回肠代膀胱术后为引流尿液及代新膀胱冲洗需要留置代膀胱造口管。为预防肠黏液分泌过多引起管道阻塞，术后应注意观察引流管的尿液情况。

19. E 急性病毒性肝炎的临床表现包括黄疸持续性加重（不选 C）、腹胀（不选 B）、食欲减退、厌油腻、恶心、呕吐等；可伴有病毒血症，畏寒、发热、疲乏（不选 A）、全身不适等，查体常可发现肝、脾大（不选 D）。腹水和肝脏缩小可见于急性重症肝炎及肝硬化（选 E）。

20. D 急性胆囊炎表现为上腹部疼痛，常有轻至中度发热，可有畏寒（不选 E），查体可见墨菲征阳性（不选 C），右上腹压痛（不选 A），炎症波及浆膜时可出现反跳痛和腹肌紧张（不选 B）。麦氏点压痛主要见于急性阑尾炎患者（选 D）。

21. C 急性呼吸窘迫综合征（ARDS）胸部 X 线检查早期可无异常，或表现为肺纹理增多；进展期出现广泛斑片状以至融合成大片状的磨玻璃或实变浸润影；末期可出现肺间质纤维化改变（选 C）。主要表现为进行性呼吸困难（不选 A）、动脉血氧分压进行性下降，普通供氧常不能缓解缺氧，须气管插管给予机械通气支持（不选 B）。ARDS 早期由于过度通气出现呼吸性碱中毒，后期可因通气障碍，CO_2 在体内积聚而导致高碳酸血症，组织灌注不足又可引起乳酸性酸中毒，血生化检查可为呼吸性酸中毒合并代谢性酸中毒（不选 D）。动脉血气分析典型表现为 PaO_2 降低（$<$ 60mmHg）、$PaCO_2$ 降低（$<$ 35mmHg）、pH 升高（不选 E）。

22. D 急性上呼吸道感染由各种病毒和细菌引起，其中成人 70%~80%、儿童 90% 以上由病毒感染所致。包括鼻病毒、冠状病毒、腺病毒、流感和副流感病毒以及呼吸道合胞病毒、埃可病毒和柯萨奇病毒等。

23. E 急性胰腺炎患者胰酶外溢，脂肪酶在组织内被激活，将脂肪分解为脂肪酸，脂肪酸与钙离子结合形成皂化斑，降低血钙，血钙降低程度与病情严重程度成正比，当血钙 $<$ 2mmol/L 时，常提示病情严重、预后不良。

24. D 甲状腺功能亢进症放射性碘（^{131}I）治疗的绝对禁忌证为妊娠期及哺乳期妇女。当母体摄入 ^{131}I 后，可通过胎盘和乳汁进入胎儿或婴儿的甲状腺，造成胎儿或婴儿呆小病的发生。

25. D 卵巢子宫内膜异位囊肿出现囊肿破裂时，陈旧血液流出，最先刺激腹膜引起剧烈腹痛（选 D），随后出现恶心、呕吐（不选 B），腹肌紧张（不选 E），伴肛门坠胀感。

26. D 重度子痫前期患者应遵医嘱解痉、降压、镇静、利尿，并适时终止妊娠。硫酸镁具有松弛骨骼肌，缓解血管痉挛，抑制宫缩，改善氧代谢的作用，是预防和控制子痫发作的首选药（选 D）。妊娠期高血压疾病不常规应用降压药（不选 E），如有需要常用拉贝洛尔、硝苯地平等，禁用血管紧张素转换酶抑制剂。当应用硫酸镁无效或有禁忌证时，可使用镇静药（不选 A）。不主张常规应用利尿药，仅当患者出现全身性水肿、肺水肿、脑水肿、急性心力衰竭时，可酌情使用呋塞米等快速利尿药（不选 C）。

27. E 对疑有脊柱骨折者应尽量避免移动。若确实需要搬运，可采用平托法或滚动法移至硬担架、木板或门板上。

28. A 维生素 D 缺乏性佝偻病激期主要表现为骨骼改变和运动功能发育迟缓，颅骨软化、前囟闭合延迟（正常 2 岁前闭合），鸡胸、漏斗胸，能站立行走后出现“X”形腿、“O”形腿等。主要的治疗措施是补充维生素 D，增加户外活动，经常晒太阳，补钙等。

29. D 当胃囊破裂或胃囊充气不足时，食管囊和胃囊可向上移动，食管囊压迫咽喉部或气管，出现呼吸困难或窒息，应立即抽出囊内气体，拔出管道，解除堵塞。

30. A 小儿 4~6 个月开始添加的辅食主要为泥状食物，引入的食物为含铁配方米粉、配方奶、蛋黄、菜泥、米汤、米糊、水果泥等。

31. C 胸骨体中、上段之后及心前区剧烈压榨性疼痛是急性心肌梗死最早出现和最突出的症状，持续时间 10~20 分钟以上，经休息和含服硝酸甘油不能完全缓解。患者多有高血压病史，疼痛剧烈时常伴恶心、呕吐、上腹部胀痛等消化道症状，还会出现血压下降、脉搏细速、大汗淋漓等，但未必是休克表现。

32. C 急性出血坏死性胰腺炎因大量血浆外渗、血容量减少，可丧失 40% 的循环血量，出现严重的低血容量性休克。如继发感染，则使休克原因复杂化且难以纠正。

33. B 急性肾小球肾炎多见于儿童和青少年，常有上呼吸道感染等前驱症状，典型表现为血尿、蛋白尿、尿量减少、水肿和高血压，尿液检查还可见管型和白细胞（选 B）。急性尿路感染多有尿频、尿急、尿痛等表现（不选 A）。慢性肾小球肾炎多见于中青年男性，病情迁延并呈缓慢进展（不选 C）。单纯型肾病主要表现为大量蛋白尿、低白蛋白血症、水肿、高脂血症，无血尿（不选 D）。肾炎型肾病除单纯型肾病的症状外，还可表现为血尿、反复或持续高血压、氮质血症或低补体血症等（不选 E）。

34. E 尿道膜部属于后尿道，后尿道断裂后，尿外渗至耻骨后间隙和膀胱周围（选 E）。尿道球部外伤时，血液、尿液渗入会阴浅袋，出现会阴（不选 A）、阴茎（不选 B）、阴囊和下腹壁肿胀（不选 C、D）、淤血。

35. E 脓毒症患者症状以发热最为常见，热型以弛张热（不选 B）、间歇热多见（不选 C），体温可高达 40℃以上，也可见不规则热（不选 D）、稽留热（不选 A）。波浪热常见于布氏杆菌感染（选 E）。

36. B 急性淋巴细胞白血病的临床特征为起病急、发热、贫血、出血、淋巴结肿大、肝大、脾大、骨骼和关节疼痛等，实验室检查骨髓象原始细胞≥骨髓有核细胞的 20%，外周血白细胞增多，以原始和幼淋巴细胞为主（选 B）。急性髓系白血病的最主要特征是外周血以早幼粒细胞为主（不选 A）。慢性髓系白血病的临床特征为起病缓慢、病程长，表现为乏力、低热、盗汗、体重下降、脾大等，少见肝大，实验室检查外周血白细胞显著增多，以中性粒细胞增多为主，骨髓象骨髓增生明显至极度活跃，以晚幼粒细胞为主（不选 D）。慢性淋巴细胞白血病起病缓慢，可表现为乏力、疲倦、消瘦、低热、盗汗、淋巴结肿大或肝大、脾大等，实验室检查外周血以淋巴细胞持续性增生为主要特征，骨髓象有核细胞增生明显活跃或极度活跃，淋巴细胞≥ 40%，以成熟淋巴细胞为主（不选 E）。

37. C 月经改变为子宫肌瘤最常见的症状，多见于黏膜下肌瘤及较大的肌壁间肌瘤，表现为经量增多、经期延长；肌瘤增大可使子宫增大，或表面有单个或多个球形隆起。B 超检查诊断肌瘤的准确性较高，并能精准定位，可见子宫体积增大，形态不规则；未变性肌瘤呈大小不一的圆形中低回声区；变性肌瘤表现为肌瘤内部回声不均，随变性发展可呈低、高回声。

38. C 长期服用新霉素可造成听力或肾损害，故服用时间不宜超过 1 个月，用药期间应监测听力和肾功能。

39. D 非甾体抗炎药主要通过抑制环氧化酶活性，减少前列腺素合成，而发挥抗炎、镇痛、退热的作用，是临床常用的类风湿关节炎治疗药物；其主要不良反应包括胃肠道反应（不选 A、B、E）、肝功能和肾功能损害（不选 C），以及可能增加心血管不良事件，在用药期间要定期监测血常规和肝、肾功能。

40. D 维生素 D 缺乏性佝偻病是维生素 D 不足引起钙、磷代谢失常，产生的一种以骨骼病变为特征的全身慢性营养病，初期主要表现为易激惹、烦躁、多汗，出现枕秃；6 个月以内婴儿激期以颅骨改变为主，出现颅骨软化，按压有乒乓球样感等（选 D）。病毒性脑炎的主要表现为发热、恶心、易激惹、颈强直等（不选 A）。化脓性脑膜炎的主要表现为体温升高，进行性加重的意识障碍，前囟饱满等（不选 B）。结核性脑膜炎的主要表现为性格改变、易怒少言，出现脑膜刺激征、前囟饱满等（不选 C）。甲状腺功能减退症的主要表现为畏寒少汗、面色苍白、嗜睡，出现黏液性水肿面容等（不选 E）。

41. C Ⅰ度轻型子宫脱垂为宫颈外口距离处女膜缘＜ 4cm，未达处女膜缘（不选 E）；Ⅰ度重型为宫颈外口已达处女膜缘，阴道口可见宫颈（不选 D）。Ⅱ度轻型为宫颈脱出阴道口外，宫体仍在阴道内（选 C）；Ⅱ度重型为宫颈和部分宫体已脱出阴道口外（不选 B）。Ⅲ度子宫脱垂为宫颈及宫体全部脱出阴道口外（不选 A）。

42. C 临床上主要以宫口扩张程度及胎头下降程度来判断产程的进展，其中胎头下降程度是最重要的判断标志。

43. D 贫血的临床表现与病因、程度轻重、病程急慢等因素有关，以皮肤、黏膜苍白最为突出（选 D）。溶血性贫血可见血红蛋白尿（不选 E）。

44. D 轻度喉痉挛患者经面罩加压给氧即可缓解，严重者可给予肌松药，气管插管行控制通气或经环甲膜穿刺置管行加压给氧。

45. D 结核性脑膜炎早期的诊断主要依靠询问详细的病史，周密的临床观察及综合全面的分析，最可靠的诊断依据是脑脊液检查中见结核分枝杆菌。

46. E 妊娠合并心脏病的产妇在第三产程胎儿娩出后，为防止产后出血过多，可静脉注射缩宫素（不选A）。因麦角新碱可直接收缩动、静脉血管，引起血压升高，增加心脏负荷，应禁用麦角新碱（选E）。酚磺乙胺（止血敏）能增加血液中血小板数量，增强其聚集性和黏附性，促使血小板释放活性物质，缩短凝血时间，加速血块收缩，产妇无禁忌（不选B）。氨甲苯酸（止血芳酸）具有抗纤维蛋白溶解作用而产生止血作用，适用于上消化道出血、产后出血等（不选C）。血凝酶（立止血）是从蛇毒中分离出的一种具有类凝血酶作用的药物，能促进出血部位的血小板凝集，缩短出血时间，减少出血量，产妇无禁忌（不选D）。

47. A 妊娠期肛门检查内容与阴道检查相似，可了解骨盆、产道情况（不选C），宫颈管和宫口情况（不选B），胎先露（不选E）、胎先露高低（不选D）、胎方位等。胎儿成熟度检查包括羊水中卵磷脂/鞘磷脂、磷脂酰甘油等（选A）。

48. D 定期乳房自我检查有助于及早发现乳房病变，20岁以上妇女特别是高危人群及术后患者一般每个月进行1次自我检查；检查时间为月经周期的第7~10天或月经结束后的2~3天，已经绝经的女性可选择每个月固定的1天检查。

49. B 伤寒发热呈持续高热，以稽留热为主（选B），少数患者呈弛张热或不规则热（不选A、E），热程较长，持续10~14天。

50. C 尿频、尿急、尿痛是肾结核的典型症状。无痛性尿频是肾结核最为突出的症状，呈进行性加重，出现时间最早，持续时间也最长。当结核病变侵及膀胱壁，尿频加剧，并伴有尿急、尿痛，表现为典型的膀胱刺激症状。

51. D 评估肢体血液循环是石膏固定或夹板外固定护理中最重要的内容，应注意加强观察，若发现包扎过紧应及时处理；出现“5P”征（疼痛、苍白、感觉异常、麻痹及脉搏消失），应警惕骨筋膜室综合征。

52. D 食管癌早期症状不明显，表现为吞咽粗硬食物时偶有不适感（不选E），如哽噎感（不选A）、胸骨后烧灼样、针刺样或牵拉摩擦样疼痛（不选B）；食物通过缓慢，并有异物感或停滞感（不选C）。中晚期的典型症状是进行性吞咽困难（选D）。癌肿累及邻近器官或远处转移时，出现相应症状，如声音嘶哑、胸痛、呛咳等。

53. D 体外受精-胚胎移植（试管婴儿）及其衍生技术是指从不孕妇女体内取出卵细胞，在体外与精子受精后培养至早期胚胎，然后移植回妇女的宫腔，使其继续着床发育成为胎儿的全过程。主要适用于输卵管性不孕症。

54. D 输卵管绝育术一般手术时间为非妊娠妇女月经干净后3~7天（不选A），剖宫产的同时（选D），宫内节育器取出术后，人工流产或自然分娩后48小时内（不选B、C），哺乳期或闭经者排除早期妊娠后（不选E）。

55. D 大量葡萄糖及胰岛素输入可促使细胞外钾向细胞内转移，造成低钾血症。

56. C 一级预防是指发病前的预防，这是三级预防中最关键的一环：在社区人群中首先筛选可干预的危险因素，找出高危人群，进行预防干预，即积极治疗相关疾病，如高血压（不选A）、心血管病、糖尿病、高脂血症等；提倡合理饮食，适当运动；改变不健康的生活方式，治疗可干预性的危险因素。二级预防是在一级预防的基础上，对短暂性脑缺血发作、可逆性脑缺血发作的早期诊断和早期治疗，防止发展成脑梗死（选C）。三级预防对已出现脑卒中的患者进行干预，防治并发症，减轻残疾程度，提高患者的生活质量，预防复发（不选B）。

57. A 代谢性酸中毒的典型表现为精神萎靡或烦躁不安，呼吸深快，频率可高达40~50次/分，呼气带酮味，面红或口唇呈樱桃红色，腹痛，呕吐，腱反射减弱或消失，嗜睡、昏睡甚至昏迷。

58. E 气体从支气管伤口不断进入胸廓，导致水封瓶内不断有气体逸出，提示胸外伤存在支气管裂伤。

59. C 维生素D缺乏性手足搐搦症发生惊厥时，须迅速控制惊厥或喉痉挛，用地西泮肌内注射或缓慢静脉注射，或用10%水合氯醛保留灌肠；并尽快给予10%葡萄糖酸钙缓慢静脉推注（10分钟以上），迅速提高血钙浓度；症状控制后按维生素D缺乏性佝偻病补充维生素D。

60. C 下肢静脉曲张手术治疗的目的为去除曲张静脉和防止复发，传统方法是大隐静脉或小隐静脉高位结扎和曲张静脉剥脱术，深静脉阻塞为手术治疗绝对禁忌证。

61. C 肺结核常见的临床表现有长期午后潮热、倦怠乏力、盗汗、食欲减退和体重减轻等，常规抗生素治疗无效。

62. D 肺结核患者大咯血时，血块易阻塞大呼吸道，可引起窒息危及生命。

63. C 吡嗪酰胺为结核分枝杆菌半杀菌药，主要的不良反应是胃肠道不适、肝功能损害、高尿酸血症、关节痛。

64. D 胸骨体中、上段之后及心前区剧烈压榨性疼痛是急性心肌梗死最早出现和最突出的症状，持续时间10~20分钟以上，经休息和含服硝酸甘油不能完全缓解。患者多有高血压病史，疼痛剧烈时常伴恶心、呕吐、上腹部胀痛等消化道症状，还会出现血压下降、脉搏细速、大汗淋漓等，但未必是休克表现。

65. B 多数急性心肌梗死患者会在发病1~2天出现心律失常，以24小时内最多见。

66. A 急性心肌梗死患者出现心律失常以室性心律失常最多，如频发室性期前收缩（每分钟5次以上）、成对期前收缩、短阵室性心动过速、多源性或RonT室性期前收缩，这些心律失常为心室颤动的先兆，应紧急处理。

67. D 再生障碍性贫血是由多种原因导致骨髓造血功能衰竭，以骨髓造血干细胞及造血微环境损伤、外周血全血细胞减少为特征的一种综合征。骨髓象见增生低下或极度低下，粒、红、巨核系明显减少。

68. D 引起再生障碍性贫血的药物有氯霉素、磺胺药、四环素、链霉素、异烟肼、保泰松、吲哚美辛、阿司匹林、抗惊厥药、抗甲状腺药、抗肿瘤药等。其中，氯霉素最常见，其致病作用与剂量无关，而与个人敏感性有关。

69. C 肺炎支原体肺炎的突出症状是持久的阵发性剧烈咳嗽、发热，双肺散在干啰音，胸部X线检查示肺下野斑片状阴影（选C）。肺炎链球菌肺炎典型表现为咳铁锈色痰（不选A）。金黄色葡萄球菌肺炎典型表现为咳黄脓痰（不选B）。铜绿假单胞菌肺炎典型表现为咳翠绿色痰（不选D）。

70. C 支原体无细胞壁，β-内酰胺类抗生素（青霉素、头孢菌素等）的杀菌机制是阻碍细胞壁黏肽合成，使菌体裂解，因此肺炎支原体对β-内酰胺类抗生素不敏感（不选A、B）。治疗时首选大环内酯类抗生素（选C），如红霉素、罗红霉素、阿奇霉素等，其机制主要是抑制细菌蛋白质合成。

71. E 颅内压增高典型表现为头痛、呕吐、视神经乳头水肿，称为颅内压增高"三主征"（选E）。脑梗死的临床表现以偏瘫、失语、偏身感觉障碍和共济失调等局灶定位症状为主（不选A）。脑出血主要有肢体瘫痪、失语等局灶定位症状和颅内压增高的表现（不选B）。蛛网膜下腔出血可出现脑膜刺激征，一般无定位性神经系统体征及肢体瘫痪（不选C）。脑水肿属于继发性病理过程，多种疾病均可引起，不具诊断意义（不选D）。

72. D 颅内压增高的处理原则为积极治疗原发病，降低颅内压。

73. B 中度低渗性脱水患者血Na^+＜130mmol/L，除疲乏、头晕、手足麻木等轻度低渗性脱水表现外，还伴有恶心、呕吐、脉搏细速、血压下降、脉压缩小、浅静脉瘪陷、视物模糊、直立性眩晕等，尿量少，尿中几乎不含Na^+和Cl^-。

74. B 大面积烧伤使毛细血管通透性增加，大量体液外渗，引起有效循环血容量锐减，烧伤患者伤后48小时内易发生低血容量性休克，是导致患者死亡最主要的原因。主要护理措施为充分补液以防止或纠正休克。

75. A 急性肾损伤根据病因发生的解剖部位可分为肾前性、肾性和肾后性。肾前性急性肾损伤由肾脏血流灌注不足所致，见于大面积烧伤患者大量失液、循环血量减少等（选A）。肾后性急性肾损伤是双侧输尿管或肾的尿液突然受阻所致，常见于急性尿路梗阻患者（不选B）。肾性急性肾损伤常见于肾实质损伤患者，如挤压伤等（不选C）。

76. D 肠外营养与肠内营养两者之间应优先选择肠内营养（不选A）。要素饮食是人工配制的化学组成明确的无须经消化即可吸收的少渣营养剂（不选B）。腹泻是肠内营养最常见的并发症（不选C）。若营养液误吸可导致吸入性肺炎，是肠内营养最严重的并发症（选D）。液化饮食多指匀浆饮食，由天然食物制成匀浆而成（不选E）。

77. C 感染是肾病综合征患者常见的并发症，与蛋白质营养不良、免疫功能紊乱及应用糖皮质激素治疗有关。通常在糖皮质激素治疗时无须应用抗生素预防感染，否则可能诱发真菌二重感染（选C）。一旦发现感染，应及时选用对致病菌敏感、强效且无肾毒性的抗生素积极治疗，有明确感染灶时应尽快去除。一般认为，当血白蛋白低于20g/L时，提示存在高凝状态，即应开始预防性抗凝治疗（不选E）。

78. A 对肾病综合征患者利尿治疗的原则是不宜过快、过猛，以免造成血容量不足、加重血液高黏滞倾向，诱发血栓、栓塞并发症。一般以体重下降0.5~1.0kg/d为宜。

79. D 上消化道出血表现为呕血和黑便，伴头晕、面色苍白、血压下降、心率加快、意识模糊等周围循环衰竭表现，血常规示红细胞、血红蛋白、白细胞和血小板减少。应尽早给予血管活性药物，如生长抑素、奥曲肽、特利加压素及垂体加压素。生长抑素能明显减少内脏血流，适用于严重急性上消化道出血，如胃出血、十二指肠出血、胃十二指肠溃疡出血、食管静脉曲张破裂出血等。

80. D 肝硬化患者失代偿期"三系"血细胞减少，

肝细胞受损，合成白蛋白和凝血因子减少，实验室检查可见凝血酶原时间延长，白蛋白降低，丙氨酸氨基转移酶明显升高。肝硬化患者失代偿期可出现食管胃底静脉曲张，曲张静脉破裂出血的特征性表现为突发大量呕血或柏油样便，可伴血压下降、脉搏增快、面色苍白等休克表现。

81. D 经皮肾镜碎石取石术适用于所有需要手术干预的肾结石，包括鹿角结石、直径≥ 2cm 的肾结石、有症状的肾盏或憩室内结石、体外冲击波难以粉碎及治疗失败的结石（选 D）。体外冲击波碎石适用于直径≤ 2cm 的肾结石及输尿管上段结石（不选 E）。药物排石适合于结石＜ 0.6cm、表面光滑、结石以下尿路无梗阻时（不选 C）。开放手术现已很少采用（不选 B）。

82. B 体外冲击波碎石成功率高，若需要重复治疗，2 次治疗间隔时间应≥ 7 天。本题数据有争议，虽然近年已有更新的数据：体外冲击波碎石再次治疗间隔时间以 10~14 天以上为宜（九轮外科学 P560），但考试不采用。

83. A 尿路结石患者大量饮水配合适当的运动有利于小结石的排出，有助于稀释尿液、减少晶体沉积，起到内冲洗的作用。饮水 2500~3000ml/d，保持每天尿量在 2000ml 以上。

84. C 决定给氧方式的主要依据是 $PaCO_2$，若无 CO_2 潴留，则高浓度给氧；若存在 CO_2 潴留（$PaCO_2$ ＞ 50mmHg），则低流量、低浓度给氧。

85. D PaO_2 ＜ 60mmHg 伴 $PaCO_2$ ＞ 50mmHg，提示Ⅱ型呼吸衰竭。慢性肺源性心脏病合并Ⅱ型呼吸衰竭患者应持续低流量（1~2L/min）、低浓度（28%~30%）吸氧，保持 PaO_2 在 60mmHg 以上，防止高浓度吸氧抑制呼吸、加重缺氧和二氧化碳潴留。

86. B 1 型糖尿病有发生糖尿病酮症酸中毒倾向，在精神刺激下也可诱发。糖尿病酮症酸中毒的表现主要是乏力和“三多一少”症状加重，恶心、呕吐、头痛、嗜睡，呼吸深快有烂苹果味，随病情发展会出现严重失水，尿量减少、皮肤弹性差、脉搏细速、血压下降，晚期出现意识障碍甚至昏迷，血酮体多在 3.0mmol/L 以上，血糖一般为 16.7~33.3mmol/L，甚至更高；尿糖和尿酮体为阳性。

87. A 补液是抢救糖尿病酮症酸中毒的首要和关键措施，开始补液速度要快，在 1~2 小时输入等渗生理盐水 1000~2000ml，改善周围循环和肾衰竭，在补液后应给予小剂量胰岛素加入生理盐水中持续静脉滴注或者静脉泵入，以达到血糖快速、稳定而又不易发生低血糖反应的效果。

88. A 糖尿病酮症酸中毒的患者经治疗后血糖有所下降，酸中毒改善，但出现昏迷反而加重，或虽然一度清醒又再次昏迷，或出现烦躁、心率减慢而血压偏高、肌张力增高时，应警惕脑水肿的可能。酮症酸中毒的患者发生严重酸中毒、失水、缺氧、体循环及微循环障碍时，可导致脑细胞失水或水肿、中枢神经系统功能障碍。此外，治疗不当如过快、过多补充碳酸氢钠会导致反常性脑脊液酸中毒加重，血糖下降过快或输液过多过快、渗透压不平衡可引起继发性脑水肿并加重中枢神经系统功能障碍。

89. B 系统性红斑狼疮（SLE）的临床表现有发热、疲倦、乏力、体重下降，出现皮疹，有关节痛，呈对称性、持续性多关节，以近端指间关节、掌指关节及腕关节常见。蝶形红斑是最具有特征性的皮肤损害。活动期可见口腔、鼻黏膜溃疡。抗 Sm 抗体是诊断 SLE 的标志性抗体，特异性高达 99%，其余抗核抗体、抗双链 DNA 抗体、抗 RNP 抗体、抗 SSA 抗体等对诊断也有重要意义。

90. C 抗核抗体可见于几乎所有的系统性红斑狼疮患者，是系统性红斑狼疮首选的筛选检查（选 C）。抗 Sm 抗体特异性高达 99%，是系统性红斑狼疮的标志抗体之一，有助于早期和不典型患者的诊断或回顾性诊断（不选 D）。

91. A 糖皮质激素是目前治疗系统性红斑狼疮的首选药，具有显著抑制炎症反应和抑制免疫作用，一般给予泼尼松规律用药，病情稳定后 2 周或疗程 6 周后缓慢减量（选 A）。免疫抑制药在系统性红斑狼疮病情活动时用于联合治疗（不选 D）。免疫球蛋白用于病情危重或治疗困难者（不选 B）。布洛芬为非甾体抗炎药，用于症状轻且有关节痛者（不选 C）。氯喹可在 SLE 的诱导缓解和维持治疗中长期应用，但不作为首选（不选 E）。

92. E 狼疮性肾炎是系统性红斑狼疮（SLE）最常见和最严重的临床表现，是 SLE 患者死亡的常见原因，几乎所有患者均有肾损害。

93. B 系统性红斑狼疮患者的护理措施包括急性活动期要卧床休息；病室空气流通（不选 C），温度 18~20℃（不选 D），湿度 50%~60%（不选 E）；保持床单清洁干燥（不选 A）；保持皮肤清洁，可用温水冲洗或擦洗，避免使用碱性肥皂和化妆品，防止刺激皮肤；避免阳光直接照射裸露皮肤（选 B）。

94. E 压力蒸汽灭菌法是热力消毒灭菌法中效果最好的一种方法，适用于耐热、耐湿类诊疗器械、器具和物品的灭菌（选 E）。煮沸法不能用于外科手术器械的灭菌（不选 A）。紫外线消毒法主要适用于空气、物品表面和液体的消毒（不选 B）。不适用于物理消毒灭菌的物品可选用消毒剂浸泡法（不选 C）。

95. B 肺癌的肺外表现在临床上呈现非转移性的全身症状，可出现于肺癌发现前、后，主要包括库欣（Cushing）综合征（不选 D），男性乳房增大（不选 C），骨关节综合征表现为杵状指（不选 E）、骨膜增生、骨关节痛等（不选 A）。肺癌发生肝转移时，可导致肝大（选 B）。

96. D 阿托品为 M 胆碱受体阻断剂，可抑制呼吸道腺体和唾液腺分泌，术前应用可减少呼吸道分泌物，保持呼吸道通畅。

97. C 心功能Ⅰ级指体力活动不受限，日常活动不引起明显的气促、乏力或心悸（不选 A）。心功能Ⅱ级指体力活动轻度受限，休息时无症状，日常活动如平地步行 200~400m 或以常速上 3 层以上楼梯的高度时，出现气促、乏力和心悸（不选 B）。心功能Ⅲ级指体力活动明显受限，稍事活动或轻于日常活动时即引起显著气促、乏力或心悸（选 C）。心功能Ⅳ级指体力活动重度受限，休息时也有气促、乏力或心悸，稍有体力活动症状即加重（不选 D）。

98. B 心功能Ⅲ级患者最适合的活动方式是以卧床休息为主，限制日常体力活动，鼓励或协助患者自理日常生活。

99. A 胆总管切开术后 T 管引流的作用包括引流胆汁和减压（不选 B），以免胆汁排出受阻导致胆汁渗漏引起腹膜炎（不选 C）；引流残余结石（不选 E）；支撑胆道，防止胆总管切开处瘢痕狭窄（不选 D）；经 T 管溶石或造影。

100. D 胆总管切开术后 T 管一般放置 2 周左右（选 D）；引流期间应妥善固定 T 管（不选 A）；保持引流通畅（不选 B）；预防感染，更换引流袋时应注意无菌操作（不选 E）；观察并记录引流液的颜色、量、性状等（不选 C）。

强化试卷二

1. B T 管一般放置 2 周左右，术后 10~14 天试行夹闭 T 管 1~2 天。若无腹胀、腹痛、发热及黄疸等症状，可行 T 管造影，造影后继续引流 24 小时以上。如胆道通畅、无结石和其他病变，再次夹闭 T 管 24~48 小时，无不适症状方可拔管。

2. C 艾滋病患者呼吸系统并发症以肺孢子菌肺炎最常见，是艾滋病机会性感染死亡的主要原因。

3. D 病毒性心肌炎急性期需要卧床休息（不选 A），减轻心脏负荷，使用保护心肌药物（不选 B），改善心肌代谢和心功能（不选 C），加强营养，少食多餐，多食新鲜蔬菜及水果（不选 E）。降酶药一般指降低氨基转移酶的药物，体内氨基转移酶升高一般提示肝细胞受到损害，保护肝细胞的药物可以降低氨基转移酶（选 D）。

4. B 恶露根据其颜色、内容物及时间不同，分为血性恶露、浆液恶露、白色恶露。血性恶露产后持续 3~4 天后转变为浆液恶露（选 B）。产妇子宫在产后第 1 天稍上升平脐，以后下降 1~2cm/d（不选 A）。胎儿娩出后，宫颈外口如袖口状，产后 2~3 天宫口可容 2 指，产后 1 周宫口关闭，宫颈管复原（不选 C）。阴道分娩后出现的会阴水肿一般在产后 2~3 天自行消退（不选 D）。产后 7 天内分泌的乳汁为初乳，呈淡黄色、质稠，产后 3 天内每次哺乳吸出初乳 2~20ml（不选 E）。

5. B 胆碱酯酶复能药的用药原则包括：在洗胃的同时尽早应用（选 B），首次足量（不选 C）、联合、重复用药（不选 D）。轻度中毒可仅用复能药（不选 E），中度以上中毒须合用阿托品（不选 A），但要减少阿托品剂量。

6. B 滴虫阴道炎阴道分泌物的典型特点为稀薄脓性、泡沫状、有异味。稀薄呈泡沫状、有异味是滴虫无氧酵解碳水化合物，产生腐臭气体所致；呈脓性是因其中含有大量白细胞。

7. A 癫痫持续状态应给予吸氧，保持呼吸道通畅，积极对症治疗，并迅速控制癫痫发作，首选地西泮 10~20mg 缓慢静脉注射，速度不超过 2mg/min，复发者可在 30 分钟内重复应用；或者以 60~100mg 在 12 小时内缓慢静脉滴注。

8. B 胎儿先露部指示点与母体骨盆的关系称为胎方位（不选 E）。根据指示点与母体骨盆左、右、前、后、横的关系而有不同的胎位。其中枕先露以枕骨（不选 A）、面先露以颏骨（选 B）、臀先露以骶骨（不选 C）、肩先露以肩胛骨为指示点（不选 D）。

9. B 先兆早产的首要治疗为抑制宫缩，延长妊娠周数（选 B），此外还需要积极控制感染（不选 A）、治疗合并症和并发症（不选 D）。对于 35 周前的先兆早产者，应给予糖皮质激素促胎肺成熟，降低新生儿死亡率、新生儿呼吸窘迫综合征的发生率（不选C）。对于宫缩进行性增强、有宫内感染、继续妊娠弊大于利、已达妊娠34周等孕妇，应终止妊娠，做好接产准备（不选E）。

10. D 关节脱位的特征性表现为畸形、弹性固定和关节盂空虚（选D）。骨擦音或骨擦感为骨折的特征性体征（不选E）。

11. A 百白破疫苗接种位置为上臂外侧三角肌（选A）。接种途径为肌内注射（不选B）。百白破疫苗的3次初种分别在3、4、5月龄时进行，18~24月龄时复种（不选C、D）。第1、2剂次，第2、3剂次间隔均≥28天（不选E）。

12. C 腺病毒肺炎多见于6个月至2岁婴幼儿（不选A），临床特点为起病急骤（不选B）、高热持续时间长、中毒症状重、胸部X线改变较肺部体征出现早（选C），易合并心肌炎和多器官功能障碍综合征（不选D）。

13. A CO_2是维持和调节呼吸运动最重要的化学因素。血液中维持一定浓度的CO_2，是呼吸中枢兴奋性保持正常的必要条件。呼吸性酸中毒患者CO_2潴留，呼吸中枢对CO_2刺激作用产生适应，缺氧成为外周化学感受器驱动呼吸运动的主要刺激因素。此时若给予较高浓度O_2吸入，会消除缺氧的刺激，反而使通气量降低、CO_2潴留加重。呼吸性酸中毒患者吸氧的氧流量应该控制在1~2L/min，以免减弱呼吸中枢对缺氧的敏感性而导致呼吸抑制。

14. A 腹痛是急腹症最突出而重要的表现，腹痛开始的部位或最显著的部位常为病变器官的部位。

15. C 白血病根据病程和白血病细胞成熟程度，可分为急性和慢性两类。急性白血病起病急，进展快，病程短，仅为数月，以原始细胞及早期幼稚细胞为主。慢性白血病起病缓，进展慢，病程长，可达数年，以较成熟的幼稚细胞和成熟细胞为主。

16. B 急性化脓性腹膜炎采用手术治疗的主要目的是去除病因，积极处理原发病灶，去除腹腔内感染积液和降低细菌数量。

17. C 急性肾小球肾炎急性期需要卧床休息2~3周，直到肉眼血尿消失、水肿消退、血压正常，方可下床在室内轻微活动。尿红细胞减少、血沉正常方可上学及日常活动，但仍需要避免体育运动。尿液检查完全正常后方可恢复体力活动。

18. E 急性心肌梗死的患者发病后6个月内不做择期手术。6个月以上无心绞痛发作者，可在良好的监护条件下施行手术。

19. C 抗甲状腺药物的不良反应有粒细胞缺乏症、皮疹、皮肤瘙痒、中毒性肝病和血管炎等。粒细胞缺乏症是最严重的不良反应，可发生在服药的任何时间，表现为发热、咽痛、全身不适等，严重者可出现脓毒症，甚至死亡。

20. C 腹股沟斜疝临床表现为患者站立位时疝内容物经腹股沟管突出，可进入阴囊，回纳疝块后压住深环（内环），疝块不再突出。腹股沟直疝疝内容物由直疝三角突出，不进入阴囊，回纳疝块后压住深环疝块仍可突出。

21. A 阑尾切除术后鼓励患者在床上活动肢体，待麻醉反应消失后早期下床活动，可促进肠蠕动恢复，预防肠粘连。

22. D 临床上用20%甘露醇溶液降低颅内压时，应用250ml于15~30分钟快速静脉滴注完。

23. B 流行性腮腺炎患者及隐性感染者均为传染源。患者腮腺肿大前7天至肿大后2周的时间，可以从唾液中分离出病毒，此时患者具有高度传染性；有脑膜炎表现者能从脑脊液中分离出病毒，无腮腺肿大的其他器官感染者亦能从唾液和尿中排出病毒。

24. C 麻疹前驱期持续3~4天，主要表现为发热、咳嗽、流涕、结膜炎、畏光流泪、结膜充血及科氏斑（麻疹黏膜斑）；科氏斑是麻疹早期的特异性体征，常在出疹前1~2天出现。

25. D 硝酸酯制剂是最有效、最快终止心绞痛发作的药物，通过扩张冠状动脉和外周血管来缓解心绞痛。心绞痛发作时首选硝酸甘油0.5mg舌下含服，1~2分钟开始起效，约30分钟后作用消失，每隔5分钟可重复1次，一般连续服用不超过3次。

26. C 出生时新生儿的平均体重为3.25kg，1~6岁时体重的计算公式为：体重（kg）= 年龄（岁）×2 + 8，即体重 =5×2 + 8=18kg（选C）。出生时新生儿的身长平均为50cm，2~6岁时身高的计算公式为：身高（cm）= 年龄（岁）×7 + 75，即身高 =5×7 + 75=110cm（不选B）。乳牙共有20个，一般在小儿3岁前出齐（不选A）。出生时头围为33~34cm，5岁时头围为50~51cm（不选D）。出生时胸围约32cm，1岁时胸围与头围相等，1岁至青春前期胸围（cm）= 年龄（岁）+ 头围 − 1，即胸围 =5 + 50 − 1=54cm（不选E）。

27. A 脑出血发病机制是脑内细小动脉在长期高血压作用下发生慢性病变破裂。高血压脑出血好发部位为基底神经节区，此处豆纹动脉从大脑中动脉近端呈直角发出，受高压血流冲击最大，最易破裂出血。

28. A 风湿性关节炎常由 A 组 β 溶血性链球菌感染引起，最常见于 5~15 岁的儿童和青少年。典型症状为游走性多关节炎，以膝、踝、肘、腕等大关节为主，表现为关节红、肿、热、痛，活动受限。链球菌感染 1 周后血清抗链球菌溶血素 O（抗“O”试验）滴度开始上升，血沉增快。

29. D 1 型糖尿病有自发糖尿病酮症酸中毒的倾向，需要胰岛素终身治疗。胰岛素不适当减量或突然中断治疗是糖尿病酮症酸中毒的常见诱因，严重时患者可出现昏迷。补液是治疗糖尿病酮症酸中毒的首要和关键环节，一般行小剂量胰岛素治疗，当血糖降至 13.9mmol/L 时改输 5% 葡萄糖溶液（选 D），并加入短效胰岛素，小剂量持续静脉滴注（不选 B）。行血气分析（不选 C），严密监测血糖、尿糖、血酮情况（不选 A、E）。

30. C 女性生殖器结核常继发于身体其他部位结核，如肺结核。子宫内膜结核的患者主要表现为不孕、月经失调、下腹坠痛等；查体可见子宫活动受限，与周围组织粘连有关。子宫内膜病理检查是诊断子宫内膜结核最可靠的依据，由于月经前子宫内膜较厚，此时结核分枝杆菌检出阳性率高，多选择在经前 1 周或月经来潮 6 小时内行诊断性刮宫。

31. C 上消化道急性大量失血时，由于循环血容量迅速减少而导致周围循环衰竭。早期出现头晕、心悸等组织缺血的表现。处理不及时可发展为休克状态，表现为面色苍白、血压下降、脉搏细速、呼吸急促、四肢湿冷、尿量减少等，此时应首先给予止血措施并及时建立静脉通道，补充血容量，之后再纠正电解质紊乱及酸、碱中毒。

32. E 枕颌带牵引常用于颈椎骨折或脱位、颈椎间盘突出症等。卧床持续牵引时，牵引重量一般为 2.5~3kg；端坐位牵引时牵引重量自 6kg 开始，可逐渐增加至 15kg。本题如果按照卧床持续牵引，选项中无 2.5~3kg。题干中“遵医嘱予卧床休息”，容易理解为患者须绝对卧床，不能坐起，但结合患者的病情仅为眩晕、呕吐，并未达到必须严格卧床不能坐起的程度，所以可行坐位牵引，重量不超过 15kg。

33. D 关节僵硬是骨折最常见的并发症，多由于患肢长时间固定（如石膏固定）导致静脉和淋巴回流不畅，关节周围组织发生纤维粘连所致。

34. C 破伤风发作期的典型症状是肌紧张性收缩及阵发性强烈痉挛，咀嚼肌最先受累（不选 A），随后依次为面部表情肌、颈、背、腹、四肢肌，最后为膈肌，出现相应的表现如不能咀嚼、张口困难，苦笑面容，颈强直，角弓反张，膀胱括约肌痉挛可引起尿潴留（不选 D），累及膈肌可致呼吸困难，甚至呼吸暂停。轻微的刺激（声、光、疼痛、接触、饮水等）均可诱发强烈的阵发性痉挛（不选 B）。发作时患者神志清楚（选 C），表情痛苦，可持续数秒至数分钟；一般不伴有高热（不选 E）。

35. A 人工流产术后应在观察室卧床休息，密切观察腹痛及阴道流血情况（选 A）。指导患者术后 1 个月内禁止盆浴和性生活（不选 B）。嘱患者术后注意保持外阴清洁、干燥，避免发生感染（不选 D），多卧床休息，加强营养（不选 C）。术后向患者及家属宣传避孕相关知识，避免重复流产（不选 E）。

36. C 妊娠期高血压疾病基本的病理生理变化是全身小血管痉挛和血管内皮损伤。由于底蜕膜螺旋小动脉痉挛或硬化，引起远端毛细血管变性坏死甚至破裂出血，血液在底蜕膜层与胎盘之间形成胎盘后血肿，致使胎盘与子宫壁分离，易发生胎盘早剥。

37. B 十二指肠溃疡形成的重要因素是胃酸分泌过多，患者空腹时没有食物中和胃酸，胃酸刺激溃疡壁上的神经末梢引起疼痛，进食后食物可中和胃酸，疼痛缓解，疼痛规律为“疼痛—进食—缓解”。

38. A 食管癌的治疗以手术为主，辅以放疗、化疗等综合治疗。

39. C 水痘患儿高热时可物理降温或适量应用退热药，但禁用阿司匹林，以免增加瑞氏综合征（Reye 综合征）风险，虽罕见但预后恶劣；而应改用其他非甾体抗炎药如对乙酰氨基酚或布洛芬。

40. D 胎膜早破对母儿均有影响，对母体的影响包括宫内感染（不选 C）、胎盘早剥（不选 E）、剖宫产率增加；对围生儿的影响包括早产（不选 A）、脐带脱垂和受压（不选 B）、胎肺发育不良及胎儿受压。

41. D 前置胎盘指胎盘附着于子宫下段，其下缘达到或覆盖宫颈内口，位置低于胎儿先露部。低置胎盘指胎盘附着于子宫下段，边缘距宫颈内口＜2cm（不选 E）。前置胎盘按胎盘边缘与宫颈内口的关系可分为 4 类。边缘性前置胎盘的边缘达到但未覆盖宫颈内口（选 D）；部分性前置胎盘宫颈内口部分被胎盘组织覆盖（不选 C）；完全性前置胎盘宫颈内口完全被胎盘组织覆盖（不选 B）。

42. D 体液平衡的稳定通过神经 - 内分泌系统调节，渗透压、血容量及血压变化可通过神经反射影响血管升压素分泌，进而影响肾脏对水、电解质的重吸收，调节体液容量、浓度及成分等。

43. C 维生素 D 缺乏性手足搐搦症隐匿型表现为面神经征、腓反射和陶瑟征。陶瑟征指以血压计袖带包裹上臂，使压力维持在收缩压与舒张压之间，5 分钟内出现手抽搐为阳性（选 C）。腓反射指用叩诊锤骤击膝下外侧腓骨小头上方，引起足向外展为阳性（不选 D）。面神经征指以指尖或叩诊锤骤击患儿颧弓与口角间的面颊部，引起眼睑和口角抽动为阳性（不选 E）。巴宾斯基征的检查方式为用竹签沿患者足底外侧缘，由后向前至小趾近根部并转向内侧，阳性反应为踇趾背伸，余趾呈扇形展开（不选 A）。凯尔尼格征指患者仰卧，护士先将其髋、膝关节屈成直角，再抬高小腿，阳性反应为伸直受限伴有疼痛，大、小腿间夹角 <135°（不选 B）。

44. B 系统性红斑狼疮最常见的心血管表现为心包炎（选 B），也可出现疣状心内膜炎（不选 C），约 10% 患者有心肌损害（不选 A）。部分患者可能有冠状动脉受累，表现为心绞痛和心电图 ST-T 改变，甚至出现急性心肌梗死。

45. D 动脉导管未闭患儿当肺动脉压超过主动脉压时，左向右分流明显减少或停止，产生肺动脉血流逆向分流入降主动脉，患儿呈现差异性青紫，下半身青紫，左上肢可有轻度青紫，而右上肢正常。

46. E 先天性心脏病与遗传、母体和环境因素有关。大多数的先天性心脏病由多基因遗传缺陷引起（不选 A）。母体和环境因素主要包括母体的感染、接触有害物质和疾病，特别是妊娠早期宫内病毒感染（不选 B），或母体罹患代谢性疾病（糖尿病、高钙血症、苯丙酮尿症等，不选 D）；其他如孕母接触放射线、有机化学物质、服用药物（抗肿瘤药、抗癫痫药等，不选 C）、缺乏叶酸、宫内缺氧等。

47. B 小儿惊厥应迅速控制惊厥，抗惊厥药物首选地西泮缓慢静脉注射；同时尽快明确病因并给予针对性治疗。

48. A 新生儿阿普加（Apgar）评分依据心率（不选 C）、呼吸（不选 B）、肌张力（不选 D）、喉反射和皮肤颜色 5 项内容进行评分（不选 E），满分为 10 分。评分 8~10 分为正常新生儿，4~7 分为轻度窒息，0~3 分为重度窒息。

49. D 胸膜腔闭式引流，引流液体时引流管放置在患侧腋中线与腋后线间第 6~8 肋间；引流气体时放置在患侧锁骨中线第 2 肋间；引流脓液时应放置在脓液积聚的最低位置。

50. E 对于快速心室率的心房颤动，药物治疗无效者，可选用射频消融术。射频消融术是将电极导管经静脉或动脉送入心腔特定部位，释放射频电流，导致局部心内膜及心内膜下心肌凝固性坏死，达到阻断快速型心律失常异常传导束和起源点的介入性技术。

51. E 液体复苏有效的指标是成人尿量 30~50ml/h（选 E），小儿尿量不低于 1ml/（kg · h）；患者安静，神志清醒，无烦躁不安（不选 A）；无明显口渴；脉搏有力，脉搏 < 120 次 / 分（不选 C）；收缩压维持在 90mmHg、脉压在 20mmHg 以上（不选 B），中心静脉压为 5~10cmH₂O（不选 D）；呼吸平稳。

52. A 谵妄是一种以兴奋性增高为主要特征的急性脑功能障碍，患者对周围环境的认识及反应能力下降，语言功能出现障碍，出现错觉、幻觉，睡眠觉醒周期紊乱等，可表现为紧张、恐惧和兴奋不安，甚至可有冲动和攻击行为（选 A）。抑制性意识障碍分为嗜睡（不选 B）、昏睡（不选 C）、浅昏迷（不选 D）、中昏迷、深昏迷（不选 E）。

53. A 肠套叠是指部分肠管及其肠系膜套入邻近肠腔导致肠梗阻，是婴幼儿时期常见的急腹症（选 A）。肠扭转常见于青壮年，多因饱食后剧烈运动而发病（不选 C）。肠道肿瘤多发生于老年男性（不选 B）。肠粘连常发生于腹部手术后（不选 D）。

54. A 2%~8% 妊娠期妇女可发生尿路感染，与妊娠期输尿管蠕动功能减弱、暂时性膀胱 - 输尿管活瓣关闭不全及妊娠后期子宫增大致尿液引流不畅有关。急性肾盂肾炎以大肠埃希菌感染最常见。

55. A 胎盘、胎膜残留为晚期产后出血最常见的病因，多见于产后 10 天左右。

56. A 影响创伤愈合的因素包括局部因素和全身因素。其中局部因素主要包括伤口感染、创伤范围、坏死组织、异物存留等（不选 C、D）。全身因素包括年龄（不选 B）、营养状况（不选 E）、免疫功能低下、全身性严重并发症等。

57. C 在我国，原发性高血压最常见的死亡原因是脑血管意外（选 C），其次是心力衰竭和尿毒症（不选 B、D）。长期高血压使脑血管发生缺血、变性，容易形成微动脉瘤而发生脑出血；高血压促使脑动脉粥样硬化，可并发脑血栓形成；脑小动脉闭塞性病变可引起腔隙性脑梗死。

58. C 妊娠晚期孕妇长时间仰卧位，右旋增大的子宫会压迫下腔静脉，引起回心血量减少，心排血量降低，血压下降，形成仰卧位低血压综合征，取左侧卧位即可以解除。

59. A 网织红细胞是晚幼红细胞脱核后的红细胞阶段，由于胞质内还残存核糖体等嗜碱性物质，染色后呈现浅蓝或深蓝色的网织状细胞而得名。网织红细胞上升表示骨髓红细胞系增生旺盛，常见于溶血性贫血、急性失血、缺铁性贫血、巨幼细胞贫血及某些贫血患者治疗后；下降表示骨髓造血功能减低，见于再生障碍性贫血。再生障碍性贫血首选雄激素治疗，一般情况下，治疗后 6 个月内可见药物治疗效果。1 个月左右网织红细胞开始上升（选 A），随之血红蛋白上升（不选 C），经 3 个月后红细胞开始上升（不选 B），而血小板上升需要较长时间（不选 E）。

60. A 腹腔镜检查是目前公认的诊断子宫内膜异位症的最佳方法，同时可进行手术，治疗子宫内膜异位症。

61. A 低血糖表现为心悸、出汗、头晕、手抖、饥饿感，低血糖的诱因是使用外源性胰岛素或胰岛素促泌药；未按时进食或进食过少；运动量增加；乙醇摄入，尤其是空腹饮酒；胰岛素瘤等疾病；肠外营养治疗等。

62. E 糖尿病患者出现心悸、饥饿、出汗等低血糖表现时，应立即静脉注射 50% 葡萄糖溶液。

63. A 急性中度有机磷农药中毒出现典型毒蕈碱样症状和烟碱样症状，毒蕈碱样症状为平滑肌痉挛，如瞳孔缩小、腹痛、腹泻等；腺体分泌增加，如多汗、全身湿冷、流泪和流涎；气道分泌物增多，如咳嗽、气促、呼吸困难、肺水肿等，括约肌松弛，大小便失禁等。烟碱样症状为全身肌纤维颤动甚至强直性痉挛。

64. B 中间型综合征是指急性重度有机磷农药中毒所引起的一组以肌无力为突出表现的综合征，因其发生时间介于急性症状缓解后与迟发性多发性神经病之间，故被称为中间型综合征。常发生于急性中毒后 24~96 小时，主要表现为屈颈肌、四肢近端肌肉以及第Ⅲ ~ Ⅶ对和第Ⅸ ~ Ⅻ对脑神经所支配的部分肌肉肌力减退，出现眼睑下垂、眼外展障碍和面瘫，病变累及呼吸肌时，常引起呼吸肌麻痹，并迅速进展为呼吸衰竭，甚至死亡。

65. E 胆碱酯酶复能药如碘解磷定和氯解磷定可与磷酰化胆碱酯酶中的磷形成结合物，使其与胆碱酯酶酶解部位分离，恢复胆碱酯酶活性，对缓解烟碱样（N 样）症状如肌肉抽搐作用明显。

66. D 高渗性脱水血清 $Na^+ > 150mmol/L$，尿比重和尿渗透压高。

67. D 高渗性脱水的治疗原则是尽早去除原发疾病，防止体液继续丢失，鼓励患者饮水或静脉补液。补液选用 5% 葡萄糖溶液或 0.45% 氯化钠溶液。

68. A 妊娠期糖尿病的孕妇多数经合理饮食控制和适当运动治疗，能将血糖控制在满意范围内，若无母儿并发症可继续饮食和运动治疗，在严密监测下等待至预产期分娩。

69. C 妊娠期糖尿病的孕妇应多选择血糖生成指数较低的粗粮，不宜吃各种糖、蜜饯、饮料、冰淇淋、糖制糕点等食物。

70. E 妊娠期糖尿病孕妇分娩的新生儿脱离母体高血糖环境后，新生儿高胰岛素血症仍存在，若不及时补充糖，容易发生新生儿低血糖。

71. C 脑挫裂伤主要表现为伤后立即出现意识障碍，多在半小时以上，有颅内压增高和脑疝表现如头痛、呕吐，病变对侧肢体肌力减弱或瘫痪等，CT 检查典型表现为局部脑组织内有高、低密度混合杂影（选 C）。脑震荡主要表现为短暂的意识障碍，一般不超过半小时（不选 A）。弥漫性轴索损伤主要表现为伤后即刻发生长时间的严重意识障碍（不选 B）。脑干损伤主要表现为生命体征的变化（不选 D）。颅内血肿可分为硬膜外血肿、硬膜下血肿、脑内血肿，临床表现以进行性加重的意识障碍为主，硬膜外血肿 CT 示颅骨内板与硬脑膜之间有双凸镜形成或弓形高密度影，硬膜下血肿 CT 示脑表面新月形高密度、混杂密度或等密度影，脑内血肿 CT 检查示脑挫裂伤区附近或脑深部白质内类圆形或不规则高密度影（不选 E）。

72. E 继发性脑水肿、脑肿胀和颅内血肿是导致脑挫裂伤患者早期死亡的主要原因。因此，控制脑水肿或脑肿胀是治疗脑挫裂伤最为重要的环节之一。

73. A 脑挫裂伤患者早期病情变化较大，应由专人护理，最重要是观察患者的意识，其反映大脑皮质和脑干的功能状态。需要密切观察的情况还包括瞳孔、生命体征和肢体活动变化。

74. C 呼吸困难和窒息是甲状腺大部切除术后最危急的并发症，多发生于术后 48 小时内。常见原因有切口内出血、喉头水肿、气管塌陷、双侧喉返神经损伤等。

75. C 单侧喉返神经损伤可引起声音嘶哑，可由健侧声带向患侧过度内收而代偿（选 C）。双侧喉返神经损伤可引起双侧声带麻痹、失声或呼吸困难，甚至窒息（不选 D）。喉上神经外支损伤可引起音调降低，内支损伤可见患者饮水呛咳或误咽（不选 B）。

76. A 手足抽搐多于甲状腺大部切除术后 1~2 天出现，与手术时甲状旁腺被误伤引起甲状旁腺功能低下、血钙下降有关。一旦发生，应适当限制肉类、乳品和蛋类等高磷食物，以免影响钙的吸收（选 A）。症状轻者口服钙剂，症状较重或长期不能恢复者加用维生素 D_3（不选 C）；双氢速甾醇为维生素 D_3 最重要的代谢活性产物，能迅速提高血钙含量（不选 E）。如出现面肌和手足伴有疼痛的持续性痉挛，可适量应用解痉、镇静药（不选 B、D）。

77. B 全肺切除术者术后应避免过度侧卧，可取 1/4 患侧卧位，以预防纵隔移位和压迫健侧肺而致呼吸循环功能障碍（不选 A）；限制钠盐摄入量（不选 C），24 小时补液量＜ 2000ml，速度以 20~30 滴 / 分为宜（选 B）；术后应留置胸膜腔闭式引流管以调节胸膜腔内压力，胸膜腔闭式引流管一般呈钳闭状态（不选 D），维持两侧胸膜腔内压力平衡，防止纵隔过度摆动（不选 E）。

78. C 分化程度低的肺癌，尤其是小细胞癌对放疗特别敏感，鳞癌次之，腺癌最差。

79. C PaO_2 ＜ 60mmHg 且 $PaCO_2$ ＞ 50mmHg，提示已发生Ⅱ型呼吸衰竭，呼吸主要依靠低氧血症对外周化学感受器（颈动脉体和主动脉体）的刺激来维持。高浓度给氧会解除低氧对外周化学感受器的刺激，从而抑制患者呼吸，出现表情淡漠、神志恍惚、谵妄等肺性脑病的表现（选 C）。中毒性脑病以中枢神经系统症状为主要表现，患者可出现剧烈头痛、频繁呕吐、烦躁、昏迷等（不选 A）。高血压急症常表现为血压突然和显著升高，一般超过 180/120mmHg（不选 B）。

80. B 慢性肺源性心脏病合并Ⅱ型呼吸衰竭患者，应持续低流量（1~2L/min）、低浓度（28%~30%）给氧，保持 PaO_2 在 60mmHg 以上，防止高浓度吸氧抑制呼吸、加重缺氧和二氧化碳潴留。

81. D 维生素 D 缺乏性佝偻病是维生素 D 不足引起钙、磷代谢失常，产生的一种以骨骼病变为特征的全身慢性营养性疾病，可分为初期、激期、恢复期和后遗症期。初期主要为神经兴奋性增高的表现，如易激惹、烦躁，出现枕秃（不选 C）。激期主要表现为骨骼改变和运动功能发育迟缓，6 个月以上患儿四肢出现手镯或足镯征；7~8 个月出现方颅，膈肌附着处的肋骨内陷可形成肋膈沟等（选 D）。恢复期的临床症状和体征逐渐减轻或消失。后遗症期多见于 2 岁以后小儿，遗留不同程度的骨骼畸形，临床症状消失（不选 E）。营养不良主要表现为体重下降，皮下脂肪逐渐减少直至消失，身高低于正常，出现身材矮小（不选 A）。

82. C 维生素 D 缺乏性佝偻病激期的患儿，应遵医嘱补充维生素 D2000~4000U/d，连服 1 个月后改为 400~800U/d，注意复查血清钙、磷、碱性磷酸酶水平等。

83. D 维生素 D 不能与牛奶同服，以免形成结合物，影响吸收。

84. E 维生素 D 缺乏性手足搐搦症是维生素 D 缺乏性佝偻病的伴发症状之一，长期严重维生素 D 缺乏易造成肠道吸收钙、磷减少、血钙降低，可导致神经肌肉兴奋性增高，出现惊厥、喉痉挛、手足抽搐等症状，若不及时治疗可发生窒息，须优先处理，因此首要护理诊断为潜在并发症：低钙性惊厥。

85. D 紧急避孕是指在无保护性生活或避孕失败后的几小时或几天内，妇女为防止非意愿妊娠而采取的避孕方法，包括放置宫内节育器和口服紧急避孕药。其中，含铜宫内节育器可以在无保护性生活后 5 天（120 小时）内放置，避孕有效率达 99% 以上；紧急避孕药如左炔诺孕酮片，应在无保护性生活后 3 天（72 小时）内服用。

86. E 宫内节育器的主要避孕机制是通过改变宫腔内环境，干扰受精卵着床；还可引起宫颈局部炎性反应，使宫颈黏液变稠，炎性反应刺激产生前列腺素、改变输卵管蠕动，使精子不能获能。

87. D 腹部损伤如伴有腹腔内脏器或组织自腹壁伤口突出，可用消毒碗覆盖保护，切勿强行回纳（选 D）。现场急救应首先处理威胁生命的因素，保持患者呼吸道通畅（不选 B）；其次控制明显的外出血（不选 A）。血压不平稳时取平卧位（不选 C），立即输液，迅速恢复循环血量，应用广谱抗生素，空腔脏器破裂者应当使用足量抗生素（不选 E）。

88. A 肠破裂一旦确诊，应立即行手术治疗（选 A）。手术时应彻底探查、清理腹腔（不选 C），对整个小肠和系膜进行系统细致的探查，系膜血肿即使不大也应切开检查以免遗漏小的穿孔（不选 B）；充分引流，并保持胃肠减压管和腹腔引流管引流通畅（不选 D）。术后继续禁饮、禁食，胃肠减压，补液，给予抗生素及营养支持（不选 E）。

89. B 急性胰腺炎患者典型表现为暴饮暴食或酗酒后突发的中、左上腹持续剧烈疼痛，可向腰背部呈带状放射，常伴有腹胀、恶心、呕吐、发热等症状。淀粉酶测定是急性胰腺炎早期最常用和最有价值的检查方法，超过正常值 3 倍即可诊断；血钙降低提示急性胰腺炎患者病情加重（选 B）。急性胆囊炎主要表现为胆绞痛，典型体征为墨菲征阳性（不选 A）。

90. A 在我国，胆道疾病是急性胰腺炎最常见的病因。西方国家多由大量饮酒导致。

91. D 在我国，急性胰腺炎的主要致病因素为胆道疾病，故预防该疾病有重要意义的措施是防治胆道疾病。

92. B 甲状腺功能亢进症的典型体征有程度不等的甲状腺肿大，呈弥漫性、对称性，质地中等，无压痛；甲状腺上下极可触及震颤，闻及血管杂音，具有诊断意义（选 B）。心血管系统表现有心率增快、第一心音亢进（不选 A）、心脏扩大（不选 E）、心律失常、心房颤动、脉压增大等（不选 D）。

93. A 甲状腺功能亢进症最常见的心律失常为窦性心动过速和心房颤动。窦性心动过速指成人窦性心率

＞100 次 / 分。合并甲状腺毒性心脏病时，可出现心脏扩大和心力衰竭，心律失常则以心房颤动多见。

94. D 乙状结肠造口开放前，及时更换渗湿的敷料，温水清洗并消毒造口周围皮肤，用复方氧化锌软膏涂抹，防止浸渍糜烂（选 D）。术后 2~3 天肠蠕动恢复后开放，取左侧卧位，并用塑料薄膜隔开腹部切口与造口，防止流出的大便污染腹部切口（不选 A）。选择袋口合适的造口袋，造口袋内充满 1/3~1/2 的排泄物时，应及时更换（不选 E）。人工造口袋不宜长期持续使用，大便成形及养成定时排便的习惯后，可不佩戴人工造口袋（不选 B）。若造口狭窄，应在造口处拆线愈合后定期扩肛（不选 C）。

95. D 大肠癌患者术后为预防切口感染，应保持切口清洁、干燥和引流管通畅，术后 4~7 天以 1∶5000 高锰酸钾（百分比浓度为 0.02%）温水坐浴，2 次 / 天。

96. D 乳腺癌分期现多采用国际抗癌协会制订的 TNM 分期：T_0 原发癌瘤未查出；T_1 肿瘤长径≤ 2cm；T_2 肿瘤长径＞ 2cm，≤ 5cm；T_3 肿瘤长径＞ 5cm；T_4 肿瘤侵及皮肤或胸壁，炎性乳腺癌。N_0 同侧腋窝无肿大淋巴结；N_1 同侧腋窝有肿大淋巴结，尚可推动；N_2 同侧腋窝肿大淋巴结彼此融合，或与周围组织粘连；N_3 有同侧胸骨旁淋巴结转移，有同侧锁骨上淋巴结转移。M_0 无远处转移；M_1 有远处转移。$T_{0\sim3}N_2M_0$ 为Ⅲ期乳腺癌。

97. D 乳腺癌行胸部手术的备皮范围为上自锁骨上及肩上，下至脐水平，包括患侧上臂和腋下，胸背均超过中线 5cm 以上。

98. A 乳腺癌根治术后皮瓣下常规放置引流管，持续负压吸引，及时、有效地吸出残腔内的积液、积血，使皮瓣紧贴胸壁，便于皮瓣建立新的血液循环，避免漂浮、坏死。

99. D 洋地黄类药物（如地高辛）的治疗剂量和中毒剂量接近，易发生中毒。洋地黄中毒最重要的反应是各类心律失常（不选 E），以室性期前收缩最常见，多呈二联律或三联律；神经系统反应主要表现为头痛、头晕、视物模糊（不选 B）、黄视、绿视等（不选 C）；消化道反应可表现为食欲减退、恶心、呕吐等（不选 A）。呼气有烂苹果味常见于糖尿病酮症酸中毒（选 D）。

100. E 发生洋地黄中毒时，应立即停用洋地黄类药物和排钾利尿药（不选 A、B），低钾血症者可口服或静脉补钾（不选 C）；纠正心律失常，缓慢型心律失常者可用阿托品静脉滴注或安置临时心脏起搏器（不选 D）。利多卡因属钠通道阻滞剂，常用于治疗室性心律失常，如室性期前收缩、室性心动过速和心室颤动，但剂量过大时可引起心率减慢、房室传导阻滞和低血压，心动过缓者慎用（选 E）。

强化试卷三

1. B 产后出血指胎儿娩出后 24 小时内，阴道分娩者出血≥ 500ml，剖宫产者≥ 1000ml。

2. E 利尿药是目前临床应用最广泛的治疗腹水的药物。肝硬化腹水患者因肝功能减退和门静脉压力增高等原因，血液淤积在脾、胃、小肠等脏器，有效循环血容量减少，肾血流量减少，激活肾素 - 血管紧张素 - 醛固酮系统，加之肝脏灭活功能不足导致醛固酮过多。利尿药首选醛固酮受体拮抗剂如螺内酯(选 E)。为防止高钾血症，常联合排钾利尿药如呋塞米（不选 A）。

3. A 初始血尿提示病变部位在前尿道（选 A）。终末血尿提示出血部位在后尿道的前列腺和精囊腺、膀胱颈部或膀胱三角区（不选 D）。全程血尿提示出血部位在肾脏或输尿管（不选 B、C、E）。

4. A 轻度代谢性酸中毒时酸中毒症状不明显，呼吸代偿因素反应迅速，呼吸深快最先出现。典型表现为精神萎靡或烦躁不安，呼吸深快，呼气带酮味，面红或口唇呈樱桃红色等。

5. D 癫痫全面强直 - 阵挛发作的强直期表现为突然意识丧失（不选 A）；眼球上翻或凝视；咀嚼肌收缩出现张口，随后突然闭合（不选 B），可咬伤舌尖；喉部肌肉痉挛易导致呼吸抑制；颈部和躯干肌肉收缩使颈和躯干先屈曲后反张（不选 C）；上肢由上举后旋转为内收、前旋，下肢先屈曲后猛烈伸直（不选 E）。阵挛期表现为不同肌群强直和松弛交替（选 D）。

6. D 短暂性脑缺血发作好发于中老年男性，发作突然，一般在 1 小时内恢复，不超过 24 小时，为局灶性神经功能丧失，反复发作，不留后遗症状。

7. A 吸氧浓度（%）=21 ＋ 4× 氧流量（L/min），即氧浓度 =21 ＋ 4×1（L/min）=25%。

8. B 及早去除诱发因素是肝性脑病治疗的基本原则(不选 A)。肝性脑病患者躁动时禁用巴比妥类药物，以免使中枢神经系统受抑制情况加重（选 B）。肝性脑病注意纠正水、电解质紊乱和酸碱平衡失调（不选 C）。上消化道出血患者应给予生理盐水或弱酸性溶液灌肠或导泻，清除胃肠道内积血，减少氨的吸收（不选 D）。乳果糖可降低肠道 pH，抑制肠道细菌生长，减少氨的生成和吸收，促进氨从肠道排出（不选 E）。

9. E 感染性休克在休克纠正前，着重纠正休克，同时控制感染；在休克纠正后，着重控制感染。

10. E 多器官功能障碍综合征防治的目标主要是控制感染（不选 B），提供合适的组织供氧量，尽快恢复血容量（不选 A），维持各组织器官的正常功能（不选 D），加强营养支持等（不选 C）。呼吸兴奋药适用于中枢神经抑制导致通气不足的情况（选 E）。

11. D 流行性脑脊髓膜炎隐性感染率高（不选 A），感染后可成为无症状带菌者，病原菌主要经咳嗽、打喷嚏借飞沫由呼吸道传播（不选 B），流行期间正常人群带菌率可达 50% 以上（不选 E）。带菌者对周围人群的威胁远超过患者，被认为是最重要的传染源。人群普遍易感（不选 C），6 个月至 2 岁的婴幼儿发病率最高。病后可产生持久的免疫力，再次患病者罕见（选 D）。

12. A 水痘是由水痘 - 带状疱疹病毒引起的具有高度传染性的出疹性疾病（不选 D），冬、春季高发（选 A）。人是该病毒的唯一宿主（不选 B），以呼吸道传播为主，也可通过接触传播（不选 E），皮肤病变局限于表皮棘细胞层，疱疹是其主要病变（不选 C），结痂脱落后不留瘢痕。

13. A 胎盘早剥以纠正休克、及时终止妊娠、防治并发症为原则。症状较轻，无胎儿宫内窘迫，短时间可结束分娩者，可经阴道分娩；症状严重，短期内不能分娩者，应剖宫产终止妊娠。

14. D 外科感染常为多种病原体引起的混合感染（不选 A）。大部分感染患者有明显而突出的局部症状和体征，严重时可有全身表现（不选 B）。人体抵抗力良好或治疗有效时，炎症被局限化，形成脓肿，小脓肿可吸收消退（选 D）；较大的脓肿可破溃或经手术切开排脓后转为修复，感染部位长出肉芽组织，形成瘢痕而痊愈（不选 E）。感染的演变与结局取决于致病菌的种类、数量和毒性，机体的防御功能，感染的部位及治疗护理措施，当感染侵及某一器官时，严重情况下预后仍可影响其局部功能（不选 C）。

15. D 淤胆型肝炎以肝内胆汁淤积为主要表现，黄疸具有“三分离”和“梗阻性”特征。“三分离”即黄疸分别与症状、酶及凝血功能三分离，特征是黄疸深（血清总胆红素明显升高，以结合胆红素为主），但消化道症状轻，丙氨酸氨基转移酶和天冬氨酸氨基转移酶升高不明显，凝血酶原时间无明显延长，凝血酶原活动度下降不明显（> 60%）。“梗阻性”特征即皮肤瘙痒、大便颜色变浅、肝大。

16. E 急性白血病的治疗通常按次序、分阶段进行，先诱导缓解治疗（不选 A），维持及巩固治疗（不选 B、C），防治髓外白血病（不选 D）。造血干细胞移植属急性白血病的病因治疗（选 E）。

17. C 急性化脓性腹膜炎临床表现主要为腹痛（不选 A）、恶心、呕吐（不选 B）、体温升高、脉搏增快及感染中毒症状等。查体可见腹胀，腹式呼吸减弱或消失（不选 E），以及腹部压痛、反跳痛和腹肌紧张等典型的腹膜刺激征（不选 D）。呃逆可见于膈下脓肿（选 C）。

18. D 急性盆腔炎以抗生素治疗为主，必要时行手术治疗；抗生素治疗可清除病原体，改善症状及体征，减少后遗症。经恰当的抗生素积极治疗，绝大多数盆腔炎性疾病能彻底治愈（选 D，不选 C）。减少不必要的妇科检查，避免炎症扩散（不选 A）。观察腹部体征，若脓肿持续存在或出现脓肿破裂，应立即在抗生素治疗的同时行开腹探查（不选 B）。应给予半坐卧位，有利于脓液积聚于直肠子宫陷凹，使炎症局限（不选 E）。

19. A 绝大部分急性肾小球肾炎患者有 A 组 β 溶血性链球菌前驱感染，以呼吸道及皮肤感染为主，常见于前驱感染 1~3 周后。

20. A 急性肾小球肾炎患者由于水、钠潴留和血容量增加，易出现循环充血。当肾炎患儿出现呼吸急促和肺部湿啰音时，应警惕循环充血的可能性，严重者可出现呼吸困难、端坐呼吸、颈静脉怒张、咳粉红色泡沫样痰、双肺满布湿啰音、心脏扩大，甚至出现肝大。

21. D 原发免疫性血小板减少症是一种复杂的由多种机制共同参与的获得性自身免疫性疾病。急性型血小板多低于 20×10^9/L，慢性型血小板常在（30~80）$\times10^9$/L。

22. B 甲状腺手术患者术前应做颈部放松运动和头颈过伸位训练，将头放低、肩垫高，使患者能够适应术时颈过伸的体位。

23. C 结核菌素（PPD）试验 48~72 小时测量皮肤硬结直径，硬结直径＜ 5mm 阴性（－），5~9mm 阳性（＋），10~19mm 中度阳性（＋＋），≥ 20mm 强阳性（＋＋＋）；局部除硬结外，还有水疱、破溃、淋巴管炎及双圈反应等为极强阳性（＋＋＋＋）。

24. E 糖皮质激素能减少炎性渗出（不选 B），从

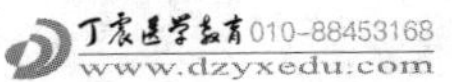

而降低颅内压（不选 C），减轻结核中毒症状及脑膜刺激症状（不选 A）；有利于脑脊液循环，减少粘连，减轻或防止脑积水的发生（不选 D）。糖皮质激素的退热效果仅用于严重的中毒性感染，不可为降低体温而应用于结核病患儿（选 E）。

25. C 常用的金属中毒解毒药有氨羧螯合剂和巯基螯合剂，包括依地酸钙钠、二巯丙醇、二巯丙磺钠、二巯丁二钠。二巯丙醇含有活性巯基，可与某些金属形成无毒、难解离但可溶的螯合物经尿排出。

26. A 第二产程又称胎儿娩出期，指从宫口开全（10cm）至胎儿娩出（选 A），随后有宫缩增强、排便感、胎头拨露（不选 B）、胎头着冠等表现（不选 C）。宫口开全是进入第二产程的标志。

27. A 颈髓损伤时，由于肋间神经支配的肋间肌完全麻痹，胸式呼吸消失，患者能否生存取决于腹式呼吸。任何阻碍膈肌活动和呼吸道通畅的原因均可导致呼吸衰竭。为防止发生呼吸衰竭，应保持呼吸道通畅，必要时行气管切开。

28. A 前囟检查在儿科非常重要，大小及张力的变化均提示某些疾病的可能。前囟早闭、头围小提示脑发育不良、小头畸形（不选 B）；前囟迟闭、过大见于佝偻病（选 A）、甲状腺功能减退症等；前囟张力增加常提示颅内压增高，如脑膜炎（不选 D）；而前囟凹陷则见于极度消瘦或脱水者。

29. C 颅后窝骨折常累及岩骨和枕骨基底部，在乳突和枕下部可见皮下淤血，或在咽后壁发现黏膜下淤血。

30. D 视神经乳头水肿是颅内压增高的重要客观体征，表现为视神经乳头充血，边缘模糊不清，中央凹陷消失，静脉怒张。

31. B 妊娠合并心脏病孕妇，心功能Ⅰ～Ⅱ级，既往无心力衰竭史，也无其他并发症者，可以妊娠但应密切监护（选 B）。妊娠合并心脏病孕妇，在妊娠期应给予高蛋白、高维生素、低盐、低脂、富含矿物质的饮食，妊娠 16 周后限盐，＜ 5g/d（不选 A）。保证孕妇充分休息，避免劳累和情绪激动（不选 C）。消除心力衰竭的诱发因素，预防感染（不选 D），纠正贫血。每次产前检查应行妊娠风险评估，妊娠风险分级增高，产前检查次数增加；妊娠 32 周后，发生心力衰竭的概率增加，产前检查应每周 1 次（不选 E）。

32. A 全脊椎麻醉是硬膜外阻滞最危险的并发症。因穿刺针或导管误入蛛网膜下腔而未被及时发现，将超量局部麻醉药注入而产生异常广泛的脊神经阻滞。患者在注药后迅速出现呼吸困难、血压下降、意识模糊或消失，甚至出现心脏骤停。

33. C 根据中国新九分法，成人各部位表面积占总体表面积的百分比如下：发、面、颈各 3%、双手 5%、双前臂 6%、双上臂 7%。儿童头大、下肢小，计算时需要修正，烧伤面积为头面颈 9% ＋小儿头部修正数据（12 － 4）% ＋双上臂 7%=24%。

34. C 生育期、有性生活史的妇女，平素月经周期规则，一旦月经过期首先考虑妊娠。孕激素试验是利用孕激素在体内突然撤退能引起子宫出血的原理，对怀疑有早期妊娠的妇女，每天肌内注射黄体酮 20mg，连用 3~5 天；如停药后 7 天仍未出现阴道流血，则早期妊娠可能性大（选 C）。继发性闭经指正常月经建立后月经停止 6 个月，或按自身原有月经周期计算停止 3 个周期以上者，包括垂体性、下丘脑性闭经等（不选 A、E）。子宫内膜结核多有月经不调，发热、盗汗等结核病症状（不选 B）。

35. B 营养性巨幼细胞贫血是由维生素 B_{12} 和（或）叶酸缺乏所致的一种大细胞性贫血，可有神经精神症状，表现为表情呆滞、反应迟钝、嗜睡、少哭不笑，以及智力、动作发育落后甚至倒退，多呈虚胖或颜面轻度水肿，重者可出现震颤（选 B）。缺铁性贫血呈小细胞低色素性贫血（不选 A）。溶血性贫血、失血性贫血呈正细胞性贫血（不选 C、D）。

36. D 卵巢子宫内膜异位囊肿内含暗褐色、黏稠的陈旧血性液体，似巧克力样糊状，又称卵巢巧克力囊肿，妇科检查多可触及与子宫粘连、活动受限的囊性肿块。出现囊肿破裂时，陈旧血液流出，最先刺激腹膜引起剧烈腹痛，随后出现恶心、呕吐及腹肌紧张、伴肛门坠胀感；阴道后穹隆穿刺可抽出深咖啡色黏稠液体（选 D）。卵巢肿瘤或子宫肌瘤蒂扭转多发生在体位改变时，常见一侧下腹部突发性疼痛，阴道后穹隆穿刺呈阴性（不选 A、C）。输卵管妊娠破裂常见停经、腹痛及阴道流血，妇科检查有宫颈举痛，阴道后穹隆穿刺抽出不凝血（不选 B）。卵巢黄体破裂多发生在腹部受撞击、剧烈跳跃或性生活后（不选 E）。

37. B 心房颤动常见于器质性心脏病如风湿性心脏病患者，听诊心律绝对不规则、第一心音强弱不等，心电图显示窦性 P 波消失，代之以小而不规则的基线波动（f 波），一般情况下 QRS 波群形态正常，心室率极不规则，通常在 100~160 次 / 分（选 B）。心房扑动的心电图显示窦性 P 波消失，代之以振幅和间期较恒定、呈规律的锯齿状的扑动波，心室率规则或不规则取决于房室传导比，一般情况下 QRS 波群形态正常（不选 A）。非阵发性房室交界区性心动过速心率在 70~130 次 / 分，节律规整，QRS 波群形态正常（不选 C）。阵发性室上性心动过速心率在 150~250 次 / 分，节律规则，QRS 波群形态正常，P 波为逆行性（不选 D）。室性心动过速 QRS 波群宽大畸形，心律规则或轻度不规则，P 波与 QRS 波群无固定关系（不选 E）。

38. A 肝硬化并发上消化道急性大出血时常有呕血、黑便等表现。失血量主要依靠失血性周围循环衰竭的表现判断。轻度休克时可见患者神志清楚、表情痛苦，皮肤黏膜开始苍白、温度正常或稍凉，脉搏＜ 100 次 / 分，血压正常或稍升高，尿量正常，估计失血量＜ 20%；中度休克时可见患者表情淡漠，皮肤黏膜苍白、湿冷，脉搏 100~200 次 / 分，收缩压 90~70mmHg，尿少，估计失血量 20%~40%；重度休克时患者意识模糊或昏迷，皮肤显著苍白，肢端青紫并厥冷，脉搏细速，收缩压＜ 70mmHg，尿少或无尿，估计失血量＞ 40%。根据患者表情淡漠、皮肤情况、四肢厥冷等表现，可判断在中至重度休克之间，30% 为最佳答案。

39. C 在手术操作过程中，器械护士传递手术器械时的正确方法是将器械柄尾端递给手术者（不选 B）；用器械柄轻击手术者手掌（不选 A）；弯钳、弯剪的弯曲部向上（不选 D）；持针器夹住弯针后 1/3 处（不选 E）；手术刀柄端传递给手术者，以防刺伤（选 C）。

40. C 前庭大腺脓肿部位疼痛剧烈，皮肤红肿、灼热、压痛明显（选 C）。前庭大腺脓肿由前庭大腺炎发展而来，病变多为一侧（不选 A）；前庭大腺位于两侧大阴唇后 1/3 深部，发生前庭大腺脓肿时此处疼痛明显（不选 B）。前庭大腺脓肿应尽早切开引流，以缓解疼痛（不选 D）。此病以生育期妇女多见，幼女及绝经后妇女少见（不选 E）。

41. D 异位妊娠破裂可引起大量腹腔内出血，导致失血性休克，此时应在积极纠正休克的同时手术治疗，根据患者情况行患侧输卵管切除术或保留患侧输卵管及其功能的保守性手术。

42. D 妊娠合并糖尿病孕妇分娩后 24 小时内胰岛素减至原用量的 1/2，48 小时减少到原用量的 1/3。

43. B 孕妇在休息和睡眠时，以左侧卧位为宜，可减轻右旋增大的子宫对腹主动脉、下腔静脉的压迫，使回心血量增加，改善子宫胎盘的血供（选 B）。妊娠前 3 个月及末 3 个月，均应避免性生活，以防流产、早产及感染（不选 A）。妊娠期应制订合理的饮食计划（不选 E），符合均衡、自然、多样化的饮食原则（不选 C），选择易消化、无刺激性的食物，避免烟、酒、浓咖啡、浓茶及辛辣食品（不选 D）。

44. D 乳腺是多种内分泌激素的靶器官，如雌激素、孕激素及催乳素等，雌酮及雌二醇与乳腺癌的发病有直接关系。乳腺癌患者术后 5 年内应避免妊娠，以减轻激素作用，减少乳腺癌复发。

45. A 大量蛋白尿（尿蛋白＞ 3.5g/d）是肾病综合征的始动因素和基本表现，可使白蛋白丢失，血液胶体渗透压降低，有效血容量减少，是最根本和最重要的病理生理改变，也是导致其他三大临床表现的基本原因，对机体的影响最大。

46. B 高钾血症血钾≥ 5.5mmol/L，临床表现有肌肉轻度震颤、手足麻木（不选 E）、肢体软弱无力（不选 A）、腱反射减弱或消失，甚至出现弛缓性瘫痪；还可出现窦性心动过缓、房室传导阻滞或快速性心律失常，甚至出现心室颤动或心脏骤停（不选 C）。心电图表现为 T 波高尖（不选 D），QT 间期缩短，QRS 波群增宽。

47. B 输卵管绝育术一般手术时间为非妊娠妇女月经干净后 3~7 天，剖宫产的同时，宫内节育器取出术后，人工流产或分娩后 48 小时内，哺乳期或闭经者排除早期妊娠后。

48. A 幽门螺杆菌感染是消化性溃疡的主要病因，它一方面破坏胃、十二指肠黏膜防御屏障功能，另一方面增强侵袭因素，引起高促胃液素血症，使胃酸和胃蛋白酶分泌增加，促使胃、十二指肠黏膜损害，形成溃疡。

49. B 室间隔缺损导管介入的禁忌证包括巨大室间隔缺损，重度肺动脉高压伴双向分流（不选 D），合并感染性疾病如活动性感染性心内膜炎（不选 E），存在栓塞风险如心腔内有赘生物（不选 C）、血栓（不选 A）等。术后残余分流属于导管介入的适应证（选 B）。

50. A 缺铁性贫血由于缺血、缺氧及含铁酶、铁依赖酶的活性降低，常引起黏膜损害，表现为舌炎、舌乳头萎缩、口角炎、胃酸缺乏及胃功能紊乱，约 1/3 患者有慢性萎缩性胃炎。严重者引起吞咽困难，其特点为吞咽时感觉食物黏附在咽部，是缺铁的特殊表现之一。

51. A 维生素 D 缺乏性佝偻病的骨骼改变包括 6 个月以内可见颅骨软化，7~8 个月可出现方颅，1 岁左右行走负重可导致“O”形腿或“X”形腿等。

52. E 胃十二指肠溃疡急性大出血患者的临床表现与出血量及速度有关，出血量少者可仅有黑便；出血量大且速度快者可伴呕血，便血色泽可由黑色转呈紫色；出血更甚者可出现低血压、晕厥，甚至休克症状。胃、十二指肠溃疡急性大出血的主要临床表现为呕血和黑便（柏油样便）。

53. A 成人胸外按压的部位是胸骨中下 1/3 处，相当于男性两乳头连线与胸骨交界处。婴儿按压部位在两乳头连线之间稍下方的胸骨处。

54. A 心力衰竭患儿要控制水的入量，每天水分摄入50~60ml/kg，输液速度每小时不超过5ml/kg。

55. E 被犬类咬伤患者可能感染狂犬病毒，应尽快注射狂犬病毒疫苗（选E）。破伤风是由破伤风梭菌经皮肤或黏膜伤口侵入人体，在缺氧环境中生长繁殖所导致的特异性感染，常继发于创伤后，尤其是窄而深的伤口，如被生锈的铁钉刺伤者（不选A）、木头刺伤而伤口深者（不选D）、开放性骨折及烧伤患者（不选B、C）。为预防破伤风，应及时到医院就诊，注射破伤风抗毒素。

56. E 血栓闭塞性脉管炎主要累及下肢中小动、静脉，局部缺血期由于动脉痉挛，下肢供血不足，出现肢端发凉、怕冷（不选A）、小腿酸痛（不选B）、足趾有麻木感（不选D）。典型表现为间歇性跛行（不选C），患肢足背、胫后动脉搏动存在但明显减弱（选E）。

57. D 腰椎间盘突出症最有意义的体征是直腿抬高试验和加强试验阳性（选D），还可出现腰椎侧突（不选B）、腰部活动受限（不选A）、腰椎压痛和骶棘肌痉挛（不选C）、感觉和运动功能障碍等体征（不选E）。

58. D 药物流产一般适用于妊娠7周内的需要终止妊娠者，临床常用米非司酮和米索前列醇。

59. A 胰岛素治疗的不良反应主要有低血糖（不选E）、过敏（不选C）、体重增加、胰岛素抵抗；还有脂肪营养不良，即注射部位皮下脂肪萎缩或增生（不选B、D）。

60. E 应用大量雌激素治疗时，部分患者可出现恶心、呕吐、头晕、乏力等不良反应，宜在睡前服用。

61. A 肺炎链球菌肺炎典型表现为咳铁锈色痰；X线检查实变期可见斑片状或大片状均匀一致的浸润阴影，白细胞和中性粒细胞增高。痰培养发现肺炎链球菌即可明确诊断。

62. C 肺炎链球菌属革兰阳性球菌，治疗首选青霉素。青霉素可抑制细菌细胞壁合成，使菌体失去渗透屏障而膨胀、裂解。

63. C 肺炎链球菌肺炎患者炎症消散后肺组织和结构多无损坏，无空洞形成，不留纤维瘢痕。

64. B 妊娠期盆腔血液回流至下腔静脉的血量增加，右旋增大的子宫又压迫下腔静脉使血液回流受阻，使孕妇下肢、外阴及直肠的静脉压增高，加之妊娠期静脉壁扩张，孕妇易发生痔，外阴及下肢静脉曲张。

65. E 孕妇在发生下肢水肿时应采取左侧卧位（不选B），以解除右旋增大的子宫对下腔静脉的压迫；下肢垫高15°（不选D），避免长时间站或坐（不选A），以免加重水肿。减少活动量（不选C），适当休息，避免绝对卧床（选E）。

66. C 下肢牵引时，应抬高床尾15~30cm，以保持反牵引力，达到更好的牵引效果。

67. B 胫骨结节牵引的牵引重量应根据患者的体重及伤情决定，一般为体重的1/10~1/7。患者体重为70kg，牵引的重量应为7~10kg。

68. B 原发型肺结核是由结核分枝杆菌初次侵入肺部后发生的原发感染，是小儿肺结核的主要类型。其临床症状轻重不一，多有结核病家庭接触史，婴幼儿及症状较重者可急性起病，高热持续2~3周后转为低热，干咳和轻度呼吸困难常见，伴食欲减退、疲乏、盗汗等（选B）。急性粟粒型肺结核起病急骤，持续高热，中毒症状严重（不选C）。结核性脑膜炎主要表现为神经精神症状，并伴颅内压增高表现（不选D）。支气管淋巴结结核为小儿原发型肺结核X线检查最常见的表现，须结合影像学检查判断（不选E）。

69. D 原发型肺结核患儿表现为高热后持续低热，有体温过高的问题（不选A）；因疾病消耗、食欲减退导致营养失调：低于机体需要量（不选B）；因感染、疾病消耗，精神差且有呼吸困难，活动无耐力（不选C）。肺部感染可影响肺泡换气功能，使气体交换受损（不选E）。

70. B 糖尿病酮症酸中毒的表现，主要是乏力和“三多一少”症状加重，恶心、呕吐、头痛、嗜睡，呼吸深快有烂苹果味；随病情发展会出现严重失水，尿量减少、皮肤弹性差、脉搏细速、血压下降；晚期出现意识障碍甚至昏迷，血酮体多在3.0mmol/L，血糖一般为16.7~33.3mmol/L，甚至更高；尿酮体阳性。

71. D 糖尿病酮症酸中毒的特殊表现是深大呼吸（库斯莫尔呼吸），呼气中伴有烂苹果味（酮味）。

72. C 糖尿病酮症酸中毒患者中毒时由于血糖、高血酮和酸性代谢产物引起渗透性利尿，酮体从肺排出带走大量水分，摄入水分减少等因素，细胞内外均处于脱水状态，此时输液是首要和关键措施（选C）。只有在组织灌注得到改善后，胰岛素的生物学效应才能充分发挥（不选B）。开始补液速度要快，在1~2小时输入等渗生理盐水1000~2000ml，改善周围循环和肾衰竭。

73. E 糖尿病酮症酸中毒患者补液治疗处理后进行小剂量胰岛素治疗，以达到血糖快速、稳定而又不易发生低血糖的效果。每1~2小时复查血糖，根据血糖情况调节胰岛素剂量，当血糖降至13.9mmol/L时，改输5%葡萄糖溶液并加入短效胰岛素。

74. A 据器官衰竭、胰腺坏死及胰腺感染情况，急性胰腺炎可分为轻症胰腺炎、中度重症胰腺炎和重症胰腺炎三种类型。提示病情炎症的表现包括休克、呼吸困难等呼吸衰竭表现（不选 C）；腹膜刺激征等腹膜炎表现；腹腔间隔室综合征等肠功能衰竭表现；少尿等肾功能不全表现（不选 D）；Cullen 征等胰腺出血坏死体征；体温持续升高（不选 E）、血钙下降（<2mmol/L，不选 B）、严重心律失常甚至猝死等。

75. D 吗啡有兴奋 Oddi 括约肌的作用，刺激 Oddi 括约肌痉挛，使胰管内压增高，可加重急性胰腺炎患者症状（选 D）。在急性胰腺炎诊断明确的情况下给予抗胆碱药、生长抑素等解痉、镇痛（不选 C、E）。禁食 3~5 天（不选 B），明显腹胀者可行胃肠减压（不选 A）。

76. C 生理性腹泻多见于 6 个月以内的婴儿，表现为出生后不久即出现腹泻，但除大便次数增多外，无其他症状，食欲好，不影响生长发育。

77. E 生理性腹泻在添加辅食后，大便会渐转正常，不需要特殊处理。

78. A 腹泻易导致皮肤完整性受损，臀部局部皮肤发红可涂以 5% 鞣酸软膏或 40% 氧化锌油，并按摩片刻，促进局部血液循环。

79. C 早期倾倒综合征多发生于进食后半小时内，患者出现心悸、出冷汗、乏力、面色苍白等短暂血容量不足的表现，并伴有恶心、呕吐、腹部绞痛和腹泻等。

80. E 早期倾倒综合征多因餐后大量高渗性食物快速进入肠道，刺激肠道内分泌细胞大量分泌血管活性物质，加上渗透压作用使大量细胞外液渗入肠腔，从而引起血管舒缩功能紊乱和胃肠道症状。预防其发生应少食多餐（不选 A），避免过甜（选 E）、过咸（不选 C）、过浓的流质饮食；宜进低碳水化合物、高蛋白饮食（不选 D）；餐时限制饮水；进餐后平卧 10~20 分钟（不选 B）。

81. B 乙肝疫苗的 3 次接种分别在出生后 24 小时内，1、6 月龄时实施（选 B）。脊髓灰质炎减毒活疫苗的 3 次接种分别在 2、3、4 月龄时进行（不选 A）。百白破疫苗的 3 次接种分别在 3、4、5 月龄时进行，接种途径为肌内注射（不选 C）。乙脑疫苗（不选 D）、麻疹减毒活疫苗的初种时间均为 8 月龄（不选 E）。

82. C 接种反应包括一般反应和异常反应，一般反应又包括局部反应和全身反应。局部反应表现为接种后数小时至 24 小时或稍后，注射部位出现红、肿、热、痛，有时可伴淋巴结肿大（不选 A）。异常反应包括过敏性休克、晕针、过敏性皮疹等。晕针常在空腹、疲劳等情况下，在接种时或接种后几分钟内，出现头晕、心悸、面色苍白、出冷汗、心率和血压变化等表现（不选 B）。过敏性休克表现为接种后数秒或数分钟内出现烦躁不安、面色苍白、口周青紫、四肢湿冷、呼吸困难、脉搏细速、惊厥等表现（选 C）。全身感染指有严重原发性免疫缺陷或继发性免疫功能遭受破坏者，接种活菌（疫）苗后可扩散为全身感染（不选 D）。过敏性皮疹以荨麻疹最为多见，一般于接种后几小时至几天内出现，经服用抗组胺药物后即可痊愈（不选 E）。

83. B 一旦发生过敏性休克，遵医嘱立即皮下或静脉注射 1∶1000 肾上腺素 0.5~1ml，必要时重复注射。

84. C 发生过敏性休克时，立即协助患儿取平卧位，头稍低，注意保暖，给予氧气吸入。

85. C 卵巢良性肿瘤妇科检查可在子宫一侧或双侧附件触及圆形或类圆形肿块，多为囊性，表面光滑、可活动、边界清，与子宫无粘连（选 C）。输卵管卵巢炎又称附件炎，肿块多呈双侧性，位于子宫两旁，与子宫粘连，压痛明显，可有发热、腹痛等症状（不选 B）。输卵管妊娠常表现为停经、腹痛、阴道流血，输卵管流产或破裂时所形成的血肿常与周围组织或器官发生粘连而形成包块，腹部可触及，有明显触痛（不选 E）。子宫内膜异位症可有粘连性肿块及直肠子宫陷凹结节，常有进行性痛经、月经改变（不选 D）。阔韧带肿瘤以平滑肌瘤最常见，肿瘤较大时，妇科检查见宫体偏向对侧，肿块质硬且不活动（不选 A）。

86. E 卵巢肿瘤蒂扭转多发生在体位突然改变时，典型症状为体位改变后突然一侧下腹部剧痛，伴恶心、呕吐，双合诊可触及压痛的肿块，以蒂部最明显（选 E）。较小的卵巢肿瘤破裂仅有轻微腹痛；较大的卵巢肿瘤破裂后，患者常有全腹压痛、腹肌紧张等腹膜炎体征，伴血压下降、脉搏增快等休克体征，妇科检查肿块缩小或消失（不选 D）。

87. A 畸胎瘤是最常见的卵巢生殖细胞肿瘤，可分为成熟畸胎瘤和不成熟型畸胎瘤，其中成熟畸胎瘤多为单侧，腔内充满油脂和毛发，有时可见牙齿或骨质。

88. B 多根多处肋骨骨折使局部胸壁失去完整肋骨支撑而软化，可出现反常呼吸运动（不选 A），即吸气时软化区胸壁内陷，呼气时外突，称连枷胸。若软化区范围较大，可引起呼吸时两侧胸膜腔内压力不均衡，使纵隔左右扑动（不选 D），影响肺通气和静脉血回流（不选 E），导致体内缺氧和 CO_2 潴留（不选 C），严重者可发生呼吸和循环衰竭。

89. A 对多根多处肋骨骨折，胸壁软化范围大、反常呼吸明显的连枷胸患者，可在患侧胸壁放置牵引支架，行牵引固定，或用厚棉垫加压包扎；给予有效镇痛，能增加连枷胸患者的肺活量、潮气量、血氧分压等，降低呼吸道阻力和软化胸壁的反常呼吸，有效改善肺功能。

90. E 碘剂过敏试验方法有4种，包括口服法、皮内注射法、静脉注射法、结膜试验法。口服法有口麻、头晕、心悸、恶心、呕吐、荨麻疹等症状为阳性；皮内注射法局部有红肿、硬块，直径超过1cm为阳性；静脉注射法有血压、脉搏、呼吸及面色等改变为阳性；结膜试验，试验侧眼结膜明显充血，甚至血管曲张和有明显刺激者为阳性反应。

91. E 脑血管造影术后穿刺部位压迫止血30分钟，沙袋压迫6~8小时，保持穿刺侧肢体伸直2~4小时，并观察穿刺部位和肢体远端皮肤情况。

92. A 放疗适应证为直径小于3cm、病灶位于手术不能达到的部位、手术或栓塞后残存的病灶，常用方法为γ刀治疗。

93. C 保留乳房的乳腺癌切除术适合肿瘤最大直径≤3cm，且乳房有适当体积，术后能保持外观效果的早期乳腺癌患者（不选A）；钼靶X线提示乳房无广泛沙粒样钙化（不选E）；单发肿瘤，无皮肤和胸壁受累征象，无腋窝淋巴结转移（不选D）；肿瘤距乳头≥2cm（选C）。35岁以下的年轻患者有较高的复发和再发乳腺癌风险（不选B）。

94. A 术后为尽快恢复乳腺癌患者的患肢功能，应鼓励和协助患者早期开始患侧上肢的功能锻炼。一般术后24小时内开始活动手部及腕部（不选B）；术后1~3天进行上肢肌肉等长收缩，可用健侧上肢或他人协助患侧上肢进行屈肘、伸臂等锻炼（选A，不选C）；术后1周待皮瓣基本愈合后可进行肩部活动（不选D）、手指爬墙运动，幅度递增，直至患侧手指能高举过头、自行梳理头发（不选E）。

95. E 慢性肺源性心脏病失代偿期主要表现为呼吸衰竭和右心衰竭，右心衰竭可表现为颈静脉怒张、肝颈静脉反流征阳性、双下肢水肿等（选E）。慢性阻塞性肺疾病（COPD）是慢性肺源性心脏病最常见的病因，主要表现为慢性咳嗽、咳痰，进行性加重的气促或呼吸困难（不选B）。慢性支气管炎主要表现为慢性咳嗽、咳痰或伴喘息（不选A）。支气管扩张症的典型症状是慢性咳嗽、咳大量脓痰和反复咯血（不选C）。支气管哮喘典型表现为反复发作性伴哮鸣音的呼气性呼吸困难（不选D）。

96. B 呼吸道感染是慢性肺源性心脏病失代偿的常见诱因，可出现发热、咳嗽、咳痰，合并缺氧加重或其他原因使肺动脉压力进一步增高而超过右心室负荷时，引起右心室扩大、肥厚，发生右心衰竭。

97. B 急性心肌梗死的典型表现为胸骨后上中段或心前区压榨性疼痛，经休息和含服硝酸甘油不能完全缓解。心电图检查是急性心肌梗死最有意义的辅助检查，特征性改变为在面向透壁心肌坏死区的导联上出现宽而深的Q波（病理性Q波）、ST段弓背向上抬高（不选D）、T波倒置（不选C）。根据异常导联来定位心肌梗死的部位，Ⅱ、Ⅲ、aVF导联示下壁心肌梗死（不选A）；V_3~V_5导联示局限前壁心肌梗死；V_1~V_3导联示前间壁心肌梗死；V_1~V_5导联示广泛前壁心肌梗死（选B）；V_7~V_9导联示后壁心肌梗死。

98. D 心肌梗死后综合征于心肌梗死后数周至数月内发生，表现为心包炎、胸膜炎或肺炎，有发热、胸痛等症状，心前区可闻及心包摩擦音。

99. E 化脓性脑膜炎的致病菌类型与患儿年龄有密切关系，0~2个月婴儿易患肠道革兰阴性杆菌（最多见为大肠埃希菌，其次为变形杆菌、铜绿假单胞菌或产气杆菌等，不选A）、金黄色葡萄球菌脑膜炎（不选B）；3个月至3岁婴幼儿易患流感嗜血杆菌脑膜炎（选E）；5岁以上儿童易患脑膜炎奈瑟菌（不选C）、肺炎链球菌脑膜炎（不选D）。

100. A 治疗由流感嗜血杆菌引起的化脓性脑膜炎，敏感株首选氨苄西林；耐药者可使用第三代头孢菌素如头孢曲松、头孢噻肟等联合美罗培南，或选用氯霉素。

强化试卷四

1. D 阿托品中毒和“阿托品化”的剂量接近，因此用药过程中应密切观察。阿托品中毒表现为瞳孔极度扩大（选D）、烦躁不安（不选B）、谵妄（不选C）、抽搐（不选E）、心动过速、心室颤动、皮肤干燥、颜面紫红、高热。

2. D 肠梗阻患者梗阻部位以上肠腔积气主要来自吞咽的空气、HCO_3^-中和后产生的CO_2、细菌发酵后产生的有机气体。吞咽的空气是肠梗阻时重要的气体来源，其含氮气量高达70%，而氮气又是一种不被肠黏膜吸收的气体。CO_2气体量虽大，但它易被吸收，不是产生肠胀气的主要成分。

3. E 汗液为低渗液，大量出汗时机体失水多于失钠，可引起高渗性脱水（选E）。等渗性脱水常由急性体液丧失引起，常见病因有消化液的急性丧失，如大量呕吐（不选C）、腹泻、肠瘘等；体液丧失于第三间隙，如肠梗阻（不选B）、腹腔内或腹膜后感染等（不选A）；经皮肤丢失，如大面积烧伤（不选D）。

4. D 食管癌术前3天患者应进流质饮食，禁食12小时，禁饮8小时（选D），术前1天晚上遵医嘱行清洁灌肠或全肠道灌洗（不选E）。吸烟者术前应严格戒烟（不选A）。指导并鼓励患者深呼吸，练习有效咳嗽以预防术后肺炎和肺不张（不选C）；术前避免感冒（不选B）。

5. D 脑血管造影是确诊蛛网膜下腔出血病因最有价值和最具定位意义的检查（选D）。头颅CT是首选的检查方法，蛛网膜下腔显示高密度影（不选B）。脑脊液检查是最具诊断价值和特征性的检查，呈均匀一致血性，压力增高，但对CT检查已明确诊断者不作为常规的检查（不选A）。

6. B 体重是反映儿童体格生长，尤其是营养状况的最易获得的敏感指标（选B）。身高（长）是反映骨骼发育的重要指标（不选A）。头围是反映脑发育和颅骨生长的一个重要指标（不选C）。胸围反映肺和胸廓的发育（不选D）。牙齿的发育与骨骼发育有一定关系，但发育速度不平行（不选E）。

7. C 二尖瓣狭窄患者的典型心脏杂音是心尖区舒张中晚期低调的隆隆样杂音，运动或用力呼气可使杂音增强，常伴舒张期震颤。

8. B 切口裂开常发生于术后1周左右。多见于腹部及肢体邻近关节的部位，往往由腹部突然用力导致，表现为切口突发疼痛，有淡红色液体自切口流出，浸湿敷料。

9. C 感染性休克常继发于革兰阴性杆菌为主的感染，如急性腹膜炎、胆道感染、绞窄性肠梗阻及尿路感染等，也称为内毒素性休克。

10. D 选择有效的降压药物及时降压是高血压急症治疗的首要措施，首选硝普钠静脉泵入，根据血压水平调节速度。

11. A 更换胸膜腔闭式引流瓶或患者移动时，应先用两把止血钳双向夹闭胸膜腔闭式引流管，以防空气进入。

12. B 关节脱位复位后的关节固定于适当位置，以修复损伤的关节囊、韧带、肌肉等软组织。固定的时间视脱位情况而定，一般为2~3周。

13. C 正常精液pH为7.2~7.8（选C）。正常精液量一般为2~6ml（不选B），精子密度≥ 20×10^6/ml（不选D），精子存活率为58%（不选A）。精液中一般含有灰白色凝块，在室温中放置5~30分钟会完全液化，变成半透明的稀薄黏液（不选E）。

14. C 静脉注射化疗药时，一旦发生药物外渗，应立即停止输注药液（不选A），保留针头接注射器回抽后（不选E），皮下注入解毒药再拔针（不选B），局部涂氢化可的松（不选D）。根据药物特性，相应选择冷敷、热敷、局部封闭治疗等措施（选C）。

15. E 艾滋病分为急性感染期（不选A）、无症状感染期（不选B）、持续性全身淋巴结肿大综合征（不选C）、艾滋病期（不选D）。

16. C 急性病毒性肝炎患者最好于肝炎痊愈后2年在医师指导下妊娠。

17. C 急性肺水肿应高流量乙醇湿化给氧，氧流量为6~8L/min（选C），目的是使肺泡内压力增高，减少肺泡内毛细血管渗出液产生；乙醇能降低肺泡泡沫表面张力，使泡沫破裂消散，从而改善肺泡通气，迅速缓解缺氧症状。双腿下垂、端坐位可减少静脉回心血量（不选A）。利尿药通过排钠、排水，减少水、钠潴留（不选D），可显著减轻肺淤血症状。吗啡是治疗急性肺水肿极为有效的药物，可通过降低呼吸中枢和咳嗽中枢兴奋性而减慢呼吸、镇咳，松弛支气管平滑肌，改善通气功能（不选B）。氨茶碱可松弛支气管平滑肌，改善通气功能，并可增强心肌收缩力（不选E）。

18. B 甲状旁腺可分泌甲状旁腺激素，调节体内钙的代谢并维持钙和磷的平衡。发生甲状旁腺功能亢进症时，甲状旁腺激素大量分泌，促进破骨细胞的作用，使骨钙（磷酸钙）溶解释放入血，导致血钙和血磷升高；同时抑制肾小管对磷的重吸收，使尿磷排出增多、血磷降低，引起高钙血症和低磷血症。

19. D 金黄色葡萄球菌肺炎的临床特点为起病急、病情严重、进展快，全身中毒症状明显；由于病变发展迅速，组织破坏严重，易并发肺脓肿、脓气胸和脓胸（选D）。发热多呈弛张热，但早产儿和体弱儿有时可无发热或仅有低热（不选A）。肺部体征出现较早，双肺散在中、细湿啰音（不选E）。白细胞多数明显升高，婴幼儿和重症患者可出现白细胞减少（不选C）。

20. B 外阴阴道假丝酵母菌病由假丝酵母菌引起，内源性感染为主要感染途径。假丝酵母菌作为条件致病菌，除寄生于阴道外，还可寄生于人的口腔、肠道，当局部环境条件适合时易发病，这3个部位的假丝酵母菌可互相传染。鹅口疮是白假丝酵母菌感染在口腔黏膜表面形成白色斑膜的疾病，新生儿多由产道感染引起。

21. A 类风湿结节为最常见的特异性皮肤表现，提示本病处于活动期，好发于肘鹰嘴突附近、枕部、跟腱等关节隆突部及经常受压部位的皮下，大小不等，坚硬如橡皮，无压痛，呈对称性分布。

22. A 麻醉前须禁食、禁饮，以保证胃排空，预防术中呕吐和误吸。

23. E 慢性盆腔结缔组织炎指炎症蔓延至宫骶韧带，使纤维结缔组织增生、变硬，子宫固定，宫颈旁组织也增厚变硬。

24. C 慢性阻塞性肺疾病患者需要增加呼吸频率来代偿呼吸困难，这种代偿多数依赖于辅助呼吸肌参与呼吸，即胸式呼吸。但胸式呼吸的效能低于腹式呼吸，患者容易疲劳（不选A）。护士应指导患者进行缩唇呼吸、膈式或腹式呼吸、吸气阻力器的使用等呼吸训练（选C），以加强胸、膈呼吸肌的肌力和耐力，改善呼吸功能。

25. B 使用三腔二囊管压迫止血时，先向胃囊内注气150~200ml，向外加压牵引，以压迫胃底。如未能止血，再向食管囊内注气约100ml（非100~150ml，本题答案数据不严谨，但只能选择最接近的答案），使气囊压迫食管下段的曲张静脉。

26. B 感染性疾病是引起弥散性血管内凝血最常见的原因，包括细菌感染、病毒性肝炎、病毒性心肌炎等（选B）。其他原因包括恶性肿瘤（不选D）、手术及创伤（不选A、E）、羊水栓塞等。

27. A 先兆流产表现为停经后先出现少量阴道流血，量较月经量少，有时伴有轻微下腹痛或腰背痛；妇科检查见子宫大小与停经周数相符，宫口未开，胎膜未破，妊娠产物未排出（选A）。发生难免流产和不全流产时宫口已扩张（不选B、D）。完全流产时妊娠物已全部排出，阴道流血逐渐停止，腹痛逐渐消失，子宫接近正常大小（不选C）。复发性流产指与同一性伴侣发生自然流产连续3次或3次以上（不选E）。

28. A 淀粉酶测定是急性胰腺炎早期最常用和最有价值的检查方法。血淀粉酶于起病后数小时开始升高，8~12小时标本最有价值，24~48小时达高峰，持续3~5天后恢复正常，超过正常值3倍即可诊断（选A）。尿淀粉酶于起病后24小时才开始升高，48小时达高峰后缓慢下降，1~2周后逐渐降至正常（不选B）。

29. D 维生素D缺乏性手足搐搦症因维生素D缺乏、血钙持续下降而甲状旁腺不能代偿性分泌增加，以致血钙继续降低，当血清总钙＜1.75~1.88mmol/L或游离钙＜1.0mmol/L时可引起神经肌肉兴奋性增高，出现手足抽搐、喉痉挛和惊厥；喉痉挛表现为喉部肌肉、声门突发痉挛，出现呼吸困难、吸气性喉鸣（选D）。急性喉炎可有不同程度的发热、声音嘶哑、吸气性喉鸣等（不选A）。毛细支气管炎主要表现为咳嗽，常有发热、双肺呼吸音粗等（不选B）。肺炎大多起病急，主要表现为发热、咳嗽、气促等（不选C）。气管异物主要表现为剧烈呛咳、喘憋、发绀和不同程度的吸气性呼吸困难，可产生哮鸣音（不选E）。

30. B 运动性失语患者不能说话，或者只能讲1~2个简单的字且不流畅，常用错词，自己也知道，对别人的语言能理解（选B）。命名性失语由优势半球颞中回后部病变所致，患者不能说出物件的名称及人名，但可说该物件的用途及使用方法；当别人提示物件的名称时，患者能辨别是否正确（不选C）。感觉性失语即患者发音清晰、语言流畅，但内容不正常，如将“帽子”说成“袜子”，无听力障碍，却不能理解别人和自己所说的话（不选A）。失写是书写不能。失读是不识文字、词句、图（不选D）。

31. C 耻骨上膀胱切开取石术是膀胱结石传统的开放手术方式，术前护理包括心理护理，消除患者紧张情绪（不选E）；嘱患者每天多饮水，术前可静脉补液并给予抗生素治疗，以稀释尿液、控制感染，并观察尿液颜色及透明度改变（不选B、D）；遵医嘱进行抗感染治疗等（不选A）。排尿中断时应保持原位，不可变换体位，以免结石在膀胱内移位影响手术准确性（选C）。

32. A 脑干损伤时初期两侧瞳孔不等大，伤侧瞳孔散大，对光反射消失，眼球向下外倾斜；两侧损伤时，两侧瞳孔散大，眼球固定。

33. D 脑栓塞的发病机制是各种栓子随血流进入颅内动脉，使血管腔急性闭塞或严重狭窄引起脑缺血坏死及功能障碍。心源性栓子为脑栓塞最常见的病因，其中又以风湿性心脏瓣膜病患者心房颤动时附壁血栓脱落最多见。

34. D 再生障碍性贫血是指由多种原因导致的骨髓造血功能衰竭症。雄激素治疗适用于全部类型的再生障碍性贫血，且雄激素是非重型（慢性）患者的首选药物，可刺激肾脏产生促红细胞生成素，也可刺激骨髓红系祖细胞增殖，而促进红细胞生成；还可促进血红蛋白合成，能有效缓解贫血症状。长期应用还可促进粒细胞系统和巨核细胞系统细胞的增生。

35. C 四步触诊时在宫底部触到圆而硬的胎儿部分为胎头，胎头在上时，胎臀为先露部，胎方位指示点为骶骨。在母体腹部右前方触及胎儿四肢，则胎背位于母体腹部的左后方，即骶骨位于母体左后方，胎方位为骶左后。

36. A 慢性肾小球肾炎以蛋白尿、血尿、高血压和水肿为基本临床表现，水肿开始出现于组织疏松的部位如眼睑和颜面部，主要由肾小球滤过率降低，引起尿少和水、钠潴留所致。

37. B 污染伤口是指被异物或细菌沾染但未发生感染的伤口，一般指伤后 8 小时以内的伤口（选 B）。清洁伤口是无菌手术切口或经清创术处理后的、无明显污染的创伤伤口（不选 A）。感染伤口有脓液、渗出液及坏死组织，周围皮肤红、肿、热、痛（不选 D）。

38. C 诊断性刮宫术后刮出物应及时送病理检查（不选 A）。嘱患者保持会阴清洁（不选 B），给予抗生素预防感染（不选 D）。告知患者 2 周内禁止性生活及盆浴（选 C），按时取病理检查结果并复诊（不选 E）。

39. A 肛裂患者常表现为典型的周期性剧烈疼痛，有两次高峰，排便时疼痛多因干硬大便刺激裂口内神经末梢所致，排便后疼痛由肛门括约肌反射性痉挛所致。

40. D 小儿心力衰竭表现为安静时心率增快，婴儿＞180 次 / 分，幼儿＞160 次 / 分；呼吸困难，青紫突然加重，安静时呼吸达 60 次 / 分以上；肝大，达肋下 3cm 以上，或在密切观察下短时间内较前增大，而不能以横膈下移等原因解释；心音低钝、奔马律等。其中心率＞180 次 / 分最有价值。

41. A 胚胎在第 3 周开始出现卵黄囊造血，卵黄囊是胚胎期最早出现的造血场所，退化后由肝、脾代替其造血功能。

42. B 破伤风发作期的典型症状是肌紧张性收缩及阵发性强烈痉挛，咀嚼肌最先受累，随后依次为面部表情肌、颈、背、腹、四肢肌，最后为膈肌。

43. D 在不同个体间细胞、组织和器官移植时，受者免疫系统与移植物相互作用产生的特异性免疫应答称为移植排斥反应，引起移植排斥反应的主要是人类白细胞抗原（HLA）。供者与受者 HLA 的差异程度小大决定了排斥反应的轻重。

44. D 前置胎盘的典型症状为妊娠晚期或临产后发生无诱因、无痛性反复阴道流血。腹部检查显示子宫软、无压痛，大小与妊娠周数相符（不选 B），胎方位清楚（选 D）。患者体征表现取决于出血量和出血速度，阴道反复流血常呈贫血貌，急性大量阴道流血可见面色苍白、四肢湿冷、脉搏细弱、血压下降等休克表现（不选 A）。由于胎盘占据子宫下段，因此常见胎先露高浮，妊娠晚期胎先露无法入盆，易合并胎位异常（不选 C）。胎心可正常，也可因为孕妇失血过多导致胎心异常或消失（不选 E）。

45. B 妊娠合并心脏病在我国孕、产妇死因顺位中居第 2 位，是最常见的非直接产科死因。心力衰竭是妊娠合并心脏病常见的严重并发症，也是妊娠合并心脏病孕产妇死亡的主要原因。感染不及时控制可诱发心力衰竭。

46. A 感染是肾病综合征最常见的并发症，主要与蛋白质营养不良、免疫功能紊乱及应用糖皮质激素治疗有关（选 A）。其他并发症包括电解质紊乱和低血容量、血栓形成（不选 E）、急性肾损伤（不选 B）、肾小管功能障碍等。

47. D 使用镇痛药前应了解药物作用、用药途径、剂量、不良反应、适应证和禁忌证等（不选 A）。未能明确诊断前，勿随意给药，以防掩盖病情（不选 B）。诊断明确或术后患者主诉疼痛应积极控制，最好在疼痛发作前遵医嘱给予药物（不选 C）。麻醉性镇痛药具有成瘾性，非麻醉性药物能达镇痛效果，就不用麻醉性镇痛药（选 D）。个体化用药，应根据患者的情况和疗效用药（不选 E）。

48. C 先天性心脏病根据左、右两侧及大血管之间有无分流可分为左向右分流型（潜伏青紫型）、右向左分流型（青紫型）和无分流型（无青紫型）。右向左分流型先天性心脏病包括法洛四联症（选 C）、大动脉转位、三尖瓣闭锁等。左向右分流型先天性心脏病包括室间隔缺损（不选 B）、房间隔缺损（不选 A）、动脉导管未闭等（不选 E）。无分流型先天性心脏病包括肺动脉狭窄（不选 D）、主动脉瓣狭窄、主动脉缩窄等。

49. A 水痘是自限性疾病，患者应隔离卧床至热退，保持衣被清洁，不宜过厚，以免患儿不适增加痒感（选 A）；及时更换汗湿衣服，勤换内衣，保持皮肤清洁、干燥（不选 B）；剪短患儿指甲，戴手套以防抓伤皮肤导致感染（不选 C）；皮肤瘙痒可局部使用炉甘石洗剂，必要时给予少量镇静药（不选 D）；继发细菌感染者给予抗生素治疗（不选 E）。

50. E 胎膜早破后，随着破膜时间延长和羊水量减少程度增加，羊水细菌培养阳性率增高，破膜超过 24 小时，感染率增加 5~10 倍。

51. B 胎头下降程度是决定胎儿能否经阴道分娩的重要观察指标。临床上通过阴道检查，能够明确胎头颅骨最低点的位置，并协助判断胎方位。胎头下降的程度以颅骨最低点与坐骨棘平面的关系标示。坐骨棘平面是判断胎头高低的标志。

52. E 唐氏综合征是人类最早确定的染色体病，细胞遗传学特征是第 21 号染色体呈三体征，又称 21- 三体综合征，特征性表现为智能落后、特殊面容及生长发育迟缓，并可伴有多种畸形。

53. B 控制饮食是治疗糖尿病最基本的措施，凡糖尿病患者都需要饮食治疗，应以控制总热量为原则，实行低碳水化合物、低脂（以不饱和脂肪酸为主）、适当蛋白质、高纤维素（可延缓碳水化合物吸收）、高维生素饮食。

54. B 晚期产后出血是指分娩 24 小时后，在产褥期内发生的子宫大量出血，以产后 1~2 周最常见。

55. A 从细胞动力学角度可分为细胞周期非特异药物、细胞周期特异性药物与细胞周期时相特异性药物。细胞周期特异性药物作用于细胞增殖的全部或大部分周期时相，如氟尿嘧啶等抗代谢类药（选 A）。烷化剂如氮芥、环磷酰胺属于细胞周期非特异性药物（不选C、E）。抗生素类抗肿瘤药如放线菌素D(更生霉素)、多柔比星也属于细胞周期非特异性药物（不选 B、D）。

56. C 硝酸酯制剂是最有效、最快终止心绞痛发作的药物，通过扩张冠状动脉和外周血管来缓解心绞痛。心绞痛发作时首选硝酸甘油 0.5mg 舌下含服，1~2 分钟开始起效，约 30 分钟后作用消失，每隔 5 分钟可重复 1 次，一般连续服用不超过 3 次。

57. D 阿普加（Apgar）评分是一种简易的临床上评价新生儿窒息程度的方法。内容包括心率、呼吸、弹足底或插鼻管反应、肌张力和皮肤颜色 5 项；每项 0~2 分，总共 10 分，8~10 分为正常，4~7 分为轻度窒息，0~3 分为重度窒息。

58. A 在新生儿娩出后首先清理呼吸道，用吸球轻轻吸出新生儿口、鼻腔黏液，以免发生吸入性肺炎（选 A）。随后再行脐带护理（不选 B）、接触吸吮等（不选 E）。

59. A 轻度休克时，脉搏 100 次 / 分以下；中度休克时，脉搏 100~120 次 / 分；重度休克时，脉搏细速或摸不清（选 A）。若患者出现神志淡漠（不选 D）、反应迟钝、皮肤苍白（不选 E）、呼吸浅快、收缩压降至 90mmHg 以下（不选 B）及尿少或无尿（不选 C）等，提示出现休克。

60. A 全脊椎麻醉是硬膜外阻滞最危险的并发症。因穿刺针或导管误入蛛网膜下腔而未被及时发现，将超量局部麻醉药注入而产生异常广泛的脊神经阻滞。患者在注药后迅速出现呼吸困难、血压下降、意识模糊或消失，甚至出现心脏骤停。

61. A 慢性肺源性心脏病失代偿期可出现呼吸衰竭和右心衰竭症状，常表现为头痛、失眠，白天嗜睡，食欲减退，呼吸困难，发绀明显，球结膜充血、水肿，听诊剑突下可闻及收缩期杂音，下肢水肿，重症患者可有腹水。出现Ⅱ型呼吸衰竭时，血气分析示 $PaO_2 < 60mmHg$、$PaCO_2 > 50mmHg$。

62. E 慢性肺源性心脏病患者急性加重期应慎用镇静药，以免抑制呼吸，影响咳嗽反射，诱发肺性脑病。

63. C 慢性肺源性心脏病肺、心功能失代偿期首要的护理措施是积极控制感染，纠正缺氧和二氧化碳潴留，保持呼吸道通畅，改善呼吸功能。

64. B 急性心肌梗死后发生急性心力衰竭的原因是梗死后导致心脏舒缩能力减弱或不协调，出现呼吸困难、咳嗽、发绀、烦躁等症状；严重者可发生急性肺水肿，端坐呼吸，两肺布满湿啰音和哮鸣音，咳粉红色泡沫痰；随后可有颈静脉怒张、肝大、水肿等右心衰竭表现。

65. C 急性左心衰应高流量乙醇湿化给氧，氧流量为 6~8L/min（选 C），目的是使肺泡内压力增高，减少肺泡内毛细血管渗出液产生；乙醇能降低肺泡泡沫表面张力，使泡沫破裂消散，从而改善肺泡通气，迅速缓解缺氧症状。双腿下垂、端坐位可减少静脉回心血量（不选 B）。利尿药通过排钠、排水，减少水、钠潴留（不选 E），可显著减轻肺淤血症状。吗啡是治疗急性左心衰极为有效的药物，可通过降低呼吸中枢和咳嗽中枢兴奋性而减慢呼吸、镇咳，松弛支气管平滑肌，改善通气功能（不选 A）。氨茶碱可松弛支气管平滑肌，改善通气功能，并可增强心肌收缩力（不选 D）。

66. A 糖尿病酮症酸中毒的诱因有急性感染、胰岛素不适当减量或突然中断治疗、饮食不当、严重疾病、创伤、手术、精神刺激等。其临床表现主要是乏力和“三多一少”，恶心、呕吐、头痛、嗜睡，呼吸深快有烂苹果味；随病情发展会出现严重失水，尿量减少、皮肤弹性差、脉细速、血压下降；晚期出现意识障碍甚至昏迷，血酮体多在 3.0mmol/L 以上，血糖一般为 16.7~33.3mmol/L，甚至更高。

67. A 糖尿病酮症酸中毒后期严重失水，尿量减少、皮肤干燥、口干等；血糖一般为 16.7~33.3mmol/L。严重失水时最重要的护理问题是“体液不足　与糖尿病酮症所致的脱水有关”，需要立即大量补液。

68. C 前置胎盘的典型症状是妊娠晚期（妊娠 28 周后）或临产后发生无诱因、无痛性反复阴道流血，是妊娠晚期阴道流血最常见的原因（选 C）。晚期流产发生在妊娠 12 周至 28 周前（不选 A）。先兆早产有规则或不规则宫缩，伴宫颈管进行性缩短（不选 B）。胎盘早剥表现为突发性持续性腹部疼痛，伴或不伴阴道流血（不选 D）。子宫破裂表现为突感下腹撕裂样剧痛，常有腹膜刺激征（不选 E）。

69. A B超检查是前置胎盘最安全、有效的首选检查，可清楚显示子宫壁、胎头、宫颈及胎盘的位置，确定前置胎盘的类型。

70. B 硬膜外血肿典型的意识障碍是伤后昏迷有中间清醒期，临床过程为昏迷→中间清醒或好转→昏迷。

71. D 硬膜外血肿典型的意识障碍是伤后昏迷有中间清醒期，即原发脑损伤后昏迷，随后完全清醒或好转，经过一段时间因颅内血肿形成，颅内压增高使患者再度出现昏迷并呈进行性加重。中间清醒期的长短主要取决于血肿形成的速度。

72. A 甲状腺功能亢进症表现有低热（选A）、心悸（不选C）、乏力、怕热、多汗、食欲亢进、多食消瘦（不选B）。因甲状腺激素刺激肠蠕动增快，大便次数增多或腹泻（不选D）。常有慢性甲亢性肌病，表现为不同程度的肌无力和肌萎缩、周期性瘫痪等（不选E）。

73. D 甲状腺功能亢进症的单纯性突眼特征为双眼视近物时，辐辏不良；眼球向前突出，突眼度一般＜18mm；双眼向下看时，上眼睑不能随眼球同时下垂；瞬目减少；上眼睑挛缩，睑裂增宽；向上看时，前额皮肤不能皱起。

74. B 甲状腺危象的首选处理措施是迅速减少甲状腺激素合成及外周组织中T_4转化为T_3，首选丙硫氧嘧啶（选B）；其他处理措施还包括口服复方碘液（不选D），抑制已合成甲状腺激素释放入血。降低血甲状腺激素的浓度，可选用腹膜透析（不选E）、血液透析或血浆置换等。

75. C 咳嗽是肺癌出现最早的症状，多为刺激性咳嗽，痰中带血。患者还可出现胸痛、胸闷、发热等症状。胸部X线检查可见块状阴影，边缘不清或呈分叶状，癌肿发展到一定大小可见肺门阴影（选C）。肺结核多出现午后低热、乏力、盗汗、食欲减退等结核中毒症状（不选A）。肺脓肿发病急骤，可有畏寒、高热、咳大量脓臭痰等症状，X线检查可见均匀的大片状阴影，空洞内常见液平（不选E）。肺炎支原体肺炎抗生素治疗有效（不选B）。

76. B 肺癌表面脱落的癌细胞可随痰咳出，在痰中找到癌细胞即可确诊。取气道深部的痰液，及时送检，送检3次以上符合标准的痰标本可提高检查阳性率。

77. C 肺癌患者如未合并水、钠潴留等其他并发症时，无须控制水量摄入（选C）。急性期可卧床休息（不选B），保持病室温、湿度适宜（不选A），注意做好皮肤和口腔护理（不选D），预防交叉感染（不选E）。

78. B 术后麻醉未醒的患者，意识、咽反射未完全恢复，一旦有反流物即可发生误吸，引起急性呼吸道梗阻；如不能及时有效抢救，可致患者窒息甚至死亡。

79. D 胃大部切除术后，可有少许暗红色或咖啡样胃液自胃管抽出，抽出量逐渐减少、变淡至自行停止。若24小时后仍未停止，甚至出现呕血和黑便，应考虑术后出血。

80. A 胃大部切除术后拔除胃管后当天可饮少量水或米汤，第2天进半量流质饮食，第3天进全量流质饮食，如牛奶、豆浆、米汤、菜汁、果汁等。第4天进半流质饮食。

81. C 吻合口梗阻表现为进食后出现上腹饱胀和溢出性呕吐，呕吐物为食物，含或不含胆汁（选C）。输入袢梗阻分为急性完全性梗阻和慢性不完全性梗阻，急性完全性输入袢梗阻表现为突起上腹部剧烈疼痛，伴频繁呕吐，量少且不含胆汁，呕吐后症状不缓解；慢性不完全性输入袢梗阻表现为进食后出现上腹胀痛或绞痛，随即喷射性呕吐出大量不含食物的胆汁，呕吐后症状立即缓解（不选A）。输出袢梗阻表现为上腹饱胀，呕吐物含食物和胆汁（不选B）。胃肠吻合口破裂表现为高热、脉速等全身中毒症状（不选D）。碱性反流性胃炎表现为呕吐胆汁样液，伴上腹部或胸骨后烧灼样疼痛（不选E）。

82. D 成熟畸胎瘤多为良性肿瘤，常为单侧实性囊肿，中等大小，囊壁光滑、质韧，囊壁内层为复层扁平上皮，囊壁上常见小丘样隆起向腔内突出，称“头节”（选D）。不成熟型畸胎瘤多为恶性肿瘤，肿瘤多为实性，常浸润周围器官组织（不选C）。卵巢浆液性囊腺瘤囊腔内多充满淡黄清亮浆液（不选A）。卵巢黏液性囊腺瘤囊腔内为胶冻样黏液（不选B）。卵巢子宫内膜异位囊肿，因囊肿内含暗褐色黏稠的陈旧血性液体，似巧克力样糊状，又称卵巢巧克力囊肿（不选E）。

83. B 成熟畸胎瘤分化良好，属于卵巢良性肿瘤，一旦确诊，优先选择手术治疗。

84. D 按照小儿正常的生长发育规律，1岁小儿的体重约为出生体重的3倍（10kg）。（10－6）/10×100%=40%，即该患儿体重低于正常均值的40%。中度营养不良患儿体重低于正常均值的25%~40%，临床表现为肌张力降低、肌肉松弛，身高低于正常，烦躁不安等（选D）。轻度营养不良患儿体重低于正常均值的15%~25%（不选C）。重度营养不良患儿体重低于正常均值的40%以上（不选E）。营养性贫血包括营养性巨幼细胞贫血和营养性缺铁性贫血，贫血指外周血血红蛋白低于正常范围下限，主要表现为皮肤、黏膜苍白，疲乏无力，头晕、头痛等（不选A、B）。

85. C 营养不良患儿的护理问题包括："营养失调低于机体需要量"（不选 B）；有感染的危险（不选 D）；生长发育迟缓；潜在并发症：营养性缺铁性贫血、低血糖、维生素 A 缺乏（不选 A）；知识缺乏（不选 E）。

86. A 营养不良可并发自发性低血糖，常出现在夜间或清晨，患儿表现为突然出现面色苍白、神志不清、呼吸暂停、脉搏减慢、体温不升，若不及时诊治可出现死亡。

87. E 发生自发性低血糖时，应立即静脉滴注 25%~50% 葡萄糖溶液。

88. E 中、大量咯血者应严格卧床，保持呼吸道通畅。大量咯血者静脉给予垂体后叶素，可收缩血管，减少肺血流量，从而减轻咯血。

89. A 咯血时禁止屏气，取患侧卧位，有利于健侧通气，并防止病灶扩散。咯血量多时采取患侧半坐卧位，保持呼吸道通畅，防止血液误吸阻塞气道引起窒息。

90. B 窒息是咯血最严重的并发症，可导致患者迅速死亡。肺结核患者大咯血不止时，为防止发生窒息，最关键的护理措施是保持呼吸道通畅。

91. A 麻疹病毒经呼吸、咳嗽和说话等排出体外，通过呼吸道传播。麻疹患儿应住单人病房，呼吸道隔离至出疹后 5 天，有并发症者延至出疹后 10 天；易感的接触者隔离观察 21 天并使用被动免疫制药，在 5 天内注射血清免疫球蛋白。

92. C 麻疹患儿高热时应绝对卧床休息（不选 A），密切监测体温变化（不选 E），出疹期禁用冷敷和乙醇拭浴，以免末梢循环障碍影响出疹（选 C）。体温 > 40℃时，可用小剂量解热药或温水拭浴，防止热性惊厥（不选 B、D）。

93. E 急性阑尾炎的典型表现为转移性右下腹痛，伴恶心、呕吐、发热，血常规示白细胞增多及中性粒细胞分类增高。当阑尾炎症加重，出现化脓、坏疽或穿孔时，可表现为腹肌紧张、腹部压痛及反跳痛等典型的腹膜刺激征。

94. B 急性化脓性腹膜炎常见的并发症为腹腔脓肿，因盆腔处于腹腔最低位，腹内炎性渗出物或腹膜炎的脓液易积聚于此而形成脓肿。盆腔脓肿的临床表现为里急后重、大便频而量少、黏液便、排尿困难等直肠或膀胱刺激症状。

95. C 胆囊结石患者的典型表现为胆绞痛，疼痛位于右上腹或上腹阵发性绞痛（不选 A）；可伴消化道症状，恶心、厌油（不选 B），腹胀、腹部不适等表现（不选 D）；查体可见墨菲征阳性（不选 E）。大便颜色变浅、小便颜色变深常见于肝外性胆汁淤积，由胆总管结石、狭窄、肿瘤、蛔虫等阻塞所引起（选 C）。

96. D 胆囊结石可嵌顿于胆囊颈部，造成胆囊管急性梗阻，胆汁不能排出，胆囊内压增大，胆囊增大，合并感染时可发展为急性胆囊炎或急性坏疽性胆囊炎（不选 C），甚至胆囊穿孔（不选 E）。长时间胆囊管梗阻致胆囊积液（不选 A），如胆囊结石较小，可通过胆囊管排入胆总管，诱发胆囊化脓性胆管炎或胆源性胰腺炎（不选 B）。

97. C 乳腺癌最常见的表现为乳房肿块，早期为无痛、单发的小肿块，质硬，表面不光滑，与周围组织分界不清，活动度差，以乳房外上象限最常见，淋巴转移最初多见于同侧腋窝（选 C）。乳房纤维腺瘤的肿块表面光滑，易于推动，不会发生淋巴结转移（不选 A）。乳腺囊性增生病主要表现为一侧或双侧乳房胀痛和肿块，肿块的大小和质地常随月经周期而变化（不选 B）。乳管内乳头状瘤的典型表现为乳头溢液，可为血性、暗棕色或黄色液体（不选 D）。急性乳腺炎的表现为患侧乳房局部变硬、红肿、发热，有压痛及搏动性疼痛（不选 E）。

98. C 乳腺癌早期表现是乳房出现无痛、单发的小肿块，肿块质硬，表面不光滑。患者无肿大的同侧腋窝淋巴结及远处转移，属于乳腺癌Ⅰ期，可采用改良根治术及保留乳房的乳腺癌切除术。

99. C 新生儿败血症指细菌侵入血液循环并生长繁殖、产生毒素而造成的全身感染，产后感染为最主要的途径，其中尤以脐部感染最为多见；早期表现为精神不佳、食欲减退、哭声弱、发热或体温不升等，转而发展为精神萎靡、嗜睡、不吃、不哭、不动，出现病理性黄疸、呼吸异常等（选 C）。新生儿溶血病的主要表现为 24 小时内迅速出现黄疸并进行性加重（不选 A）。新生儿寒冷损伤综合征的典型表现为低体温和皮肤硬、肿、凉（不选 B）。新生儿肝炎在出生后 1~3 周或更晚出现黄疸，大便色浅或灰白，尿色深黄，体重不增，患儿肝脏轻至中度增大（不选 D）。新生儿脐炎表现为发热、吃奶差、烦躁不安，脐部有脓性分泌物等，病情危重者可发展为败血症（不选 E）。

100. A 新生儿败血症常并发化脓性脑膜炎，可出现前囟饱满与张力增高、脑性尖叫等颅内压增高表现。

强化试卷五

1. B 新生儿的心脏重量为20~25g，1岁时为出生时的2倍。

2. C 临床上按血红蛋白浓度将贫血分为4度：轻度贫血血红蛋白浓度＞90g/L，中度为60~90g/L，重度为30~59g/L，极重度＜30g/L。

3. D 35岁以上妇女应在妊娠后行羊水染色体检查，若发现易位染色体携带、子代有唐氏综合征者或姨表姐妹中有此类患者，应及早检查子亲代染色体核型，预防唐氏综合征患儿的出生。

4. A 肠内营养的优点包括营养物质经肠道和门静脉吸收，能很好地被机体利用，符合生理过程；维持胃肠道的正常结构和免疫防御功能（不选E）；严重代谢并发症少，安全（不选C）、经济（不选D）；对技术和设备的要求少，提供途径方便（不选B）。营养液误吸和营养液污染可导致感染性并发症（选A）。

5. B 带铜V形、T形宫内节育器是目前临床常用的宫内节育器，一般放置5~7年。

6. C 尿蛋白定量＞150mg/d可诊断为蛋白尿，＞3.5g/d为大量蛋白尿。

7. E 低钾血症最早、最主要的临床表现是肌无力。先是四肢软弱无力，后累及躯干和呼吸肌，严重时可出现腱反射减弱或消失。

8. B 心绞痛的疼痛部位主要是在胸骨体中、上段之后，或波及心前区，界限不清，常放射至左肩、左臂内侧达环指和小指，或至颈、咽、下颌部。

9. D 白血病细胞易浸润口腔黏膜，因此要加强对白血病患者的口腔护理，其主要目的是预防感染，促进溃疡愈合。

10. A 猩红热是由A组β溶血性链球菌引起的急性呼吸道传染病，应呼吸道隔离至连续3次咽拭子培养阴性，隔离期限不少于7天（选A），有化脓性并发症应隔离至治愈为止（不选B）。对接触者应严密观察7天（不选C）。

11. C 非特异性外阴炎患者可用0.1%碘伏或1：5000高锰酸钾溶液坐浴，水温41~43℃，如有破溃可涂抗生素软膏。

12. B 肺癌癌肿增大和侵袭相应组织可出现相应症状。累及喉返神经可致声音嘶哑、声带麻痹（选B）；肿瘤侵及声带可出现失声（不选A）；累及喉上神经可出现音调降低，饮水易误咽、呛咳（不选C）；肿瘤压迫大支气管可出现呼吸困难（不选E）。

13. D 全程督导化疗是指肺结核患者在治疗过程中，每次用药都必须在医务人员或经培训的家庭督导员的直接监督下进行，因故未用药时必须采取补救措施以保证遵医嘱规律用药。督导化疗可以提高治疗依从性和治愈率，并减少多耐药病例的发生。

14. D 肺炎克雷伯菌肺炎常表现为突发寒战、高热、咳嗽、咳痰和呼吸困难等，X线检查可见大叶实变或小叶浸润和脓肿形成，典型痰液由血液和黏液混合而呈现砖红色。

15. A 出血是肝脏手术后最严重的并发症，多由凝血功能障碍、腹内压力增高及手术缝合不佳引起，可有失血性休克的表现，鲜红色血性引流液增多。

16. A 骨盆各骨主要为松质骨，邻近又有许多动脉和静脉丛，血液循环丰富。骨折后巨大血肿可沿腹膜后疏松结缔组织间隙蔓延至肾区或膈下。血肿过大、失血过多可造成失血性休克，甚至造成患者迅速死亡。

17. E 急性呼吸窘迫综合征（ARDS）在病理上表现为累及血管内皮和肺泡上皮的弥漫性肺泡损伤。肺泡Ⅱ型细胞受损，表面活性物质减少，肺泡表面张力增加，肺顺应性降低（不选B），继发肺泡萎陷而引起局限性肺不张及肺弥散功能障碍，通气/血流失调（不选C）。ARDS临床表现为进行性呼吸困难、PaO_2进行性下降（＜60mmHg，不选A、D），不能用通常的吸氧疗法改善（选E），需要气管插管给予机械通气支持。

18. E 经腹输卵管绝育术后应密切观察有无腹痛、内出血及脏器损伤，出现症状应立即报告医生处理（选E）。鼓励受术者尽早下床活动（不选B）。嘱患者保持外阴清洁（不选A），保持切口敷料清洁、干燥，防止感染（不选C）。告知患者术后休息3~4周，1个月内禁止性生活（不选D）。

19. B 支气管内异物可造成窒息，应尽早取出异物，必要时行气管切开（选B）。机械通气治疗包括预防性机械通气和治疗性机械通气。预防性机械通气适用于长时间休克、严重感染等。治疗性机械通气适用于心肺复苏后期治疗（不选A）、换气功能衰竭（不选C）、通气功能障碍或衰竭（不选D）、呼吸功能失调或丧失等（不选E）。

20. E 急性黄疸型肝炎黄疸期通常在热退后黄疸出现，同时症状有所减轻（不选 A），可见皮肤、巩膜不同程度黄染（不选 D），肝区隐痛，肝大（不选 C），触之有充实感，有叩痛及压痛，尿色进一步加深（不选 B）。黄疸期持续 2~6 周（选 E），黄疸前期一般持续 5~7 天。

21. E 心脏骤停的临床表现为意识突然丧失或伴有抽搐；呼吸断续、喘息，随后呼吸停止；皮肤苍白或明显发绀，瞳孔散大，大小便失禁；心音消失。一旦心脏骤停的诊断确立，应立即实施初级心肺复苏，主要措施包括胸外按压（C）、开放气道（A）、人工呼吸（B）。

22. C 腹腔双套管灌洗引流的护理措施为持续腹腔灌洗常用生理盐水加抗生素，冲洗速度为 20~30 滴 / 分（不选 A、B）；保持引流通畅，持续低负压吸引，负压不宜过大，以免损伤内脏组织和血管（不选 E）；维持出入液量平衡，准确记录冲洗液量及引流液量，保持平衡；发现引流管道堵塞应及时通知医师处理，冲洗速度不宜过慢，否则会造成干吸而导致出血和引流不畅（选 C）；管腔经冲洗无法疏通时，更换内套管（不选 D）。

23. C 继发性闭经指正常月经建立后，月经停止 6 个月，或按自身原有月经周期计算停止 3 个周期以上。

24. A 甲状腺功能亢进症的体征常有程度不等的甲状腺肿大，呈弥漫性、对称性，质地中等，无压痛。

25. D 甲状腺功能亢进症术前用药以降低基础代谢率，提高患者对手术的耐受性，预防术后并发症，用药期间应严密观察药物的不良反应与效果（不选 E）。术前禁用阿托品，以免引起心动过速（选 D）；通常用碘剂进行术前准备，3 次 / 天，从 3 滴 / 次开始，依此逐日每次增加 1 滴至每次 16 滴为止（不选 B）。碘剂具有刺激性，可在餐后经凉开水稀释后服用，以减少对口腔和胃黏膜的刺激（不选 A）。由于普萘洛尔在体内的半衰期不到 8 小时，故于术前 1~2 小时必须再口服 1 次（不选 C）。

26. D 类风湿关节炎的诱因为寒冷潮湿，病理改变为滑膜炎和血管炎，主要表现为关节痛，呈对称分布，有关节畸形，无肾脏损害，皮肤表现类风湿结节。系统性红斑狼疮的诱因为阳光直照，病理改变为血管炎，主要表现为关节痛，呈对称分布，无关节畸形，有肾脏损害，皮肤表现蝶形红斑等。

27. D 流行性脑脊髓膜炎是由脑膜炎奈瑟菌感染引起的急性化脓性脑膜炎。脑膜炎奈瑟菌属革兰阴性球菌，对青霉素 G 高度敏感（不选 A），其次为头孢菌素、氯霉素及磺胺类（不选 B、C、E）；这些药物均能够透过血 - 脑屏障，可用于治疗流行性脑脊髓膜炎。庆大霉素属氨基糖苷类抗生素，对大多数革兰阴性杆菌和部分革兰阳性球菌敏感，但不能透过血 - 脑屏障（选 D）。

28. D 头痛、呕吐、视神经乳头水肿是颅内压增高的典型表现，称为颅内压增高“三主征”。

29. C 正常情况下胎盘娩出后，子宫收缩呈球状、质硬；子宫收缩乏力时，可见子宫质软、轮廓不清，胎盘娩出后阴道流血较多（选 C）。胎盘因素（如胎盘剥离不全）导致的产后出血多表现为胎儿娩出后数分钟出现阴道流血，色暗红（不选 B）。凝血功能障碍导致的产后出血表现为胎儿娩出后阴道持续流血，且血液不凝（不选 D）。软产道裂伤导致的产后出血表现为胎儿娩出后立即发生阴道流血，色鲜红（不选 A）。子宫破裂发生在妊娠晚期或分娩期，可有剧烈腹痛（不选 E）。

30. E 狭义的阵发性室上性心动过速特指房室结折返性心动过速和房室折返性心动过速，其中，房室折返性心动过速与预激综合征密切相关。阵发性室上性心动过速的心电图表现为心率 150~250 次 / 分，P 波为逆行性，QRS 波群形态正常，节律规则。

31. C 根据中国新九分法，成人各部位表面积占总体表面积百分比为：双手 5%、双前臂 6%、双上臂 7%。烧伤面积为（5% ＋ 6%）/2=5.5%（不选 D、E）。浅Ⅱ度烧伤伤及真皮浅层，产生大小不一的水疱，疱壁薄，含黄色液体，基底潮红，疼痛剧烈（选 C）。深Ⅱ度烧伤伤及真皮乳头层以下，但仍残留部分网状层，可有较小的水疱，痛觉较迟钝（不选 B）。Ⅰ度烧伤仅伤及表皮浅层，表现为红斑性烧伤，痛觉过敏，无水疱（不选 A）。

32. A 急性中度有机磷农药中毒出现典型毒蕈碱样症状和烟碱样症状。毒蕈碱样症状为平滑肌痉挛，如瞳孔缩小、腹痛、腹泻等；腺体分泌增加，如多汗、全身湿冷、流泪和流涎；气道分泌物增多，如咳嗽、气促、呼吸困难、肺水肿等；括约肌松弛，大小便失禁等。烟碱样症状为全身肌纤维颤动甚至强直性痉挛。

33. E 急性胰腺炎常有酗酒或暴饮暴食史，主要表现为突发上腹剧痛，向背部放射，伴恶心、呕吐。急性水肿性胰腺炎可不发热或轻度发热，一般持续 3~5 天（不选 D）。急性出血坏死性胰腺炎发热程度较高，且持续不退（选 E）。

34. C 脑出血最常见的病因是高血压合并细小动脉硬化，而绝大多数高血压脑出血发生在基底神经节的壳核及内囊区，约占脑出血的 70%。

35. D 停经是妊娠最早、最重要的症状，约半数妇女在停经6周左右有困倦、择食、恶心等早孕反应，前倾增大的子宫在盆腔内压迫膀胱，可致尿频（选D）。肝炎、膀胱炎也可出现恶心、呕吐、尿频等症状，但不会影响月经周期（不选A、C）。继发性闭经指正常月经建立后，月经停止6个月，或按自身原有月经周期计算停止3个周期以上（不选B）。妊娠剧吐以严重的恶心、呕吐为主要症状，伴有脱水、电解质紊乱和酸中毒（不选E）。

36. C 短效口服避孕药适用于生育期妇女避孕，对于持续无规律流血有避孕需求的生育期妇女更加适用，可使用复方短效口服避孕药3个月（选C）。子宫脱垂是放置宫内节育器的禁忌证（不选D）。长效避孕针有月经紊乱、点滴流血或闭经等不良反应；皮下埋植法的主要不良反应为点滴流血或阴道不规则流血；对于经量多且周期紊乱者两种方法均不作为首选（不选B、E）。安全期避孕易受情绪、健康状况、环境等因素影响，并不可靠，不宜推广（不选A）。

37. C 重度子痫前期的临床表现为妊娠20周后出现血压≥160/110mmHg；尿蛋白≥2.0g/24h或随机尿蛋白（＋＋）以上，有持续性头痛或其他脑神经障碍或视觉障碍，持续性上腹不适等（选C）。子痫是在子痫前期的基础上发生不能用其他原因解释的抽搐（不选E）。

38. E 带器妊娠患者可表现为停经、子宫增大、尿妊娠试验阳性，检查可见子宫内有节育器；一旦确诊应尽快行人工流产术的同时行宫内节育器取出术。若合并酮症，可出现代谢性酸中毒，应先纠正酸中毒再行手术治疗。

39. C Ⅰ度轻型子宫脱垂为宫颈外口距离处女膜缘＜4cm，未达处女膜缘（不选B）；Ⅰ度重型为宫颈外口已达处女膜缘，阴道口可见宫颈（不选A）。Ⅱ度轻型为宫颈脱出阴道口外，宫体仍在阴道内（不选D）；Ⅱ度重型为宫颈和部分宫体已脱出阴道口外（选C）。Ⅲ度子宫脱垂为宫颈及宫体全部脱出阴道口外（不选E）。

40. B 细菌性肝脓肿是由细菌入侵肝脏而形成的肝内化脓性感染疾病，起病急骤，主要表现为寒战、高热、肝区疼痛和肝大，并发胆道梗阻可出现黄疸，右下胸部和肝区可有叩击痛，CT检查呈圆形或卵圆形低密度区（选B）。原发性肝癌早期缺乏典型症状，症状明显者，大多已进入中、晚期，临床表现为肝区疼痛、肝大、黄疸等表现，CT检查多为低密度占位，部分有晕圈征（不选A）。阿米巴性肝脓肿起病缓慢，体温逐渐升高，以弛张热多见，肝穿刺液检查脓液为棕褐色或巧克力色，在脓液中找到阿米巴滋养体可明确诊断（不选C）。

41. E 邻近组织器官感染，如中耳炎、乳突炎等可扩散波及脑膜，引起化脓性脑膜炎，其典型表现包括发热、烦躁不安、面色灰白及进行性加重的意识障碍，逐渐从精神萎靡、嗜睡、昏迷到深度昏迷，部分患儿有反复惊厥。由于颅内压增高，患儿可出现头痛、呕吐。可有颈强直、布鲁津斯基征、凯尔尼格征阳性等脑膜刺激征。

42. D 颅底骨折以线性骨折为主，易撕裂硬脑膜，产生脑脊液漏而成为开放性骨折，判断存在颅底骨折的主要依据是脑脊液耳漏、鼻漏。

43. B 尿道出血为前尿道外伤最常见的症状，伤后即有鲜血自尿道口滴出或溢出，为初始血尿。

44. D 全面强直-阵挛发作以意识丧失和全身骨骼肌对称性抽搐为特征，早期出现意识丧失、跌倒，发作前可有瞬间疲乏、麻木、恐惧或无意识动作等先兆表现，随后的发作分为强直期（全身骨骼肌持续性收缩）、阵挛期（肌肉交替性收缩与松弛）和发作后期（以面肌和咬肌为主的短暂阵挛）。

45. C 全身性外科感染在用药前应行细菌培养，在未获得细菌培养结果之前，可先根据原发感染灶的性质，尽早、足量、联合应用抗生素（不选A），以后再根据细菌培养及药物敏感试验结果予以调整（选C，不选B）。真菌性脓毒症患者，应尽量停用广谱抗生素，或改用必需的窄谱抗生素（不选D），并全身应用抗真菌药物（不选E）。

46. B 硫酸镁的治疗剂量和中毒剂量相近，因此在给予硫酸镁治疗时应严密观察其毒性反应，使用时需要保证膝腱反射必须存在，呼吸≥16次/分，尿量≥600ml/24h或25ml/h。尿量监测的数据不统一，六轮妇产科护理学P155尿量≥600ml/24h或25ml/h，九轮妇产科P88和七轮妇产科护理学P129尿量≥400ml/24h或17ml/h，考试以六轮妇产科护理学的数据为准。

47. C 急性失血性贫血会导致正细胞正色素性贫血（选C）。营养性缺铁性贫血为小细胞低色素性贫血（不选A），营养性巨幼细胞贫血为大细胞贫血（不选D、E）。

48. E 烧伤患者现场急救最重要的是尽快去除致伤原因，如迅速脱离热源（不选A），脱离现场和对危及生命的情况采取救治措施（不选D）。去除致伤原因包括尽快扑灭火焰，脱去着火或沸液浸渍的衣服；劝止伤员衣服着火时站立或奔跑呼叫，以防增加头面部烧伤或吸入性损伤（不选C）；迅速离开密闭和通风不良的现场。冷疗一般适用于小面积烧伤，如手烧伤后用冷水湿敷（不选B）。如现场不具备输液条件，可口服含盐饮料，只补水可导致低渗性脱水或水中毒（选 E）。

49. D 失血性休克患者一般先补充扩容迅速的晶体液，首选平衡盐溶液（选 D），再补充扩容作用持久的胶体液、全血等（不选 A、B、C）。

50. C 限制区（洁净区）包括手术间、洗（刷）手间（选 C）、无菌物品间、药品室、麻醉准备室等。非限制区（非洁净区）包括办公室（不选 B）、会议室、实验室、值班室（不选 D）、休息室（不选 A）等。半限制区（准洁净区）包括器械室、敷料室（不选 E）、消毒室等。

51. D 惊厥持续状态指惊厥持续发作 30 分钟以上或 2 次发作间歇期意识不能完全恢复，属惊厥的危重型。由于惊厥时间长，可引起颅内压增高、缺氧性脑损伤、脑水肿甚至死亡。

52. C 胃、十二指肠穿孔时，溢出的气体积聚于膈下，使肝浊音界缩小或消失（选 C）；当大量消化液或食物进入腹腔引起腹腔内大量液体渗出时，可有移动性浊音阳性（不选 E）；肠鸣音减弱或消失。此外，肠鸣音消失还可见于急性腹膜炎或麻痹性肠梗阻（不选 D）。

53. D 维生素 D 缺乏性佝偻病初期主要表现为神经兴奋性增高，如夜惊、易激惹、烦躁不安，出现常与室温和季节无关的多汗，汗多刺激头皮可致枕秃。

54. E 上腹部疼痛是消化性溃疡的主要症状（选 E），可为钝痛、灼痛、胀痛甚至剧痛，部分患者还有反酸、嗳气（不选 C）、恶心、呕吐等消化不良表现（不选 B）。消化性溃疡最常见的并发症是出血，轻者仅表现呕血、黑便（不选 D），重者可出现周围循环衰竭。发生癌变时常伴有畏食、食欲减退，甚至体重下降（不选 A）。

55. B 新生儿颅内出血出现惊厥时，控制惊厥首选苯巴比妥（选 B），肝功能不良者改用苯妥英钠（不选 C），顽固性抽搐者加用地西泮或水合氯醛（不选 A、D）。

56. C 预防维生素 D 缺乏性佝偻病的关键是行日光浴与补充适量维生素 D，新生儿出生 2 周后给予维生素 D400~800U/d。

57. E 腰椎管狭窄症和腰椎间盘突出症的症状相似，主要鉴别在于前者体征较腰椎间盘突出症少，直腿抬高试验常为阴性，X 线、造影、CT、MRI 等检查有差异。

58. E 婴儿腹泻根据是否有脱水及电解质紊乱、全身中毒症状，可分为轻型腹泻和重型腹泻。其中重型腹泻除有较重的胃肠道症状外，还有明显的脱水、电解质紊乱及全身中毒症状。

59. D 接种反应包括一般反应和异常反应，一般反应又包括局部反应和全身反应 2 类。局部反应表现为接种后数小时至 24 小时或稍后，注射部位出现红、肿、热、痛，有时可伴淋巴结肿大（不选 B）。异常反应主要有过敏性休克（不选 C）、晕针（不选 A）、晕厥、过敏性皮疹（不选 E）、血管神经性水肿等。

60. A 肝区疼痛是原发性肝癌最常见的首发症状（选 A），表现为持续钝痛或胀痛，由于癌肿迅速生长牵拉肝包膜所致。进行性肝大是最常见的特征性体征之一（不选 B）。

61. C 运动性失语指患者不能说话，或者只能讲一两个简单的字，且不流畅，常用错词，自己也知道，对别人的语言能理解（选 C）。感觉性失语患者发音清晰，语言流畅，但内容不正常，如将“帽子”说成“袜子”，无听力障碍，却不能理解别人和自己所说的话（不选 D）。命名性失语患者不能说出物件的名称及人名，但可说该物件的用途及使用方法；当别人提示物件的名称时，他能辨别是否正确（不选 E）。失写患者无手部肌肉瘫痪，但不能书写或者写出的句子常有遗漏错误，却仍保存抄写能力（不选 A）。失读患者尽管无失明，但由于对视觉性符号丧失认识能力，故不识文字、词句、图画（不选 B）。

62. A 脑血栓形成早期溶栓是目前最重要的恢复血流措施，在发病后 4.5 小时内使用人重组组织型纤溶酶原激活物（rt-PA）或 6 小时以内使用尿激酶进行溶栓治疗，使血管再通，可以挽救脑梗死周围仅有功能改变的缺血半暗带组织，避免梗死范围扩大。

63. D 溶栓治疗的主要并发症是出血，最严重的是颅内出血，发生率为 1%~2%，发生者近半数死亡。用药前应充分评估出血的危险性，必要时应配血，做好输血准备。溶栓前宜留置外周静脉套管针，以方便溶栓中取血监测出、凝血时间，避免反复穿刺血管。

64. B 孕妇外周血中血红蛋白＜ 110g/L，血细胞比容＜ 0.33 为妊娠期贫血；血清铁＜ 6.5μmol/L 即可诊断缺铁性贫血，重者可表现为乏力、头晕、心悸、皮肤苍白等。

65. B 缺铁性贫血患者应及时补充铁剂，增加铁的储备。口服铁剂作为首选，常用药物有琥珀酸亚铁、硫酸亚铁、富马酸亚铁等（选 B）。对于中重度缺铁性贫血或因严重胃肠道反应不能口服铁剂者，可用右旋糖酐铁或山梨醇铁，深部肌内注射（不选 C）。多数缺铁性贫血孕妇补充铁剂后血红蛋白很快改善，不需要输血（不选 E）；当血红蛋白＜ 70g/L 建议输血。巨幼细胞贫血是由叶酸和（或）维生素 B_{12} 缺乏引起的贫血，治疗应补充叶酸或维生素 B_{12}（不选 A、D）。

66. D 晚期产后出血是指分娩24小时后，在产褥期内发生的子宫大量出血，多见于产后1~2周。

67. A 胎盘、胎膜残留为晚期产后出血最常见的病因，多见于产后10天左右，黏附在宫腔内的小块胎盘组织发生变性、坏死、机化可形成胎盘息肉。当坏死组织脱落时，基底部血管开放，引起大量出血。临床表现为血性恶露持续时间延长，阴道突然大量流血，检查见子宫复旧不全，子宫未见下降，宫口松弛。

68. E 晚期产后出血可使用超声检查子宫大小，宫腔内有无残留物（不选C）。少量或中等量阴道流血，应给予足量广谱抗生素及宫缩药（不选A、B）。疑有胎盘、胎膜、蜕膜残留或胎盘附着部位复旧不全者，静脉输液、备血并给予刮宫术（不选D）。由于阴道流血时间长、侵入性操作易造成子宫感染，各项操作应严格无菌，遵医嘱应用抗生素。

69. C 新生儿黄疸指胆红素（以非结合胆红素为主）在体内积聚而引起巩膜、皮肤或其他器官黄染。新生儿胆红素代谢的特点为血红蛋白半衰期短，新生儿红细胞寿命比成人短（不选A），其他来源的胆红素生成较多（选C），此时新生儿肠道内正常菌群尚未建立（不选D），肝细胞形成结合胆红素的功能差（不选B、E）。

70. D 母乳性黄疸一般不需要任何治疗，若继续母乳喂养，黄疸延续4~12周方消退。

71. D 行再植手术之前，离断肢体应刷洗消毒后用肝素盐水从动脉端灌注冲洗，用无菌敷料包好，放在无菌盘内，置入4℃冰箱冷藏。

72. D 断肢再植后血管危象在术后48小时内易发生，由术后血管痉挛和栓塞所致。

73. E 红细胞葡萄糖-6-磷酸脱氢酶缺乏症根据诱发溶血的原因不同，可分为5种临床类型。其中，蚕豆病常见于10岁以内的男孩，表现为进食蚕豆或其制品24~48小时出现黄疸、血红蛋白尿（暗红色或酱油色尿）、贫血、急性肾损伤等。

74. C 对急性溶血者，应去除诱因，避免食用蚕豆及其制品，忌服有氧化作用的药物。在溶血期应供给足够水分，注意纠正电解质紊乱，口服碳酸氢钠，使尿液保持碱性，以防止血红蛋白在肾小管内沉积。

75. A 控制饮食是治疗糖尿病最基本的措施，凡糖尿病患者都需要饮食治疗。饮食治疗应以控制总热量为原则，实行低碳水化合物、低脂（以不饱和脂肪酸为主）、适当蛋白质、高纤维素（可延缓碳水化合物吸收）、高维生素饮食。

76. D 食物中淀粉和蔗糖的吸收需要小肠黏膜上皮细胞表面的α-葡萄糖苷酶，α-葡萄糖苷酶抑制药通过抑制这类酶延缓碳水化合物的吸收，降低餐后高血糖，适用于以碳水化合物为主要食物成分和餐后血糖升高的患者，可作为2型糖尿病的一线药物，尤其适用于空腹血糖正常（或偏高）而餐后血糖明显升高者，常用药物有阿卡波糖、伏格列波糖等。

77. A 食管癌早期症状不明显，表现为吞咽粗硬食物时偶有不适感；中晚期的典型症状为进行性吞咽困难；食管X线钡剂检查可见皱襞粗糙或中断、管腔狭窄等（选A）。食管炎、食管憩室和贲门失弛缓症可出现吞咽困难，但并非进行性加重（不选B、C、D）。食管瘢痕性狭窄患者可出现逐渐加重的吞咽困难，但一般为食管外伤或吞服强酸、强碱等所致（不选E）。

78. C 放疗反应可分为三度，放疗一度反应（干反应）表现为红斑、烧灼和刺痒感，继续照射变为暗红色，有脱屑，应涂0.2%薄荷淀粉或羊毛脂止痒（不选B、E）。放疗二度反应（湿反应）表现为高度充血、水肿，水疱形成，有渗出液、糜烂，应涂2%甲紫或氢化可的松霜（不选A、D）；有水疱时，涂硼酸软膏（选C）。放疗三度反应表现为溃疡形成或坏死，难以愈合。

79. D 调节纵隔位置为全肺切除术后放置胸膜腔闭式引流管的目的（选D）。肺叶切除术时，放置胸膜腔闭式引流管的目的为引流胸膜腔内积气、血液和渗液（不选A、B），恢复胸膜腔负压（不选E），促进肺复张（不选C）。

80. C 胸膜腔闭式引流期间患者麻醉未清醒前取平卧位，头偏向一侧，以免呕吐物、分泌物吸入而致窒息或并发吸入性肺炎（不选D）。清醒且血压稳定者，可改为半坐卧位，以利于呼吸和引流（选C）。避免采用头低足高仰卧位，以防横膈上抬而妨碍通气（不选A）。

81. E 检查胸膜腔闭式引流管是否通畅的最简单方法是观察水封瓶长玻璃管中水柱波动的情况。在肺未完全复张的情况下，长玻璃管内的水柱会随着呼吸运动过程中胸膜腔内压力变化而上下波动。

82. A 慢性支气管炎好发于中老年，主要表现为反复咳嗽、咳痰，急性发作时可咳黄色黏痰，伴发热症状；血常规可见白细胞及中性粒细胞增多（选A）。支气管哮喘多见于青少年，典型表现为反复发作性伴哮鸣音的呼气性呼吸困难，咳白色黏痰，常伴过敏史（不选C）。肺炎患者大多急性起病，咳嗽、咳痰明显，肺部听诊可闻及湿啰音（不选B）。急性左心衰以肺淤血为特征，典型表现为呼吸困难、咳粉红色泡沫痰等（不选D）。肺性脑病常表现为神志淡漠、嗜睡、昏迷、抽搐，扑翼样震颤，膝腱反射减弱或消失等（不选E）。

83. B Ⅱ型呼吸衰竭存在缺氧伴二氧化碳潴留，即 PaO_2 < 60mmHg 且 $PaCO_2$ > 50mmHg，应给予低浓度持续吸氧，氧流量为 1~2L/min。Ⅱ型呼吸衰竭患者血中 CO_2 浓度长期保持在较高水平，使呼吸中枢对 CO_2 的刺激产生适应，缺氧则成为兴奋外周化学感受器、驱动呼吸运动的主要因素。高浓度给氧会解除低氧对外周化学感受器的刺激，从而抑制患者呼吸。

84. D 慢性肺源性心脏病患者并发心力衰竭时，慎用镇静药，以免抑制呼吸，影响咳嗽反射，诱发肺性脑病。

85. B 慢性肺源性心脏病患者应持续低流量（1~2L/min）、低浓度（28%~30%）给氧，保持 PaO_2 在 60mmHg 以上，防止高浓度吸氧抑制呼吸、加重缺氧和二氧化碳潴留。

86. E 急性肾小球肾炎患儿易并发高血压脑病，其多由脑血管痉挛导致缺血、缺氧、血管渗透性增高或脑血管扩张所致；表现为头痛、呕吐、一过性失明等，严重者可突然出现昏迷。

87. A 急性肾小球肾炎急性期患儿应卧床休息 2~3 周（选 A，不选 B），待水肿消退、血压降至正常、肉眼血尿消失后，可下床在室内轻微活动（不选 C）。血沉正常可上学，但应避免体育运动和重体力活动（不选 D）。尿液检查完全正常后方可恢复体力活动。

88. A 高血压脑病的患儿应选用降压作用强而迅速的药物快速降压，并严密监测血压。

89. C 在我国，儿童以急性淋巴细胞白血病多见，成人以急性髓系白血病多见。急性白血病常有胸骨下段局部压痛，还可出现关节、骨骼疼痛；肝、脾大多为轻至中度；淋巴结肿大以急性淋巴细胞白血病较多见，其典型的骨髓象为原始及幼稚细胞极度增生，幼红细胞和巨核细胞减少（选 C，不选 B）。

90. D 白血病患者血象检查白细胞多在（10~50）$\times10^9$/L，少部分低于 4×10^9/L 或高于 100×10^9/L。由于服用化疗药物造成大量白血病细胞破坏，血清和尿液中尿酸浓度增高，白血病患者可发生尿酸性肾结石，严重者可发生急性肾损伤。别嘌醇可抑制黄嘌呤氧化酶，使次黄嘌呤及黄嘌呤不能转化为尿酸，即尿酸合成减少，进而降低血中尿酸盐在骨、关节及肾脏的沉着，进而预防肾脏疾病。

91. D 中枢神经系统是白血病最常见的髓外浸润部位。多数化疗药物难以通过血 - 脑屏障，不能有效杀灭隐藏在中枢神经系统的白血病细胞，因而引起中枢神经系统白血病。浸润可发生于病程的任何阶段，但多见于化疗后缓解期，是导致急性白血病复发的主要原因。轻者表现为头痛、头晕，重者有呕吐、颈强直，甚至抽搐、昏迷。

92. A 蛛网膜下腔出血最常见的病因为颅内动脉瘤，病变血管可自发破裂，或情绪激动、重体力劳动等因素引起血压突然升高而导致破裂，血液进入蛛网膜下腔，引起颅内压增高、化学性脑膜炎等；临床表现为头痛、呕吐、意识障碍，脑膜刺激征（如颈强直、凯尔尼格征等）阳性，动眼神经受累引起患侧上睑下垂、眼球外斜，瞳孔逐渐散大，直接和间接对光反射消失等。

93. E 脑血管造影是确诊蛛网膜下腔出血病因（特别是颅内动脉瘤）最有价值和最具定位意义的检查，可明确动脉瘤的大小、位置及有无血管痉挛等解剖学特点。

94. D 颅内动脉瘤破裂出血时，腰椎穿刺脑脊液的成分通常以大量红细胞为主。

95. B 卵巢良性肿瘤多为单侧，妇科检查可在子宫一侧或双侧附件触及圆形或类圆形肿块，常无腹腔积液。卵巢肿瘤蒂扭转多发生在体位突然改变时，典型症状为体位改变后突然一侧下腹部剧痛，伴恶心、呕吐，双合诊可触及压痛的肿块，以蒂部最明显（选 B）。较小的卵巢肿瘤破裂仅有轻微腹痛；较大的卵巢肿瘤破裂后，患者常有全腹压痛、腹肌紧张等腹膜炎体征，伴血压下降、脉搏增快等休克体征，妇科检查肿块缩小或消失（不选 A）。卵巢肿瘤迅速生长，呈双侧性，应考虑恶变的可能（不选 C）。卵巢肿瘤感染多继发于蒂扭转或破裂，患者可有发热、腹痛、腹部肿块及白细胞升高（不选 D）。

96. E 卵巢肿瘤蒂扭转的治疗原则是一经确诊，尽快手术。年轻、单侧良性卵巢肿瘤者应行患侧卵巢肿瘤切除术或卵巢切除术，保留患侧正常卵巢组织和对侧正常卵巢。

97. E 乳腺癌最常见的表现为乳房肿块，早期为无痛、单发的小肿块，质硬，表面不光滑，与周围组织分界不清，活动度差，以乳房外上象限最常见（选 E）。急性乳腺炎患者以初产妇多见，往往发生在产后 3~4 周，表现为患侧乳房局部变硬、红肿、发热，有压痛及搏动性疼痛（不选 A）。乳腺囊性增生病主要表现为一侧或双侧乳房胀痛和肿块，肿块的大小和质地常随月经周期而变化（不选 B）。乳房纤维腺瘤患者的肿块表面光滑，易于推动（不选 C）。乳管内乳头状瘤患者的典型表现为乳头溢液，可为血性、暗棕色或黄色液体（不选 D）。

98. A 乳腺癌早期表现为患侧乳房出现无痛、单发的小肿块，质硬，在乳房内不易被推动。早期以手术治疗为首选，中、晚期以综合治疗为主。

99. D 流行性腮腺炎的病理特征是腺体出现非化脓性炎症（选 D），包括间质充血、水肿（不选 A）、点状出血（不选 B）、淋巴细胞浸润（不选 C）、腺泡坏死等（不选 E）。

100. B 流行性腮腺炎早期患者及隐性感染者均为传染源。患者腮腺肿大前 7 天至肿大后 2 周时间内，可从唾液中分离出病毒，此时患者具高度传染性。腮腺肿大前 7 天就已经有传染性，但由于多无前驱症状，只有出现了腮腺肿大等症状后才会考虑就诊并开始隔离，所以很难做到在肿大前 7 天就开始隔离。往年考试的数据为隔离至腮腺肿大完全消退 3 天，但数据有多个版本，较为混乱，如九轮儿科学 P180 要求隔离至腮腺肿大消退即可，九轮传染病学 P92 要求隔离至腮腺肿大消退后 5 天。

强化试卷六

1. B 小儿时期心力衰竭以 1 岁内发病率最高，其中尤以先天性心脏病引起者最多见。

2. C 糖尿病应坚持早期、长期、综合治疗及治疗方法个体化的原则，以适当的饮食治疗和运动锻炼为基础，根据病情结合药物治疗。2 型糖尿病一经诊断，首选生活方式干预和二甲双胍，二甲双胍是联合用药中的基础用药（选 C）。磺酰脲类（如格列齐特、格列喹酮）主要适用于残存一定胰岛功能者、新诊断的 2 型糖尿病非肥胖患者、用饮食和运动治疗控制血糖不理想患者（不选 A、E）。α- 葡萄糖苷酶抑制药（如阿卡波糖）适用于餐后血糖升高的人群（不选 B）。胰岛素适用于 1 型糖尿病患者及 2 型糖尿病经饮食、运动、口服降糖药物治疗后血糖控制不满意者（不选 D）。

3. E 肠梗阻共同的表现为腹痛（不选 C）、呕吐（不选 B）、腹胀及停止排气排便（不选 D）。完全性肠梗阻多不再排便排气；不完全性肠梗阻可有多次少量排便排气（选 E）。

4. E 产妇因疾病或其他原因不能哺乳时，应尽早退乳。退乳最简单的方法是停止哺乳，不排空乳房，少进食汤汁（不选 D）。其他退乳方法包括水煎服生麦芽，每天 1 剂，连续服用 3~5 天（不选 B）；外敷芒硝于两侧乳房，并包扎固定，湿硬及时更换（不选 A）；口服维生素 B_6（不选 C）；甾体激素、溴隐亭等退乳药物不推荐作为退乳一线用药（选 E）。

5. C 择期手术患者术前 8~12 小时禁食，术前 4 小时开始禁饮以使胃排空，减少麻醉引起的呕吐和误吸。

6. B 无尿指成人尿量＜ 100ml/24h 或 12 小时无尿。

7. E 小儿心力衰竭的临床诊断依据包括安静时心率增快，婴儿＞ 180 次 / 分，幼儿＞ 160 次 / 分（不选 A）；安静时呼吸达 60 次 / 分以上，呼吸困难，青紫突然加重（不选 B）；肝大，达肋下 3cm（不选 C）；心音低钝、奔马律等（不选 D）；突然烦躁不安、面色灰白，尿少、下肢水肿（选 E）。

8. B 挫伤为钝性暴力或重物打击所致的皮下软组织损伤，主要表现为伤部肿胀、皮下淤血，压痛，严重者可有肌纤维撕裂和深部血肿。

9. E 盆底肌肉群、筋膜、韧带及其神经构成复杂的盆底支持系统，能维持盆腔器官的正常位置。盆底肌肉松弛使其支持作用变薄弱，盆腔内器官易发生脱垂，常见子宫脱垂。

10. C 低渗性脱水的特点是失钠多于失水，血钠＜135mmol/L。细胞外液呈低渗状态，水分可从细胞外液向渗透压相对高的细胞内转移，细胞外液进一步减少，细胞内液减少不明显，容易发生低血容量性休克。

11. E 窒息是咯血最严重的并发症，可导致患者迅速死亡。大咯血时若血凝块阻塞大呼吸道可引起窒息，护士应及时识别患者有无胸闷、呼吸困难、面色苍白、烦躁不安等窒息征象，积极抢救。

12. A 不稳定型心绞痛的典型症状为胸骨后压榨性疼痛，持续时间长，可出现静息性心绞痛。优先考虑的护理诊断是疼痛："胸痛　与心肌缺血、缺氧有关"（选 A）。其他护理诊断还包括："活动无耐力　与心肌氧的供需失调有关"（不选 B）；"恐惧、焦虑　与起病急、病情危重、环境陌生等因素有关"（不选 C）。

13. C 放疗皮肤反应可分为 3 度。三度反应表现为皮肤溃疡形成或坏死，难以愈合（选 C）。一度反应（干反应）表现为皮肤红斑（不选 A），烧灼和刺痒感，继续照射变为暗红色，有脱屑（不选 E）；二度反应（湿反应）表现为皮肤高度充血、水肿（不选 B），水疱形成（不选 D），有渗出液，糜烂。

14. C 肺性脑病患者同时存在缺氧和 CO_2 潴留，此时呼吸主要依靠低氧血症对外周化学感受器（颈动脉体和主动脉体）的刺激来维持。高浓度吸氧会解除低氧对外周化学感受器的有效刺激，患者易发生呼吸抑制，CO_2潴留进一步加重，严重时出现CO_2麻醉。

15. D 抗代谢类化疗药物对核酸代谢物与酶结合反应有相互竞争作用，影响与阻断核酸的合成，如甲氨蝶呤、氟尿嘧啶等。

16. E 肝动脉插管化疗术后应妥善固定和维护导管，严格无菌操作，注射药物后用肝素稀释液2~3ml（25U/ml）冲洗导管以防止导管堵塞。

17. B 肝炎患者使用口服避孕药避孕会加重肝脏负担，最宜选择避孕套避孕（选B，不选E）。安全期避孕并不能达到避孕效果，易受情绪、健康状况、环境等因素影响（不选C）。

18. E 革兰阴性菌所致的感染一般较严重，此类细菌的主要毒性在于内毒素，较少形成转移性脓肿（选E）。可出现“三低”现象，即低温、低白细胞、低血压（不选C、D），早期即可发生感染性休克。休克出现早，持续时间长，表现为寒战、间歇发热（不选A）、四肢厥冷（不选B）、发绀、少尿或无尿，发生感染性休克者较多，以外周血管阻力显著增加导致的冷休克多见。

19. E 根据肌瘤与子宫肌层的关系，可将子宫肌瘤分为肌壁间肌瘤、浆膜下肌瘤和黏膜下肌瘤，以肌壁间肌瘤最常见。

20. B 慢性肾小球肾炎多为免疫介导的炎症（选B），以蛋白尿（不选A）、血尿、高血压（不选D）和水肿（不选C）为基本临床表现。

21. E 晚期产后出血是指分娩24小时后，在产褥期内发生的子宫大量出血，表现为阴道大量流血（选E，不选B），以产后1~2周最常见（不选A、C）。子宫下段横切口两端切断子宫动脉向下斜行分支，造成局部供血不足，易导致子宫切口愈合不良，缝线溶解脱落后血窦重新开放，从而引发晚期产后出血（不选D）。

22. D 自发性气胸的发病机制是在原有肺部疾病的基础上形成肺气肿、气肿性肺大疱破裂或直接损伤胸膜所致。临床表现为患侧胸廓饱满（不选C）、胸痛（不选A）、气促（不选B）、叩诊鼓音（选D）、呼吸音消失（不选E）。

23. B 妊娠32~34周、分娩期及产后3天是心脏负担最重的时间，极易诱发心力衰竭。妊娠6周后血容量逐渐增加，至妊娠32~34周达高峰，心排血量增加，心率增快。妊娠晚期子宫增大，膈肌上升使心脏向左、向上移位，心脏大血管扭曲。两者共同加重心脏负荷，易导致心力衰竭，尤其在妊娠32~34周最易发生。

24. B 急性出血坏死性胰腺炎因大量血浆外渗、血容量减少，可丧失40%的循环血量，出现严重的低血容量性休克。如继发感染，则使休克原因复杂化且难以纠正。

25. A 甲状腺功能亢进症是甲状腺激素过多，引起以神经、循环、消化等系统兴奋性增高和代谢亢进为主要表现的一组临床综合征。体征有甲状腺上下极可触及震颤，闻及血管杂音，为甲亢重要的体征。此外，常有程度不等的甲状腺肿大，呈弥漫性、对称性，质地中等，无压痛。

26. C 结核性脑膜炎中期（脑膜刺激期）因颅内压增高可致患儿出现剧烈头痛、喷射性呕吐，并且出现明显的脑膜刺激征。还可出现脑神经损害，以面神经损害最常见。

27. D 经腹输卵管绝育术后常见的并发症有出血或血肿、感染、脏器损伤（膀胱、肠管损伤）、绝育失败（输卵管再通）。

28. D 局部麻醉药中加肾上腺素，可使局部血管收缩，延缓局部麻醉药吸收，减少局部麻醉药用量，避免或减轻中毒（选D）。引起局部麻醉药毒性反应的原因包括用药过量（不选A）；药物误注入血管内；注射部位血液供应丰富或局部麻醉药中未加入血管收缩药（不选B）；患者全身情况差，对局部麻醉药耐受能力降低等（不选C）。

29. C 类风湿关节炎关节痛往往是最早的症状，初期可以是单一关节或呈游走性多关节肿痛（不选B、D），多为对称性（选C），时轻时重，伴有压痛（不选E），常累及小关节，以近端指间关节、掌指关节及腕关节最常见（不选A），大关节也可受累。

30. A 胆管结石合并感染时，表现为典型的查科三联征（夏柯三联征），即腹痛、寒战高热和黄疸。

31. B 麻疹前驱期持续3~4天，主要表现为发热、咳嗽、流涕、结膜炎、畏光流泪、结膜充血及科氏斑。科氏斑是麻疹早期的特异性体征，常在出疹前1~2天出现。

32. D 妊娠达到及超过37周发生阴道流液者称足月胎膜早破，足月胎膜早破无剖宫产指征者破膜后12小时内应积极引产，可做阴道检查了解宫颈条件（不选A）；对于宫颈条件成熟的足月胎膜早破孕妇，行缩宫素静脉滴注是首选的引产方法（不选C）。检查孕妇白细胞及分类（不选B），及时发现感染征象，胎膜破裂超过12小时遵医嘱应用抗生素（不选E）。有其他明确的剖宫产指征时再行剖宫产终止妊娠（选D）。

33. B 难免流产表现为阴道流血增多，阵发性下腹痛加剧，妇科检查可见子宫大小与妊娠周数相符或略小，宫口已扩张，有时可见胎囊或胚胎组织堵塞于宫口内（选 B）。不全流产由难免流产继续发展而来，部分妊娠物已排出宫腔，或胎儿排出后胎盘滞留宫腔或嵌顿于宫口，腹痛减轻；妇科检查见阴道持续性流血，子宫小于停经周数（不选 C）。先兆流产和稽留流产时宫口未开（不选 A、D）。复发性流产指与同一性伴侣发生自然流产连续 3 次或 3 次以上（不选 E）。

34. B 消化性溃疡最常见的并发症是出血，轻者仅表现为黑便、呕血，生命体征多正常，此时主要给予抑酸药止血（选 B）。重者可出现周围循环衰竭，当收缩压＜ 90mmHg 或较基础收缩压降低 >30mmHg，血红蛋白＜ 70g/L 或血细胞比容＜ 25%，心率增快（>120 次 / 分），应尽快补充血容量（不选 C）。

35. B 水痘为自限性疾病，全身症状和皮疹较轻，10 天左右可痊愈。

36. B 急性一氧化碳轻度中毒的临床表现为头痛、头晕、乏力、恶心、呕吐、心悸、四肢无力；中度中毒表现为胸闷、呼吸困难、烦躁、幻觉、视物模糊、运动失调、嗜睡、浅昏迷及判断力降低等，口唇黏膜可呈樱桃红色，瞳孔对光反射、角膜反射迟钝；重度中毒表现为昏迷、呼吸抑制、肺水肿、心律失常和心力衰竭，各种反射消失，可呈去皮质综合征状态。

37. C 浅昏迷是意识完全丧失，可有较少的无意识自发动作，对周围事物及声、光刺激全无反应，对强烈的疼痛刺激可有回避动作及痛苦表情，但不能觉醒，吞咽反射、咳嗽反射、角膜反射及瞳孔对光反射存在，生命体征无明显改变。

38. E 牵引护理应注意，每天测量肢体长度，两侧对比，防止牵引力量不足或过度牵引（选 E）。保持反牵引力，颅骨牵引时应抬高床头，下肢牵引时应抬高床尾 15~30cm（不选 A）。

39. B 脑血栓形成早期溶栓是目前最重要的恢复血流措施，在发病后 4.5 小时内使用人重组组织型纤溶酶原激活物（rt-PA）或 6 小时以内使用尿激酶进行溶栓治疗，使血管再通，可以挽救脑梗死周围仅有功能改变的缺血半暗带组织，避免梗死范围扩大。

40. C 四步触诊时在宫底部触到圆而硬的胎儿部分为胎头，胎头在上时，胎臀为先露部，胎方位指示点为骶骨。骶骨位于母体骨盆的左前方，则胎方位为骶左前（LSA）。枕左前（LOA）、枕右前（ROA）、枕右横（ROT）属于头先露。骶右后（RSP）骶骨位于骨盆右后方。

41. B 早期妊娠终止方法包括手术流产和药物流产。妊娠 7 周内，一般选择药物流产。妊娠 7~10 周，优先选择负压吸引术（选 B）。妊娠 10~14 周，优先选择钳刮术（不选 A）。中期妊娠终止方法可选用水囊引产或依沙吖啶引产（不选 C、D）。

42. E 急性乳腺炎常发生于产后哺乳期妇女，以初产妇居多。临床主要表现为患侧乳房局部变硬、红肿、发热，有压痛及搏动性疼痛；脓肿形成时可有波动感，肿胀明显；常伴患侧腋窝淋巴结肿大、压痛。出现全身中毒症状时可伴寒战、高热、脉搏增快等，最有效的治疗方法为及时切开引流，排出脓液以消除感染。

43. C 按照小儿正常的生长发育规律，3~12 个月的小儿体重计算公式为：体重（kg）=［年龄（月）＋ 9］/2，即体重 =（3 ＋ 9）/2=6kg。（6 － 3.8）/6×100%≈36.7%，即该患儿体重低于正常均值的 36.7%（不选 A）。中度营养不良患儿腹部皮下脂肪厚度＜ 0.4cm，体重低于正常均值的 25%~40%，身长低于正常，消瘦明显，皮肤苍白、弹性差，肌张力明显降低、肌肉松弛，烦躁不安（选 C）。轻度营养不良的患儿体重低于正常的 15%~25%，腹部皮下脂肪厚度为 0.4~0.8cm，肌张力和精神状况正常（不选 B）。重度营养不良患儿体重低于正常均值的 40% 以上，腹部皮下脂肪厚度消失，皮肤多皱纹、弹性消失，肌张力低下、肌肉萎缩，精神萎靡、抑制与烦躁交替（不选 D）。

44. C 等渗性脱水患者血钠 135~150mmol/L，常见病因为消化液急性丧失如大量呕吐、腹泻、肠外瘘等，患者可出现少尿、口唇干燥、皮肤弹性降低等临床表现，但不口渴。

45. D 无排卵性异常子宫出血者的全身及内、外生殖器官无明显器质性病变，表现为月经周期紊乱、经期长短不一、流血量时多时少，甚至大量流血。对处在绝经过渡期患者以止血、调整周期、减少经量、预防子宫内膜病变为原则。首选的止血方法为诊断性刮宫，可立即有效止血，并了解子宫内膜病理，具有诊断及治疗价值。

46. B 经胃输注肠内营养液时，若出现腹泻、腹胀、恶心、呕吐等胃肠道不耐受症状，应查明原因，检查肠内营养液的输注速度及温度（不选 D）。可暂时停止输注剩余营养液（不选 A），或针对性采取措施如减慢速度、降低浓度、顺时针按摩下腹部或遵医嘱应用促胃肠动力药物（不选 E）。除年老体弱或病情较重者，鼓励患者术后第 1 天起开始下床活动，循序渐进，早期活动可促进肠蠕动恢复，预防术后肠粘连和下肢深静脉血栓形成（不选 C）。开塞露纳肛主要用于解除便秘（选 B）。

47. D 高血压降压治疗应遵循小剂量、优先选择长效制剂、联合用药、个体化原则，严格遵医嘱服药，按时按量，不可自行停药、减量（选 D）。对高血压患者的健康指导包括养成良好的生活习惯，保证充足睡眠，定期体育锻炼可增加能量消耗、降低血压、改善糖代谢等（不选 A）；控制体重，饮食以低盐（钠盐摄入＜ 6g/d）、低脂、低胆固醇为主，减轻体重可以改善降压药疗效及降低心血管事件的风险（不选 C）；保持情绪稳定，缓解精神压力，纠正和治疗病态心理（不选 B）；监测血压，当出现血压异常波动或伴有其他症状时，随时就诊（不选 E）。

48. B 卵巢恶性肿瘤是女性生殖器三大恶性肿瘤之一，可发生于任何年龄，病死率居妇科恶性肿瘤之首。

49. D 疱疹性咽峡炎多由柯萨奇 A 组病毒引起，好发于夏、秋季。

50. A 第二产程又称胎儿娩出期，从宫口开全至胎儿娩出，宫口开全是进入第二产程的征象。

51. E 胎盘早剥可分为轻型和重型，重型胎盘早剥的剥离面积超过 1/3，主要表现为突发持续性腹痛，伴或不伴阴道流血，出血量与病情严重程度不相符（不选 A）；腹部检查可见子宫硬如板状，有压痛（选 E）。胎盘早剥是妊娠晚期严重并发症（不选 C），可严重威胁母儿生命，一旦确诊，应及时终止妊娠（不选 D）。前置胎盘的典型症状为无诱因、无痛性反复阴道流血（不选 B）。

52. E 唐氏综合征的特征性表现为智能落后、特殊面容以及生长发育迟缓，并可伴有多种畸形。智能落后是本病最突出、最严重的临床表现；特殊面容表现为表情呆滞，眼距宽、睑裂小、双眼外眦上斜等；生长发育迟缓表现为身材矮小，骨龄落后于实际年龄。

53. C 糖尿病对妊娠的影响分为对孕妇的影响和对胎儿的影响。早产率较高属于对胎儿的影响，不属于对孕妇的影响（选 C）。对孕妇的影响包括易发生流产（不选 A）、并发妊娠期高血压疾病、感染、糖尿病酮症酸中毒、羊水过多（不选 E）；糖尿病孕妇易娩出巨大儿，从而引起难产、产道损伤和剖宫产（不选 B）、产后出血等（不选 D）。

54. C 外阴阴道假丝酵母菌病是由假丝酵母菌引起的常见外阴阴道炎症，假丝酵母菌为条件致病菌，常发生于阴道微生态环境被破坏时。长期应用抗生素，抑制了乳杆菌生长，有利于假丝酵母菌繁殖（不选 A）。糖尿病患者机体免疫力下降，阴道内糖原增加，适合假丝酵母菌繁殖（不选 B）。大量应用免疫抑制药，如糖皮质激素（地塞米松等）时，机体抵抗力降低，假丝酵母菌大量繁殖（不选 D）。妊娠时机体免疫力下降，雌激素水平高，阴道组织内糖原增加、酸度增高，有利于假丝酵母菌生长（不选 E）。

55. B 与小儿生理性贫血发生相关的因素包括出生后自主呼吸建立，血氧含量增加，促红细胞生成素减少（选 B），骨髓造血功能暂时性降低；胎儿红细胞寿命较短，破坏较多；婴儿生长发育迅速，循环血量迅速增加等（不选 C）。小儿在 2~3 个月时红细胞降至 $3.0\times10^{12}/L$，血红蛋白降至 100g/L 左右，出现轻度贫血，称为生理性贫血（不选 A）。出生 3 个月后红细胞和血红蛋白逐渐恢复（不选 E）。

56. D 血友病 A 是缺乏凝血因子Ⅷ所致（不选 C）。血友病 B 是缺乏凝血因子Ⅸ所致（选 D）。血友病 C 是缺乏凝血因子Ⅺ所致（不选 E）。

57. C 洋地黄等强心苷类药物对心脏具有高度选择性，能显著增强心肌收缩力（不选 A）、增加心排血量，同时不增加心肌耗氧量；由于心每搏输出量增加，反射性兴奋迷走神经、抑制窦房结，可显著减慢心率（不选 B、D、E）。可扩张冠状动脉的药物主要有硝酸甘油、硝苯地平、肾上腺素等（选 C）。

58. C 牛奶会改变胃内的酸性环境，从而抑制铁的吸收。

59. E 甲状腺功能减退症是由于甲状腺激素合成和分泌减少或组织利用不足而引起的全身代谢减低综合征。根据下丘脑 - 垂体 - 甲状腺调节轴的负反馈作用，甲减患者 T_3、T_4 降低，反馈性引起促甲状腺激素（TSH）增高。

60. B 艾滋病暴露后应评估感染艾滋病的风险，在最短的时间内（2 小时内）预防性用药，最好不超过 24 小时，但即使超过 24 小时，也建议实施预防性用药。预防基本用药方案首选替诺福韦或拉米夫定，基本用药方案和强化用药方案的疗程均为连续服用 28 天。

61. A 急性肾小球肾炎主要是由 A 组 β 溶血性链球菌感染诱发的免疫反应所致，多见于儿童，男性略多，于感染后 2 周起病，相当于抗原免疫后产生抗体的时间。临床特点为急性起病，表现为血尿、蛋白尿、水肿和高血压。80% 的患者可有晨起眼睑及下肢水肿。

62. E 急性肾小球肾炎患儿在起病 2 周内应卧床休息，待水肿消退、血压降至正常、肉眼血尿消失后，可下床轻微活动或户外散步。1~2 个月活动受限制，3 个月内避免剧烈活动。

63. C 给予急性肾小球肾炎患儿高碳水化合物、高维生素、低盐饮食。急性肾小球肾炎患儿在尿少、水肿时，应限制钠盐，氮质血症者应限制蛋白质。

64. B 狼疮性肾炎是系统性红斑狼疮最常见和最严重的临床表现，是系统性红斑狼疮患者死亡的常见原因，几乎所有患者均有肾损害。

65. D 补体降低，尤其是C3降低，常提示系统性红斑狼疮病情活动，可作为评价疗效和监测病情复发的指标之一。

66. B 糖皮质激素是目前治疗重症系统性红斑狼疮的首选药，具有显著抑制炎症反应和抗免疫作用，一般给予泼尼松规律用药，病情稳定后2周或疗程6周内，缓慢减量。雷公藤、环磷酰胺是免疫抑制药，可与糖皮质激素联合治疗，更好地控制系统性红斑狼疮活动、保护脏器、减少复发等。雷公藤的不良反应较大，注意观察肝损害等症状。

67. E 腹部闭合性损伤患者进入休克抑制期时，可表现为意识模糊、面色苍白、收缩压＜70mmHg。此时患者失血量达40%以上（1600ml以上）。

68. B 迅速补充血容量是纠正组织低灌注和缺氧的关键，是纠正休克的基础。应迅速建立2条以上静脉通道。在纠正休克的同时，应积极处理原发病，纠正酸碱平衡失调。

69. C 1岁时小儿的体重约为出生时的3倍，即体重=3×3=9kg。

70. C 小儿出生时头围相对大，为33~34cm（不选A）；1岁时胸围与头围大致相等，约为46cm（选C）；2岁小儿头围约48cm（不选D）；5岁时头围50~51cm（不选E）。

71. B 小儿出生时腕部无骨化中心，出生后腕部骨化中心出现的顺序为：头状骨、钩骨（3~4个月）、下桡骨骺（约1岁）、三角骨（2~2.5岁）、月骨（3岁左右）、大小多角骨（3.5~5岁）、舟骨（5~6岁）、下尺骨骺（6~8岁）、豆状骨（9~10岁），10岁时出全，共10个。

72. A X线检查是诊断骨折最可靠的、必不可少的检查，可明确诊断并了解骨折类型及移位情况。

73. D 伸直型肱骨内上髁骨折呈从前下斜向后上，易因向前下方移位的骨折近端可能压迫、挫伤或刺破肱动脉而致血液循环障碍，导致前臂骨筋膜室综合征，如治疗不及时，会导致缺血性肌挛缩（选D）。正中神经损伤（不选A）、尺神经损伤（不选B）、肱动脉损伤属于近期并发症（不选C）。

74. A 受伤时间短、肿胀轻、无血液循环障碍者行手法复位外固定，用后侧石膏托在屈肘位固定4~5周。伤后时间较长、肿胀严重可先行尺骨鹰嘴悬吊牵引，待肿胀消退后行手法复位（选A）。手法复位困难、复位失败或有神经血管损伤者行切开复位内固定（不选C）。

75. D 急性白血病是造血干细胞的恶性克隆性疾病，常表现为贫血、发热、反复感染、出血等，可有肝、脾大和淋巴结肿大，VDP方案（长春新碱＋柔红霉素＋泼尼松）常用于急性淋巴细胞白血病治疗。

76. C 白血病患者服用化疗药物造成大量白血病细胞破坏，血清和尿液中尿酸浓度增高，尿酸结晶析出可积聚于肾小管，导致少尿甚至急性肾损伤。

77. C 门静脉高压症患者行食管X线钡剂检查可见食管充盈时，曲张静脉使食管的轮廓呈虫蚀状的改变；食管排空时，曲张静脉表现为蚯蚓样或串珠状负影，为确诊门静脉高压症最有意义的检查。

78. B 门静脉高压症的典型临床表现包括脾大（不选A）、脾功能亢进（不选E）、腹水（不选D），侧支循环建立如食管胃底静脉曲张。曲张的食管胃底静脉一旦破裂，可发生急性大出血，表现为呕血、黑便等（不选C）。食欲减退、腻油主要为肝功能减退的表现（选B）。

79. C 早期倾倒综合征多发生于进食后半小时内，患者出现心悸、出冷汗、乏力、面色苍白等短暂血容量不足的表现，并伴有恶心、呕吐、腹部绞痛和腹泻等。

80. A 早期倾倒综合征多因餐后大量高渗性食物快速进入肠道，刺激肠道内分泌细胞大量分泌血管活性物质，加上渗透压作用使大量细胞外液渗入肠腔，从而引起血管舒缩功能紊乱和胃肠道症状。预防其发生应少食多餐，避免过甜（不选D）、过咸（不选E）、过浓的流质饮食；宜进低碳水化合物、高蛋白饮食；餐时限制饮水；进餐后平卧10~20分钟（选A）。

81. B 单纯型肾病患儿水肿时应限制钠的摄入，一般为1~2g/d，待水肿明显好转应逐渐恢复正常食盐摄入量。

82. C 糖皮质激素是肾病综合征患儿治疗较有效的首选药物。使用糖皮质激素正规治疗8周后，尿蛋白仍在（＋＋）以上，说明肾病综合征的患儿对激素耐药。

83. D 头颅CT或MRI检查是诊断颅内肿瘤的首选方法。结合二者的检查结果，不仅能明确诊断，而且能确定肿瘤的位置、大小及周围组织情况。

84. A 颅内感染患者多表现为颅脑术后3~4天外科热消退之后再次出现高热，或术后体温持续升高，伴头痛、呕吐、意识障碍，甚至出现谵妄和抽搐，脑膜刺激征阳性（选A）。中枢性高热多发生于术后12~48小时，体温高达40℃以上，常导致意识障碍、瞳孔缩小、呼吸急促等自主神经功能紊乱症状（不选B）。

85. A 颅内出血是颅脑手术后最危险的并发症，多发生于术后24~48小时，患者表现为意识清醒后逐渐嗜睡、昏睡甚至昏迷（选A）。癫痫发作由术后脑组织缺氧及大脑皮质运动区受激惹所致，当脑水肿消退、脑循环改善后，癫痫常可自愈（不选 C）。

86. B 惊厥发作时，应迅速控制惊厥，抗惊厥药物首选地西泮缓慢静脉注射。

87. E 小儿惊厥发作时，要保持安静，避免一切不必要的刺激（不选 A）；就地抢救，立即将患儿平卧，头偏向一侧（不选 B）；解开衣领（不选 C），及时清除呼吸道分泌物及呕吐物（不选 D），将舌轻轻向外牵拉，防止舌后坠，遵医嘱给予抗惊厥药；在患儿上下臼齿之间垫牙垫(选 E)，牙关紧闭时，切勿用力撬开。

88. E 小儿惊厥发作时应遵医嘱使用抗惊厥药物，但不可长期服用（选 E）。指导患者家长掌握惊厥的急救和措施（不选 C）；注意预防感染（不选 A），避免中毒和感冒，生病及时就医（不选 D），发热时及时降温，预防热性惊厥（不选 B）。

89. C 上消化道出血常见的病因包括消化性溃疡、食管胃底静脉曲张破裂、急性糜烂出血性胃炎、胃癌等。其中，最常见的病因是消化性溃疡，占 40%~50%。

90. B 大量出血可使有效循环血容量减少，组织灌注不足，导致多器官功能障碍综合征。首选的护理措施是建立静脉通道，快速静脉补液（选 B）。其他护理措施还包括准备抢救设备和药品（不选 E）、监测生命体征（不选 C）、给氧（不选 D）、给予心理护理等（不选 A）。

91. C 颅底骨折包括颅前窝骨折、颅中窝骨折、颅后窝骨折；临床表现主要有耳、鼻出血或脑脊液漏，脑神经损伤，皮下或黏膜下淤血斑。颅前窝骨折主要表现为脑脊液鼻漏，眼睑和球结膜下形成淤血斑（选 C）。颅中窝骨折主要表现为脑脊液鼻漏、耳漏（不选 E）。颅后窝骨折主要表现为乳突和枕下部、咽后壁黏膜下淤血（不选 D）。鼻骨骨折主要表现为外鼻畸形、肿胀、鼻出血等（不选 A）。

92. A 颅前窝骨折多累及额骨水平部和筛骨，最易受伤的神经为嗅神经（选 A）。颅中窝骨折累及颞骨岩部，常有面神经和听神经损伤（不选 B）。若骨折位于中线处，常有滑车神经（不选 E）、三叉神经（不选 C）和展神经等损伤（不选 D）。

93. A 颅前窝骨折患者意识清醒者，应绝对卧床，取半坐卧位，直至脑脊液漏停止 3~5 天后改为平卧位，目的是借重力作用使脑组织移向颅底，促进漏口封闭。

94. D 肩部急性挫伤、牵拉伤后治疗不当等可导致粘连性肩关节囊炎（肩关节周围炎）。表现为肩各方向主动、被动活动均不同程度受限，以外旋外展和内旋后伸最严重，逐渐出现肩部某一处局限性疼痛，与动作、姿势有明显关系，夜间可因翻身移动肩部而痛醒（选 D）。神经根型颈椎病典型表现为颈肩痛，并向上肢放射，查体常有颈部肌肉痉挛，患肢有不同程度活动受限（不选 E）。骨肿瘤会出现疼痛和压痛、肿块和肿胀，邻近关节肿瘤还可出现关节肿胀和活动受限、病理性骨折等表现（不选 C）。肩关节软组织损伤表现为颈部肩背部的慢性疼痛（不选 A）。肱骨近端不完全性骨折表现为伤后肩部疼痛、肿胀、畸形，皮下瘀斑，上肢活动障碍（不选 B）。

95. E 肩周炎患者出现右肩肌肉萎缩，肩关节功能受限，应积极行肩关节功能锻炼，恢复肩关节功能，活动以不引起剧痛为限（选 E）。痛点局限时，可局部注射醋酸泼尼松龙，缓解疼痛（不选 D）。疼痛持续、夜间难以入睡时，可短期服用非甾体抗炎药（不选 B）。

96. A 重症肺炎患儿可发生消化系统严重功能障碍，发生缺氧中毒性肠麻痹时，表现为频繁呕吐、严重腹胀、呼吸困难加重，听诊肠鸣音消失等。

97. D 治疗缺氧中毒性肠麻痹导致的腹胀，应禁食和胃肠减压（选 D）。低钾血症导致腹胀时应补充钾盐（不选 E）。

98. A 结肠癌的首发症状为排便习惯和大便性状改变，表现为大便次数增多、血便、腹泻、便秘等，腹痛常为定位不确切的持续性隐痛，出现肠梗阻时腹痛加重（选 A）。右下腹压痛是急性阑尾炎最常见的重要体征，腹痛发作始于上腹，逐渐转向脐部。阑尾周围脓肿是急性阑尾炎的转归结果，急性阑尾炎和阑尾周围脓肿均无大便性状的改变（不选 B、C）。盆腔炎常表现为下腹痛、阴道分泌物增多等（不选 D）。

99. A 在结肠镜直视下获取活组织行病理学检查，是诊断大肠癌最有效、可靠的方法。

100. A 结肠癌并发感染可出现局部症状加重、高热等全身症状，血常规检查示白细胞增多，应加强抗生素治疗，以减少或避免术中污染、术后感染。

强化试卷七

1. A 癌症疼痛的药物治疗遵循三阶梯疗法。第一阶段适用于轻度疼痛患者，常选用非阿片类、解热镇痛药，如布洛芬、阿司匹林、对乙酰氨基酚等（选A）；第二阶段适用于中度疼痛患者，在使用非阿片类药物镇痛无效时，可选用弱阿片类药物，如可待因、氨酚待因、曲马多等（不选B）；第三阶段适用于重度疼痛患者，选用强阿片类药物，如吗啡、哌替啶、芬太尼等（不选C、D）。

2. B 食管癌术后3天患者处于禁食状态，禁食和胃肠减压期间，可遵医嘱给予肠内和肠外营养支持。肠内营养禁忌证包括胃肠道梗阻、活动性出血、腹泻及休克等。

3. C 初产妇在第一产程、宫口扩张4cm以内时，应用温肥皂水灌肠。既能清除大便（不选B），避免分娩时污染（不选E），又可以刺激宫缩（不选A），加速产程进展，有利于胎先露的下降（不选D）。本题知识考点较陈旧，六轮妇产科护理学P94表述：过去认为在临产初期为产妇行温肥皂水灌肠可促进产程的进展，现已被证实是无效的操作。

4. E 妊娠合并病毒性肝炎预防和控制感染时应选用对肝功能损害较小的广谱抗生素，防止肝炎病情恶化。红霉素主要在肝脏代谢，可发生肝功能损害。

5. A 基底神经节区出血占脑出血的50%~60%，是豆纹动脉尤其是外侧支破裂所致，患者常出现“三偏征”，即病灶对侧偏瘫、偏身感觉障碍和同向性偏盲（选A）。应激性溃疡是脑干出血的并发症（不选B）。丘脑性痴呆（不选C）、交叉瘫（不选D）、眼球震颤是丘脑出血的临床表现（不选E）。

6. A 房间隔缺损为左向右分流型先天性心脏病，肺循环血流量增多，肺动脉压力增高，听诊肺动脉瓣区第二心音增强或亢进，并呈不受呼吸影响的固定分裂。

7. A 肺结核患者取患侧卧位，有利于健侧通气，并防止病灶扩散，但无须绝对卧床（选A）。给予高热量、高蛋白、高维生素的易消化饮食（不选B），多饮水，做好呼吸道、消化道隔离（不选D），密切观察病情变化和药物不良反应（不选C），加强心理护理和健康教育（不选E）。

8. B 砖红色胶冻状痰常见于肺炎克雷伯菌肺炎，痰液由血液和黏液混合而呈现砖红色（选B）。铁锈色痰常见于肺炎链球菌肺炎（不选A）。大量恶臭味脓痰常见于厌氧菌感染（不选C）。棕黄色脓性痰常见于细菌性感染，如金黄色葡萄球菌感染（不选D）。白色泡沫痰常见于支气管哮喘急性发作患者（不选E）。

9. A 绝经过渡期突出表现为潮热，为血管舒缩功能不稳定所致，是雌激素降低的特征性症状，其特点是反复出现短暂的面部、颈部及胸部皮肤阵阵发红，伴有发热，继之出汗，一般持续1~3分钟。

10. E 肝癌结节可因肝癌组织坏死、液化而自发破裂，也可在外力作用下破裂。若出血局限于包膜下可形成压痛性血肿，肝脏迅速增大；若破入腹腔可引起急性腹痛和腹膜刺激征，迅速遍及全腹；严重者可致失血性休克或死亡。

11. D 肝炎患者要注意休息、加强营养（不选A），保持心情舒畅，培养良好的生活习惯，戒烟、戒酒（不选C），注意饮食卫生，遵医嘱合理用药（不选B），避免使用损害肝脏的药物（不选E）。出院后第1个月复查1次，以后每1~2个月复查1次，半年后每3个月复查1次，定期复查1~2年。

12. A 宫颈癌患者的治疗一般以手术和放疗为主，化疗为辅。手术治疗适用于ⅠA~ⅡA期的早期患者，放疗适用于部分ⅠB2期和ⅡA2期及ⅡB~ⅣA期患者。

13. C 休克治疗应尽早去除病因（不选A），迅速恢复有效循环血容量（不选B），纠正微循环障碍，恢复正常代谢（不选D），防止多器官功能障碍综合征，严重休克及感染性休克的患者可应用糖皮质激素（不选E）。经补液、纠正酸中毒等措施后仍未能有效改善休克时，可酌情采用血管活性药物（选C）。

14. C 化脓性脑膜炎脑脊液压力升高（不选A），外观浑浊或呈脓性（不选B），白细胞明显增多，以中性粒细胞为主（不选D）；蛋白质增高（选C），糖和氯化物下降（不选E）。

15. C 肌力0级，完全瘫痪，肌肉无收缩；1级，肌肉可轻微收缩，但不能产生动作（能看不能动，不选A）；2级，肢体能在床面移动，但不能抵抗自身重力，即无力抬起（能动不能抬，不选B）；3级，肢体能抵抗重力离开床面，但不能抵抗阻力（能抬不能抗，选C）；4级，肢体能做抗阻力动作，但未达到正常（能抗肌力弱，不选D）；5级正常肌力（不选E）。

16. D 急性梗阻性化脓性胆管炎的治疗原则为边抗

休克边紧急手术解除胆道梗阻并引流，常选用胆总管切开减压、T 管引流术。

17. A 乳腺叶和输乳管均以乳头为中心呈放射状排列，故乳房脓肿切开引流时应做放射状切口，以免损伤输乳管。乳晕部脓肿应沿乳晕边缘做弧形切口。

18. C 急性肾小球肾炎的临床表现主要为血尿（不选 A）、蛋白尿（不选 B）、水肿（不选 D）和高血压（不选 E）。肾病综合征主要表现为大量蛋白尿、水肿、低白蛋白血症和高脂血症（选 C）。

19. A 甲状腺功能亢进症患者主要表现为高代谢综合征，常有心悸、乏力、怕热、多汗、消瘦、食欲亢进等。糖尿病患者常表现为“三多一少”，即多尿、多饮、多食和体重下降。

20. D 少数急性出血坏死性胰腺炎患者因外溢的胰液以及坏死溶解的组织沿组织间隙到达皮下，并溶解皮下脂肪，使毛细血管破裂出血，导致腰部两侧皮肤呈暗灰蓝色（Grey-Turner 征），或脐周皮肤出现青紫（Cullen 征）。

21. B 麻醉前使用的抗胆碱药常用药物为东莨菪碱和阿托品，可阻断 M 胆碱受体，抑制腺体分泌，解除平滑肌痉挛及副交感神经兴奋对心脏的抑制作用。

22. A 感染是慢性支气管炎病情加剧发展的重要因素，首要的治疗是病因治疗即控制感染。

23. E 物理治疗是目前慢性子宫颈炎最常用的有效治疗方法，其原理是将宫颈糜烂面的单层柱状上皮破坏，结痂脱落后新的扁平上皮覆盖创面，治疗时间选择在月经干净后 3~7 天。

24. D 软产道裂伤所致产后出血表现为胎儿娩出后立即发生阴道流血，色鲜红；此时应仔细检查宫颈、阴道及会阴处是否有裂伤，按解剖层次缝合，彻底止血（选 D）。胎盘因素导致的出血多表现为胎儿娩出后数分钟出现阴道流血，色暗红，胎盘粘连者可行徒手剥离胎盘后协助娩出（不选 A）。出现宫底上升、质软等子宫收缩乏力的征象时，应加强宫缩，可按摩子宫的同时给予宫缩药（不选 B）。对于失血过多，有休克征象的产妇应补充血容量，做好交叉配血试验和输血准备（不选 C、E）。

25. E 癫痫全面强直 - 阵挛发作时以意识丧失和全身对称性抽搐为特征，强直期表现为眼球上翻或凝视、口吐白沫，发作后期牙关紧闭，大小便失禁，其发作控制 4~5 年后才可考虑停药（选 E）。用药期间应监测血药浓度并定期复查相关项目，及时发现肝损伤、神经系统损伤、智能和行为改变等严重不良反应（不选 C）。患者应避免劳累、饮酒、便秘、强烈的声光刺激等诱发因素（不选 A）。外出时随身携带写有姓名、年龄、所患疾病、住址、家人联系方式的信息卡（不选 D）。不应从事攀高、游泳、驾驶等在发作时有可能危及自身和他人生命的工作（不选 B）。

26. C 上消化道出血是肝硬化最常见的并发症，特征性表现为呕血、黑便。对食管胃底静脉曲张破裂出血者，出血量大、药物治疗难以止血、有休克征象时可暂时选用三腔二囊管压迫止血，以争取时间准备内镜止血等治疗。

27. D 急性心肌梗死患者胸痛发作时，常伴有血压下降，但未必是休克表现。若疼痛缓解后收缩压仍低于 80mmHg，同时伴有烦躁不安、面色苍白、皮肤湿冷、脉搏细速、尿量减少，则提示发生心源性休克。

28. B 无显著血流动力学障碍的室性心动过速，可选用 β 受体阻滞剂或胺碘酮静脉推注（不选 A、C），如患者已发生低血压、心绞痛、充血性心力衰竭等表现，应迅速施行直流同步电复律（选 B），复律成功后可静脉应用胺碘酮、利多卡因等药物，以防止室性心动过速短时间内复发。经完全血运重建和最佳药物治疗后，仍反复发作室性心动过速者，可使用植入型心律转复除颤器（ICD）治疗（不选 E）。

29. E 糖尿病慢性并发症可累及全身各重要器官，可单独出现或以不同组合同时或先后出现。微血管病变导致糖尿病视网膜病变和糖尿病肾病（不选 A），糖尿病视网膜病变表现为视物模糊甚至失明，糖尿病肾病表现为蛋白尿、水肿、血肌酐升高等。大血管病变有动脉粥样硬化导致的冠心病（不选 B）、脑血管病、肾动脉硬化等。糖尿病神经病变以周围神经病变最常见（不选 C），早期主要为手、足远端感觉神经受累，表现为袜套样感觉异常，可伴痛觉过敏；后期可伴运动神经受累，手足小肌群萎缩，出现感觉性共济失调及神经性关节病。糖尿病足指下肢远端神经异常和血管病变导致的足部溃疡、感染和(或)深层组织破坏(不选 D)。其他慢性并发症还有白内障、视网膜黄斑病、牙周病、皮肤病等。

30. C 法洛四联症患儿血液黏稠度高，发热、出汗、腹泻时，体液量减少，加重血液浓缩易形成血栓，造成血栓栓塞；应嘱患儿多饮水，供给充足液体，必要时可静脉输液。

31. B 无排卵性异常子宫出血以青春期和绝经过渡期多见，最常见的症状是子宫不规则出血，表现为月经周期紊乱、经期长短不一、出血量时多时少，甚至大量出血，出血期一般无腹痛或不适（选 B）。排卵性异常子宫出血主要包括黄体功能不足、子宫内膜不规则脱落所致异常子宫出血。黄体功能不足表现为月经周期缩短，月经频发（不选 C）；子宫内膜不规则脱落（黄体萎缩不全）多表现为月经周期正常，经期延长，经量可多可少（不选 D、E）。

32. D 再生障碍性贫血是由于多种原因导致的骨髓造血功能衰竭症，主要表现为骨髓造血功能低下、全血细胞减少、贫血、出血、感染和肝、脾、淋巴结不大。重型（急性）患者外周血呈重度全血细胞减少和重度正细胞正色素性贫血，网织红细胞分类多在 0.005 以下，且绝对值 $<15\times10^9/L$；白细胞计数多 $<2\times10^9/L$，中性粒细胞计数 $<0.5\times10^9/L$，淋巴细胞分类明显增多；血小板计数 $<20\times10^9/L$。

33. C 口服避孕药的常见不良反应有类早孕反应、不规则阴道流血、闭经、体重增加、色素沉着等。类早孕反应是指服药后可出现恶心、头晕、乏力、困倦、食欲减退等类似早孕反应。

34. D 目前常用的女性避孕方法有放置宫内节育器、口服避孕药及使用避孕工具等。对于已生育的妇女应选择长效、安全、可靠的避孕方法，宫内节育器是我国生育期妇女主要的避孕方法。

35. E 既往有剖宫产史的患者，易出现剖宫产瘢痕部位妊娠；若漏诊，行人工流产术时可导致严重出血，表现为突发腹部剧烈疼痛、头晕、胸闷、大汗淋漓、脉搏增快、血压下降，甚至休克。此时应立即开腹探查子宫情况并止血治疗。

36. E 临床上按血红蛋白浓度将贫血分为 4 度：轻度贫血血红蛋白浓度 > 90g/L，中度为 60~90g/L，重度为 30~59g/L，极重度 < 30g/L。

37. D 一般孕妇在妊娠中晚期，血浆增加会多于红细胞的增加，血液稀释，出现生理性贫血；其他疾病如缺乏叶酸和维生素 B_{12}、骨髓造血干细胞数量减少和质的缺陷导致造血障碍等原因也可致孕妇贫血（选 D），应积极寻找病因，对症处理（不选 C）。多数孕妇在中晚期妊娠时的铁储存量不能满足胎儿生长发育的需求，可适当增加含铁食物的摄入以预防缺铁性贫血，如动物肝脏、瘦肉、蛋黄、豆类等（不选 A）；若病情需要可补充铁剂（不选 B），在餐后 20 分钟服用，以减轻对胃肠道的刺激（不选 E）。

38. A 尿结核分枝杆菌培养对肾结核的诊断特异性高，最有诊断价值，阳性率可达 90%，对肾结核的诊断有决定性意义。

39. E 唐氏综合征是人类最早被确定的染色体病，其细胞遗传学特征是 21 号染色体呈三体征，胚胎体细胞内存在一条额外的 21 号染色体。染色体核型分析是诊断染色体畸变的重要手段，可检出染色体数目和大片段结果异常，是检测唐氏综合征最具有确诊意义的辅助检查。

40. B 浅Ⅱ度烧伤伤及真皮浅层（乳头层），产生大小不一的水疱，疱壁薄，基底潮红，疼痛剧烈（选 B）。Ⅰ度烧伤为红斑性烧伤，痛觉过敏，无水疱（不选 A）；深Ⅱ度烧伤伤及真皮乳头层以下，痛觉迟钝，创面苍白与潮红相间，有水疱，疱壁较厚（不选 C）；Ⅲ度烧伤伤及皮肤全层，皮下、肌肉或骨骼痛觉消失，创面无水疱（不选 D、E）。

41. E 与活动有关的疼痛和血尿是上尿路（肾、输尿管）结石的主要表现（选 E）。疼痛位于腰部或上腹部，沿输尿管放射至同侧腹股沟，甚至涉及同侧睾丸或阴唇（不选 A）。

42. D 糖皮质激素和细胞毒药物仍然是治疗肾病综合征的主要药物，糖皮质激素通过抑制免疫炎症反应，抑制醛固酮和血管升压素分泌，影响肾小球基底膜通透性等综合作用而发挥其利尿、消除尿蛋白的疗效。

43. D 维生素 D 缺乏性手足搐搦症隐匿型表现为面神经征、腓反射和陶瑟征。腓反射指用叩诊锤骤击膝下外侧腓骨小头上方，引起足向外展为阳性（选 D）。陶瑟征指以血压计袖带包裹上臂，使压力维持在收缩压与舒张压之间，5 分钟内出现手抽搐为阳性（不选 C）。面神经征指以指尖或叩诊锤骤击患儿颧弓与口角间的面颊部，引起眼睑和口角抽动为阳性（不选 E）。巴宾斯基征的检查方式为用竹签沿患者足底外侧缘，由后向前至小趾近根部并转向内侧，阳性反应为踇趾背伸，余趾呈扇形展开（不选 A）。凯尔尼格征指患者仰卧，护士先将其髋、膝关节屈成直角，再抬高小腿，阳性反应为伸直受限伴有疼痛，大、小腿间夹角 <135°（不选 B）。

44. E 狼疮性肾炎是系统性红斑狼疮最常见和最严重的临床表现，慢性肾衰竭是系统性红斑狼疮患者死亡的常见原因，几乎所有患者均有肾损害。

45. B 消化性溃疡最常见的并发症是出血，与溃疡侵蚀基底血管有关。其他并发症还包括穿孔、幽门梗阻、癌变。

46. E 小儿热性惊厥多由上呼吸道感染引起（不选 C），年龄通常在 6 个月 ~5 岁，是婴幼儿时期最常见的惊厥性疾病（不选 A），多发生于高热开始后 12 小时内（不选 D），持续时间短暂（不选 B），意识恢复快，神经系统检查阴性（选 E）。

47. A 婴儿腹泻根据是否有脱水及电解质紊乱、全身中毒症状，可分为轻型腹泻和重型腹泻。其中重型腹泻除有较重的胃肠道症状外，还有明显的脱水、电解质紊乱及全身中毒症状。

48. B 心源性水肿最常见的病因是右心衰竭，由于体循环静脉压力增高所致。水肿呈对称性、凹陷性，首先出现于身体低垂部位（选 B）。常见于卧床患者的腰骶部、会阴或阴囊（不选 E），非卧床患者的足、踝部和胫前；严重者可延及全身，甚至出现胸腔积液、腹腔积液等。肾源性水肿从组织疏松部位开始，疾病早期患者晨起有眼睑、颜面水肿（不选 A）。

49. D 孕妇分娩前感染水痘 - 带状疱疹病毒可导致新生儿水痘，在出生后 10 天左右发病。

50. A 动、静脉内径比在新生儿期为 1:1，成人为 1:2。

51. D 生理性黄疸的患儿一般情况良好（选 D），足月儿出生后 2~3 天出现黄疸，4~5 天达高峰，5~7 天消退，最迟不超过 2 周（不选 E）；早产儿黄疸多于出生后 3~5 天出现，5~7 天达到高峰（不选 B）；足月儿血清胆红素＜ 12.9mg/dl，早产儿＜ 15mg/dl。病理性黄疸多于出生后 24 小时内出现并迅速加重（不选 A），血清胆红素＞ 205.2~256.5μmol/L，即＞ 12~15mg/dl（不选 C）。

52. E 猩红热患儿急性期应卧床休息（不选 A），呼吸道隔离，给予高营养、易消化的流质或半流质饮食，多饮水（不选 C）；高热时可物理降温，但避免乙醇拭浴（不选 B）；保持皮肤清洁干燥，禁用肥皂水擦拭，以免造成更严重的瘙痒（不选 D）；剪短指甲，勿撕脱皮，以防抓伤感染（选 E）。

53. D 脑脊液鼻漏患者应预防颅内感染，避免用力咳嗽、打喷嚏（选 D），禁止自行填塞鼻腔（不选 B），切勿冲洗鼻腔及滴药入鼻腔（不选 C、E）。将患者床头抬高 15°~30° 或取头高位，借重力作用使脑组织移向颅底，促进漏口封闭（不选 A）。

54. C 间歇性跛行是血栓闭塞性脉管炎患者局部缺血期的典型表现，主要病理变化为血管痉挛，当患者行走一段距离后患肢疼痛，被迫停下，休息后疼痛缓解。

55. A 恶露根据其颜色、内容物及时间不同，分为 3 种。血性恶露持续 3~4 天，色鲜红，有大量红细胞、坏死蜕膜组织和少量胎膜。浆液恶露持续 10 天左右，色淡红，有较多坏死蜕膜组织、宫腔渗出液、宫颈黏液，少量红细胞及白细胞，且有细菌。白色恶露一般持续 3 周左右，呈白色，有大量白细胞、坏死蜕膜组织、表皮细胞及细菌等。

56. C 甲状腺功能亢进症是甲状腺激素过多，引起以神经、循环、消化等系统兴奋性增高和代谢亢进为主要表现的一组临床综合征。抗甲状腺药物的作用机制是通过抑制甲状腺内过氧化物酶系及碘离子转化为新生态碘或活性碘，抑制酪蛋白的碘化和偶联，使氧化碘不能与甲状腺球蛋白结合，从而阻断甲状腺激素的合成，降低甲状腺功能。

57. C 出生时新生儿的平均体重为 3.25kg，3~12 个月的小儿体重计算公式为：体重（kg）=［年龄（月）＋ 9］/2，即体重 =（5 ＋ 9）/2=7kg。

58. B 上呼吸道感染的发生发展不仅取决于入侵病原体的种类、毒性和数量，还与宿主的防御功能和环境因素密切相关。加强身体锻炼，改善营养状况，提高环境卫生对预防上呼吸道感染十分重要。

59. A 糖皮质激素是治疗原发免疫性血小板减少症的首选药物（选 A），可减少血小板自身抗体生成及减轻抗原抗体反应，抑制单核 - 吞噬细胞破坏血小板，降低毛细血管通透性和刺激骨髓造血及促进血小板向外周的释放。脾切除术适用于糖皮质激素治疗无效或有糖皮质激素使用禁忌证的患者（不选 B）。免疫抑制药一般不作首选用药（不选 E）。需要急诊手术的重症原发免疫性血小板减少症患者可输血小板（不选 C）。

60. A 孕妇在妊娠后期易发生下肢水肿，嘱孕妇左侧卧位（选 A，不选 B），解除右旋增大的子宫对下腔静脉的压迫；下肢稍垫高（不选 C），避免长时间地站或坐，以免加重水肿（不选 D）。适当限制孕妇对盐的摄入，但不必限制水分（不选 E）。

61. B 蛛网膜下腔出血以中青年多见，起病急骤，持续性剧烈头痛，喷射性呕吐；可见脑膜刺激征阳性，是最具特征性的体征，一般无定位性神经系统体征及肢体瘫痪。腰椎穿刺是最具诊断价值和特征性的检查，脑脊液呈均匀一致血性，压力增高。

62. A 先天性动脉瘤破裂是蛛网膜下腔出血最常见的病因（占 50%~80%），其中先天性粟粒样动脉瘤约占 75%（选 A）。血管畸形约占蛛网膜下腔出血病因的 10%（不选 B），其他病因如血液系统疾病（不选 D）、颅内静脉系统血栓和抗凝治疗并发症等。

63. B 再出血是蛛网膜下腔出血严重的急性并发症，是出血破裂口修复尚未完好而诱因存在所致，病死率约为 50%，多见于起病 4 周内，尤以第 2 周发病率最高。因蛛网膜下腔和脑室内血凝块阻塞脑脊液循环通路，有 15%~20% 的患者于出血后 1 周内发生急性梗阻性脑积水。

64. A 出血是弥散性血管内凝血（DIC）早期常见的症状，表现为自发性、多发性出血，部位可遍及全身，多见于皮肤、黏膜、切口及穿刺部位。

65. E 弥散性血管内凝血（DIC）患者低凝期的抗凝药物首选肝素，抗凝治疗应在有效治疗原发病的前提下，与补充凝血因子的治疗同时进行（选 E，不选 A、C）。对 DIC 患者的出血不可贸然使用一般止血药，以免血小板及其他凝血因子被消耗，反而使出血加重（不选 B、D）。

66. A 低渗性脱水的特点是失钠多于失水，血钠＜135mmol/L，细胞外液明显减少，外周循环衰竭症状出现较早；除脱水表现外，还可有恶心、呕吐、脉搏细速、血压下降、尿量减少、尿比重降低等临床表现。

67. E 脱水患者静脉补液原则为先盐后糖（不选 A），先晶后胶（不选 C），先快后慢（不选 B），液种交替，见尿补钾（不选 D）。

68. D 重度子痫前期的临床表现为妊娠 20 周后出现血压≥ 160/110mmHg；尿蛋白≥ 2.0g/24h 或随机尿蛋白≥（＋＋）。此时应遵医嘱解痉、降压、镇静、合理扩容，减少子痫及并发症的发生，待病情稳定后行剖宫产终止妊娠。

69. C 硫酸镁为预防和控制子痫发作的首选药物。硫酸镁的治疗剂量和中毒剂量相近，因此在给予硫酸镁治疗时应严密观察其毒性反应，使用时需要保证膝腱反射必须存在，呼吸≥ 16 次 / 分，尿量≥ 600ml/24h 或 25ml/h。

70. A 妊娠期高血压疾病的孕妇应于妊娠早期即开始接受产前检查，以便及时发现异常并得到治疗和指导（选 A）。嘱孕妇充分休息、适度活动，休息和睡眠时采取左侧卧位（不选 B）。调整饮食，每天摄入足够的蛋白质、蔬菜，补充维生素、铁和钙剂（不选 C）。教会孕妇自数胎动计数，监测胎儿宫内安危（不选 D）。每天测体重及血压，每天或隔天复查尿蛋白（不选 E）。

71. A 急性肾小球肾炎的临床特点为急性起病，表现为血尿、蛋白尿、水肿和高血压；患儿多有上呼吸道感染等前驱症状，实验室检查可见血肌酐升高（选 A）。急性肾盂肾炎最典型的症状为突发高热和膀胱刺激征（不选 B）。肾病综合征以大量蛋白尿、低白蛋白血症、水肿、高脂血症为主要表现（不选 C）。

72. E 急性肾小球肾炎为自限性疾病，无特异治疗。主要治疗措施包括休息（不选 A、B），控制水、钠摄入，抗感染（不选 D），对症治疗（利尿、降血压，不选 C），防治严重并发症。不宜使用糖皮质激素和细胞毒药物治疗（选 E）。

73. D 肠扭转常因饱食后剧烈运动而发病，患者临床表现为突然发作的持续性剧烈腹部绞痛，疼痛可放射至腰背部，呕吐频繁，腹胀不对称，可触及扩张的肠袢，肠鸣音减弱（选 D）。肠套叠患者的三大典型症状是腹痛、血便、腹部肿块（不选 A）。肠系膜动脉栓塞患者常有剧烈腹痛、呕吐、腹泻及休克等表现（不选 E）。

74. E 肠扭转为闭袢性肠梗阻，发病急骤，发展迅速，极易发生绞窄。在护理时，应重点观察有无肠绞窄征象，一旦怀疑有肠绞窄，必须及时行手术治疗。

75. C 肠扭转患者首选腹部立位 X 线检查，可明确诊断；X 线检查有时可见空肠和回肠换位，或排列成多种形态的小跨度蜷曲肠袢等特有的征象。

76. D 肺炎支原体肺炎起病缓慢，主要表现为发热、刺激性干咳，肺部体征不明显，胸部 X 线检查可有 4 种改变相互转化：肺门阴影增浓；支气管肺炎改变；间质性肺炎改变；均一的片状阴影（选 D）。上呼吸道感染主要表现为鼻塞、流涕、干咳、咽痛或烧灼感，胸部 X 线检查无异常（不选 A）。原发型肺结核起病缓慢，可有干咳、轻度呼吸困难、低热、食欲减退、疲乏、盗汗等症状（不选 B）。金黄色葡萄球菌肺炎多见于新生儿及婴幼儿，起病急、病情严重、进展快，全身中毒症状明显（不选 C）。支气管炎双肺呼吸音粗糙，可有不固定的散在干啰音和粗中湿啰音（不选 E）。

77. B 肺炎支原体肺炎首选大环内酯类药物，如红霉素、阿奇霉素等；对大环内酯类药物不敏感则可选用氟喹诺酮类，如左氧氟沙星、莫西沙星等。

78. A 肛瘘主要表现为肛门周围外口流出少量脓性、血性或黏液性分泌物，肛门周围皮肤潮湿、瘙痒，较大的高位肛瘘外口可排出大便及气体，直肠指诊可触及硬结样内口及条索样瘘管（选 A）。直肠癌最常见的临床表现是黏液血便（不选 B）。直肠脱垂主要表现为有肿物自肛门脱出（不选 C）。Ⅲ度内痔偶有血便，久站、咳嗽、劳累、负重时痔脱出，需要用手托回（不选 D）。坐骨肛管间隙脓肿发病时患侧出现持续性胀痛，逐渐加重，继而为持续性跳痛（不选 E）。

79. E 大部分肛瘘由直肠肛管周围脓肿引起，脓肿于自行破溃或切开引流处形成外口。

80. E 肺癌术后 24 小时内最常见的并发症是出血；支气管胸膜瘘多发生于术后 1 周；心律失常多发生于术后 4 天内。

81. C 一侧肺叶切除者，如呼吸功能尚可，可取健侧卧位（选 C）；但呼吸功能较差者，宜取半坐卧位，避免健侧肺受压而限制肺的通气功能（不选 D）。

82. E 发生颅内动脉瘤及蛛网膜下腔出血时，脑血管造影可明确有无动脉瘤、出血原因，决定治疗方法和判断预后，是临床明确有无动脉瘤的诊断“金标准”，可明确动脉瘤的大小、位置、有无血管痉挛等解剖学特点（选 E）。出血急性期头颅 CT 检查确诊动脉瘤破裂出血，可根据出血部位初步判断破裂动脉瘤的位置，出血 1 周后 CT 检查不易诊断（不选 B）。MRI 检查难以显示急性蛛网膜下腔出血，发病后数天 CT 检查的敏感性降低时，可发现高信号出血灶的痕迹（不选 A）。

83. E 动脉瘤位于 Willis 环前部的患者，应在术前行颈动脉压迫试验及练习，以建立侧支循环。实施颈动脉压迫试验，可用特制的颈动脉压迫装置或手指按压患侧颈总动脉，直到同侧颞浅动脉搏动消失。开始每次压迫 5 分钟，以后逐渐延长压迫时间，直至持续压迫 20~30 分钟患者仍能耐受，不出现头晕、黑矇、对侧肢体无力和麻木等表现时，方可实施手术。

84. E 颅脑术后应保持大便通畅，必要时给予缓泻药，避免给予肥皂水灌肠，以免引起交感神经兴奋性增高，导致颅内压增高，诱发脑疝形成（选 E）。颅脑术后患者应卧床休息 24 小时（不选 A），患侧髋关节制动 6 小时；遵医嘱使用抗癫痫药物，根据术中情况适当脱水，给予激素、血管扩张药（不选 C）；积极预防并发症，根据患者情况给予止血药物及抗生素等（不选 B、D）。

85. E 在髋关节置换术后 3 个月内，若关节周围软组织没有充分愈合，为避免关节脱位，应尽量避免过度内收、外旋和屈髋（不超过 90°）。禁止下蹲、坐矮凳（不选 B）、坐软沙发、盘腿、跷二郎腿或过度弯腰拾物等动作（不选 A）。此段时间内可行抗阻力的髋关节主动训练，如静态自行车练习，上车时患肢支撑，健侧先跨上车（选 E）。此外，嘱患者尽量不做或少做有损人工关节的活动，如爬山（不选 C）、爬楼梯和跑步等（不选 D）。

86. B 髋关节置换术后易发生关节脱位。术后关节周围软组织没有充分愈合，体位摆放不当或锻炼方法不当等均可引起关节脱位。

87. E 行人工全髋关节置换术后为预防关节脱位，应避免屈髋大于 90°（如上身向前弯腰超过 90°，或患侧膝关节抬高超过髋关节），避免下肢内收超过身体中线。应指导患者避免下蹲、坐矮凳、坐软沙发（不选 D）、过度弯腰拾物、盘腿、交叉腿站立、跷二郎腿或端坐位时向侧方弯腰等动作；侧卧时应健肢在下，患肢在上（不选 C），两腿间夹枕头。使用单拐时，拐杖要握在健侧手中（不选 B），上楼时健肢先上，下楼时患肢先下（选 E）。避免在负重状态下反复做髋关节伸屈动作（不选 A），或做剧烈跳跃和急停急转运动。

88. B 慢性肺源性心脏病表现为咳嗽、咳痰、气促加重伴呼吸费力、发绀，白细胞和中性粒细胞增高，X 线检查显示肺动脉高压，肺动脉段明显突出（选 B）。支气管肺炎早期多为刺激性干咳，听诊可闻及肺部固定中、细湿啰音，典型 X 线表现是均匀一致点片状阴影（不选 A）。支气管哮喘急性发作典型的表现为反复发作性伴哮鸣音的呼气性呼吸困难（不选 C）。原发性支气管肺癌最早出现的症状是咳嗽，主要表现为刺激性干咳（不选 D）。自发性气胸的典型临床表现为突感一侧胸痛，呼吸困难加重（不选 E）。

89. D 慢性肺源性心脏病失代偿期的主要表现为呼吸衰竭和右心衰竭，PaO_2 < 60mmHg 且 $PaCO_2$ > 50mmHg，提示已发生Ⅱ型呼吸衰竭。长期 CO_2 潴留对中枢神经系统的影响表现为先兴奋、后抑制，严重 CO_2 潴留时抑制大脑皮质活动，可出现意识障碍（神志淡漠、嗜睡和昏迷）、神志恍惚、谵妄、腱反射减弱或消失等肺性脑病的表现。

90. C 1 型糖尿病有发生糖尿病酮症酸中毒倾向，精神刺激下可诱发。糖尿病酮症酸中毒的表现主要是乏力和“三多一少”症状加重，恶心、呕吐、头痛、嗜睡，深大呼吸伴有烂苹果味；随病情发展会出现严重失水，尿量减少、皮肤弹性差、脉搏细速、血压下降；晚期出现意识障碍甚至昏迷；血酮体多在 3.0mmol/L 以上，血糖一般为 16.7~33.3mmol/L，血钾可正常或升高。

91. A 补液是抢救糖尿病酮症酸中毒的首要和关键措施，开始补液速度要快，在 2 小时内输入等渗生理盐水 1000~2000ml，改善周围循环和肾衰竭。

92. A 糖尿病酮症酸中毒的患者在补液后应给予小剂量胰岛素治疗，即 0.1U/（kg · h）的短效胰岛素加入生理盐水中持续静脉滴注或者静脉泵入，以达到血糖快速、稳定而又不易发生低血糖反应的效果。

93. E 骨筋膜室综合征最常见的早期临床表现是患肢持续性剧烈疼痛，且进行性加剧，被动牵伸患肢手指或足趾时，可引起剧烈疼痛。

94. E 石膏固定时，患者一旦出现肢体血液循环受阻或神经受压的征象，应立即放平肢体，并通知医师全层剪开固定的石膏；严重者须拆除，甚至行肢体切开减压术。

95. E 转移性右下腹痛是急性阑尾炎患者的典型表现，并发腹膜炎时，可出现恶心、呕吐、发热，并出现腹部压痛、反跳痛和腹肌紧张等腹膜刺激征表现（选 E）。急性输卵管炎和急性盆腔炎常有阴道脓性分泌物增多和下腹痛（不选 A、B）。尿路感染主要表现为尿频、尿急、尿痛等膀胱刺激症状（不选 C）。胃十二指肠破裂穿孔并发腹膜炎可有板状腹、肠鸣音消失等症状（不选 D）。

96. B 腹腔脓肿常继发于急性腹膜炎或腹腔内手术后，最常见的为盆腔脓肿，常有典型的直肠或膀胱刺激症状，如大便次数增多、混有黏液、里急后重、尿频、排尿困难等（选 B）。尿路感染主要表现为尿频、尿急、尿痛等膀胱刺激症状（不选 A）。切口感染表现为体温升高，切口局部红肿、疼痛，甚至出现波动感等（不选 C）。盆腔炎表现为持续性下腹痛，阴道分泌物增多，伴发热等（不选 D）。直肠癌最常见的症状为黏液血便（不选 E）。

97. E 基础代谢率 =（脉率＋脉压）－ 111。正常值为 ±10%；轻度甲状腺功能亢进症为＋ 20%~ ＋ 30%，中度甲状腺功能亢进症为＋ 30%~ ＋ 60%，重度甲状腺功能亢进症为＋ 60% 以上。

98. D 甲状腺功能亢进症术前用药应降低基础代谢率，提高患者对手术的耐受性，预防术后并发症；用药期间应严密观察药物的不良反应与效果（不选 E）。术前禁用阿托品，以免引起心动过速（选 D）。通常用碘剂进行术前准备，3 次 / 天，从 3 滴 / 次开始，依此逐日每次增加 1 滴至每次 16 滴为止（不选 B）；碘剂具有刺激性，可在餐后经凉开水稀释后服用，以减少对口腔和胃黏膜的刺激（不选 A）。由于普萘洛尔在体内半衰期不到 8 小时，故于术前 1~2 小时必须再口服 1 次（不选 C）。

99. B Ⅰ度轻型子宫脱垂为宫颈外口距离处女膜缘＜ 4cm，未达处女膜缘（不选 A）；Ⅰ度重型为宫颈外口已达处女膜缘，阴道口可见宫颈（选 B）。Ⅱ度轻型为宫颈脱出阴道口外，宫体仍在阴道内（不选 C）；Ⅱ度重型为宫颈和部分宫体已脱出阴道口外（不选 D）。Ⅲ度子宫脱垂为宫颈及宫体全部脱出阴道口外（不选 E）。

100. C 对Ⅰ度重型子宫脱垂，且不能耐受手术的老年患者，可选择非手术治疗。

强化试卷八

1. B 在胎盘娩出后，宫底在脐下 1 指，产后第 1 天稍上升平脐，以后每天下降 1~2cm，产后 10 天降入骨盆腔内。

2. D T 管一般放置 2 周左右，术后 10~14 天试行夹闭 T 管 1~2 天。若无腹胀、腹痛、发热及黄疸等症状，行 T 管造影，引流 24 小时以上。如胆道通畅、无结石和其他病变，再次夹闭 T 管 24~48 小时，无不适症状方可拔管。

3. B 滴虫阴道炎阴道分泌物的典型特点为稀薄脓性、泡沫状、有异味。稀薄呈泡沫状、有异味是滴虫无氧酵解碳水化合物，产生腐臭气体所致；呈脓性是因其中含有大量白细胞。

4. D 短暂性脑缺血发作的主要病因是动脉粥样硬化，起病突然（不选 A），持续时间短暂（不选 B），无意识障碍，表现为局灶性神经功能丧失（选 D），反复发作（不选 C），24 小时内可完全恢复（不选 E）。

5. D 肺结核患者若出现高热不退、呼吸急促，提示结核分枝杆菌毒力较强，全身中毒症状较重，病情进展时可出现热性惊厥、严重电解质紊乱或呼吸衰竭等情况，应加强护理。

6. B 急性左心衰患者应给予高流量氧气吸入，氧流量 6~8L/min，目的是使肺泡内压力增高（选 B），减少肺泡内毛细血管渗出液产生（不选 E）；同时进行乙醇湿化，能降低肺泡内泡沫的表面张力（不选 C、D），使泡沫破裂消散，从而改善肺泡通气，迅速缓解缺氧症状。

7. C 止血药和促凝药仅用于并发上消化道出血或凝血障碍者，对脑出血无效。

8. D 对输卵管因素导致的不孕症，应主要行输卵管通畅度的检查。输卵管通畅度检查包括输卵管通液术、子宫输卵管造影、B 超下输卵管过氧化氢溶液通液术、腹腔镜直视下行输卵管通液（亚甲蓝液）等，有条件者还可使用输卵管镜。其中子宫输卵管造影为最有价值的检查项目。

9. B 三腔二囊管压迫适用于食管胃底静脉曲张破裂在药物治疗无效且不具备内镜、介入手术操作的大出血时暂时使用（选 B）。消化性溃疡出血常用质子泵抑制剂（H^+-K^+-ATP 酶抑制剂，不选 A）、H_2 受体拮抗剂（如西咪替丁）抑制胃酸分泌，减少出血（不选 D）。冰盐水洗胃可收缩胃黏膜血管，减少血流（不选 C）。胃镜常用于消化性溃疡出血的诊断，同时可在胃镜下高频电灼止血（不选 E）。

10. C 股疝表现为腹股沟韧带下方隐静脉裂孔处形成一半球形的突起，多见于 40 岁以上妇女，与女性骨盆较大、联合肌腱和腔隙韧带较薄弱，使股管上口宽大松弛有关。

11. A 肺是多器官功能障碍综合征最常见的器官，同时也是最常见的首发器官。肺容易受损伤的主要原因包括来自全身的静脉血中的细菌、内毒素等将在肺内被处理；肺组织中的巨噬细胞被激活后可释放大量炎症介质；肺内小血管内皮细胞与炎症细胞作用，释放大量炎性介质等。

12. D 常用的生物碱类抗肿瘤药包括长春新碱、长春碱、羟喜树碱及紫杉醇等，主要干扰细胞内纺锤体的形成，使细胞停留在有丝分裂中期（选 D）。顺铂属铂类化合物抗肿瘤药（不选 B）。氮芥属烷化剂类抗肿瘤药（不选 C）。多柔比星、柔红霉素属蒽环类抗生素抗肿瘤药（不选 A、E）。

13. B 与同一性伴侣发生自然流产连续 3 次或 3 次以上称为复发性流产。

14. B 腹部手术后，待肠蠕动恢复、肛门排气后停止胃肠减压，若无腹胀不适可拔除胃管。

15. A 腹膜炎是腹膜透析最主要的并发症，多由腹膜透析操作时接触污染、胃肠道炎症、腹透管出口处或皮下隧道感染引起，常见病原体为革兰阳性球菌，临床表现为腹痛、发热、腹部压痛、反跳痛、腹膜透析液浑浊等。

16. E 革兰阴性菌所致的感染一般较严重，此类细菌的主要毒性在于内毒素，较少形成转移性脓肿。可出现“三低”现象（低温、低白细胞、低血压，不选 A、B、C），早期即可发生感染性休克（选 E）。休克出现早，持续时间长，表现为四肢厥冷（不选 D）、发绀、少尿或无尿，发生感染性休克者较多，以外周血管阻力显著增加导致的冷休克多见。

17. D 宫颈癌晚期可根据肿瘤累及范围出现不同的继发性症状，累及盆壁、闭孔神经、腰骶神经等，可出现严重持续性腰骶部或坐骨神经痛（选 D）。侵犯膀胱或直肠时，可出现尿频、尿急、便秘等（不选 A）。癌肿压迫或累及输尿管时，可引起输尿管梗阻、肾盂积水及肾衰竭（不选 C）。晚期癌组织坏死继发感染时则出现大量脓性或米泔样或恶臭白带（不选 E）。

18. A 宫内节育器的放置时间包括月经干净后 3~7 天，且无性生活（选 A）；自然分娩后 42 天，恶露已净，会阴切口愈合，子宫恢复正常时（不选 C）；剖宫产术后半年（不选 B）；人工流产术后宫腔深度＜ 10cm 者（不选 D）；哺乳期且排除早期妊娠者（不选 E）。

19. B 低渗性脱水的特点是失钠多于失水（选 B，不选 C），血钠＜ 135mmol/L（不选 D）。轻度缺钠者血钠＜ 135mmol/L，尿 Na^+ 减少，尿量不减少（不选 A）。症状较轻者仅静脉输注高渗盐水，如伴休克应先补充血容量，再补高渗盐水（不选 E）。

20. A 运动性失语指患者不能言语或只能讲 1~2 个简单的字，对别人的言语和书写的文字能理解，但要读出来却有困难和差错。

21. D 急性白血病患者继发感染的主要原因是成熟粒细胞减少，其次与人体免疫力降低有关。感染以口腔炎（不选 B）、牙龈炎、咽峡炎（不选 A）最常见，也可有肺炎（不选 E）、肠炎、肾盂肾炎、肛周炎（不选 C）、肛周脓肿。

22. D 急性盆腔炎以抗生素治疗为主，必要时行手术治疗。抗生素治疗可清除病原体，改善症状及体征，减少后遗症。经恰当的抗生素积极治疗，绝大多数盆腔炎性疾病能彻底治愈，通常选择广谱抗生素或联合用药。

23. C 急性肾小球肾炎是 A 组 β 溶血性链球菌引起的急性上呼吸道感染或皮肤感染后的免疫复合物肾小球肾炎，好发于 5~14 岁儿童和青少年。

24. C 充溢性尿失禁是由于各种原因使膀胱排尿出口梗阻或膀胱逼尿肌失去正常张力，引起尿液潴留，膀胱过度充盈，造成尿液从尿道不断溢出。常见原因有脊髓损伤早期的脊髓休克阶段、脊髓肿瘤导致的膀胱瘫痪等神经系统病变，良性前列腺增生、膀胱颈梗阻及尿道狭窄等。

25. D 肝性脑病主要由氨中毒引起，腹泻可减少氨的吸收，不会诱发肝性脑病（选 D）。肝性脑病的常见诱因包括上消化道出血（不选 A）、高蛋白饮食（不选 B）、饮酒、便秘、感染（不选 C）、尿毒症、低血糖、严重创伤、外科手术，大量排钾利尿、过多过快放腹水，应用镇静催眠药和麻醉药等（不选 E）。

26. C 溃疡性结肠炎的典型症状是反复发作的腹泻、黏液脓血便及腹痛（不选 A）；有“疼痛一便意一便后缓解”的规律（不选 D）；因直肠炎症刺激，患者多伴有里急后重，不会出现便秘（选 C，不选 B）。大便次数及便血的程度与病情轻重有关，轻者排便 2~3 次 / 天，便血轻或无；重者排便＞ 10 次 / 天，脓血便明显，甚至大量便血（不选 E）。

27. D 类风湿关节炎是一种以慢性、侵蚀性多关节炎为主要表现的自身免疫性疾病，主要表现为手、腕、膝、踝和足等小关节受累为主的对称性、持续性、进展性多关节炎。晨僵是类风湿关节炎最突出的临床表现，往往持续时间超过 1 小时，活动后可减轻，其时间长短是反映关节滑膜炎症程度的一个指标。

28. B 流行性腮腺炎是由腮腺炎病毒引起的急性呼吸道传染病，以腮腺非化脓性炎症、腮腺肿痛为特征（不选 C）。腮腺肿大常先见于一侧（不选 A）。肿块位于下颌骨后方和乳突之间，以耳垂为中心（选 B）；边缘不清，表面发热但多不红（不选 D），有触痛；2~3 天达高峰，持续 4~5 天后逐渐消退（不选 E）。

29. E 麻醉前禁食、禁饮，以保证胃排空，预防术中呕吐和误吸。

30. B 墨菲征阳性是指按压胆囊部位，嘱患者缓慢深吸气，如在吸气过程中炎症感染的胆囊下移与拇指接触后，患者感到疼痛而屏气的现象。

31. D 足月儿出生后2~3天出现生理性黄疸，4~5天达高峰，5~7天消退，持续1周左右，最迟不超过2周（选D）。产妇产后6周（42天）携婴儿至医院行全面检查（不选A）。产后6周内禁止性生活（不选E）。6个月以内婴儿提倡纯母乳喂养（不选B）。产后较晚月经复潮者，首次月经来潮前多有排卵，因此哺乳产妇月经虽未复潮，却仍可受孕，哺乳期应避孕（不选C）。

32. D 法洛四联症是最常见的青紫型先天性心脏病，患儿多有缺氧发作，诱因包括吃奶、哭闹、情绪激动、贫血、感染等，表现为呼吸困难、烦躁、青紫加重，严重者可因狭窄的肺动脉漏斗部突然发生痉挛，引起一过性肺动脉梗阻，使脑缺氧加重导致突然晕厥、抽搐。

33. B 慢性肾小球肾炎表现为蛋白尿、水肿、高血压和血尿等。其治疗要点是防止和延缓肾功能进行性减退，改善症状及防治严重并发症。控制高血压（血压＜130/80mmHg）和减少蛋白尿（尿蛋白＜1g/d）是两个重要治疗环节，因高血压和蛋白尿可加速肾小球硬化，促使肾功能恶化。首选药物为血管紧张素转换酶抑制剂（ACEI）或血管紧张素Ⅱ受体拮抗剂（ARB），既可降低血压，又能减少蛋白尿，保护肾脏功能。

34. C 肾盂造口管拔除后，为防止拔管后漏尿，应采用健侧卧位。

35. C 痔切除术后24小时内，嘱患者每4~6小时排尿1次（选C），避免因手术、麻醉、疼痛等原因造成尿潴留。术后24小时内可在床上活动四肢、翻身等，24小时后可适当下床活动（不选A）；术后1~2天应以无渣或少渣流质饮食、半流质饮食为主（不选B）。术后3天内尽量避免排便，以利于切口愈合；3天后如有便秘，可口服缓泻药物，但切忌灌肠（不选D）。术后观察患者有无排便困难及大便变细，如发生肛门狭窄，应在手术切口愈后及早行扩肛治疗（不选E）。

36. C 胃造口、空肠造口适用于长期营养支持的患者，食管癌晚期患者需要长期营养支持，可采用手术造口或经皮内镜辅助胃（或空肠）造口行长期管饲（选C）。鼻胃管和鼻肠管适用于短期（＜2~3周）营养支持的患者（不选A、D）。能接受肠内营养的患者应优先选用肠内营养（不选B、E）。

37. C 肺癌最常见的症状是咳嗽，多为刺激性干咳或有少量黏液痰，痰中带血，伴胸闷、气促、发热、食欲减退、消瘦等，中央型肺癌胸部X线检查示肺门毛刺状阴影。支气管镜检查是诊断中央型肺癌最可靠的手段。

38. C 空肠梗阻呕吐出现较早且较频繁，主要表现为腹痛、腹胀及肛门有少量排气，由于空肠黏膜的环状皱襞在肠腔充气，腹部X线检查示“鱼肋骨刺状”阴影（选C）。回肠扩张的肠袢多，腹部X线检查可见阶梯状的液平面(不选D)。结肠胀气位于腹部周边，腹部X线检查示结肠袋形（不选E）。肠套叠X线钡剂检查呈杯口状或弹簧状阴影（不选B）。

39. B 呼吸困难是颈椎前路手术最危急的并发症，患者表现为呼吸困难、张口状急迫呼吸、应答迟缓、口唇发绀等。导致其发生的原因包括切口内出血，血肿压迫气管，喉头水肿压迫气管，术中损伤脊髓等。当血肿形成压迫气管时，可见颈部明显肿胀。

40. E Ⅲ度子宫脱垂合并阴道前后壁膨出属于重度患者，首选手术治疗；无生育要求者，可选择全子宫切除术及阴道前后壁修补术。

41. A 感染性休克的血流动力学有高动力型和低动力型两种。高动力型感染性休克外周血管扩张、阻力降低，心排血量正常，患者皮肤温暖、干燥，又称为暖休克。

42. D 局部麻醉药的毒性反应早期可出现眩晕、嗜睡、惊恐不安、定向障碍、血压升高、心率增快等；继续发展可出现肌肉抽搐、惊厥，导致呼吸困难；最终表现为全面抑制，出现严重低血压、心律失常，甚至心脏骤停等。

43. C 急性胰腺炎的治疗原则为减轻腹痛，减少胰液分泌，防治并发症，首要的措施是禁食（选C）、禁水和胃肠减压，以减少胰液分泌。其他治疗还包括抑制胰酶活性（如抑肽酶，不选D）、早期抗感染（不选A）、镇痛、静脉输液和营养支持等。

44. B 静脉注射化疗药时，一旦发生药物外渗，应立即停止药物输注，保留针头接注射器回抽外渗药液，以保护皮肤黏膜，并根据药物特性，相应选择冰袋冷敷、热敷、局部封闭治疗等措施。

45. D 无排卵性异常子宫出血者全身及内、外生殖器官无明显器质性病变，表现为月经周期紊乱、经期长短不一、流血量时多时少，甚至大量流血。对处在绝经过渡期患者以止血、调整周期、减少经量、预防子宫内膜病变为原则。首选的止血方法为诊断性刮宫，可立即有效止血，并了解子宫内膜病理，具有诊断及治疗价值。

46. E 小儿在出生后1年（即婴儿期）生长最快，尤其是前3个月，出现第一个生长高峰（不选A）；第2年生长速度逐渐减慢，至青春期又猛然加快，出现第二个生长高峰（选E）。

47. D 妊娠32~34周、分娩期及产后3天是心脏负担最重的时间，极易诱发心力衰竭。

48. D 妊娠中晚期，孕妇体内拮抗胰岛素样物质增加，使孕妇对胰岛素的敏感性随妊娠周数增加而下降，为维持正常糖代谢水平，胰岛素需求量不断增加（不选A）。妊娠合并糖尿病孕妇由于妊娠期复杂的代谢变化，加之高血糖及胰岛素相对或绝对不足，代谢紊乱进一步发展到脂肪分解加速，血清酮体急剧升高，进一步可发展为酮症酸中毒，是孕妇死亡的主要原因（选D）。此外，糖尿病还可使孕妇羊水过多发生率增高（不选B），合并羊水过多易发生早产，早产发生率增高（不选C）。糖尿病对胎儿的影响包括巨大儿和胎儿畸形发生率高，与双胎妊娠没有绝对关系（不选E）。

49. E 为尽快恢复乳腺癌术后患者的患肢功能，应鼓励和协助其早期开始患侧上肢的功能锻炼。一般术后24小时内开始活动手部及腕部（不选B）；术后1~3天进行上肢肌肉等长收缩（不选A）；术后3~5天活动肘部（不选C）；术后1周待皮瓣基本愈合后可进行肩部活动、手指爬墙运动，直至患侧手指能高举过头、自行梳理头发（选E，不选D）。

50. C 回肠末段是伤寒肠道病变的好发部位，以肠穿孔最严重，多见于病程第2~3周。

51. A 血钙包括结合钙与游离钙，结合钙绝大部分与血白蛋白结合；肾病综合征患儿因大量蛋白尿和低白蛋白血症，导致钙结合蛋白丢失、结合钙降低，引起血钙降低。

52. C 人工流产术的适应证包括妊娠14周内自愿要求终止妊娠而无禁忌证者；因各种疾病如冠心病，不宜继续妊娠者（不选D）。药物流产失败，怀疑有不全流产时应及时行刮宫术（不选B）。人工流产术的禁忌证包括生殖器官急性炎症（不选A）；全身情况不良者，不能耐受手术（选C）；术前两次体温均在37.5℃以上（不选E）。

53. E 维生素可分为水溶性和脂溶性2大类。水溶性维生素包括维生素B族、维生素C和生物素（选E）。脂溶性维生素包括维生素A（不选A）、维生素D（不选B）、维生素E（不选C）、维生素K（不选D）。

54. E 胎膜早破者应严密观察生命体征变化，及时发现感染征象，胎膜破裂超过12小时遵医嘱应用抗生素（选E）。发生胎膜早破应及时入院，绝对卧床休息，取左侧卧位并抬高臀部或取头低足高位，防止脐带脱垂引起胎儿缺氧或宫内窘迫（不选A、C）。定时监测胎心率变化，如有脐带受压或脐带脱垂，应在数分钟内终止妊娠（不选B）。胎膜早破者应避免刺激，减少不必要的肛门和阴道检查（不选D）。

55. E 胎盘剥离征象包括宫体变硬呈球形（不选A），胎盘剥离后降至子宫下段，下段被扩张，宫体呈狭长形被推向上方，宫底升高达脐上（不选B）；阴道少量流血（不选C）；阴道口外露的脐带自行延长（不选D）；用手掌尺侧在产妇耻骨联合上方轻压子宫下段，宫体上升而外露的脐带不再回缩（选E）。

56. E 唐氏综合征的特征性表现为智能落后、特殊面容以及生长发育迟缓，并可伴有多种畸形。智能落后是本病最突出、最严重的临床表现（不选A）；特殊面容表现为表情呆滞，眼距宽、睑裂小、双眼外眦上斜，头小而圆、前囟大且关闭延迟等（选E，不选C）；生长发育迟缓表现为身材矮小，骨龄落后于实际年龄（不选B）。有特殊皮肤纹理，如手掌可出现猿线等（不选D）。

57. C 腺病毒肺炎多见于6个月至2岁婴幼儿（不选A），临床特点为起病急骤（不选B）、高热持续时间长、中毒症状重及胸部X线改变较肺部体征出现早（选C），易合并心肌炎和多器官功能障碍综合征。

58. C 结核性脑膜炎早期（前驱期）特点主要为小儿性情的改变，患儿表现为少言、懒动、烦躁、易怒等，可有发热、食欲减退等；年长儿可自诉头痛；婴儿表现为蹙眉皱额，或凝视、嗜睡，或发育迟滞等。

59. A 小儿心力衰竭的临床诊断依据包括安静时心率增快，婴儿＞180次/分，幼儿＞160次/分，不能用发热或缺氧解释（不选E）；呼吸困难、青紫突然加重，安静时呼吸达60次/分以上（不选B）；肝大，达肋下3cm以上（不选C）；心音低钝、奔马律等（选A）；突然出现烦躁不安（不选D）、面色灰白、尿少、下肢水肿等表现。

60. D 新生儿败血症可并发肺炎、脑膜炎、骨髓炎等，其中以化脓性脑膜炎最为常见。

61. C 动脉导管未闭可有咳嗽、气促、水冲脉等表现，胸部X线检查可见肺门阴影增粗、肺野充血、肺动脉段突出，可在胸骨左缘第2、3肋间闻及粗糙响亮的连续性机器样杂音（选C）。房间隔缺损可在胸骨左缘第2、3肋间闻及喷射性收缩期杂音（不选A）。室间隔缺损可在胸骨左缘第3、4肋间闻及粗糙的全收缩期杂音（不选B）。法洛四联症是最常见的青紫型先天性心脏病，可在胸骨左缘第2~4肋间闻及喷射性收缩期杂音（不选D）。肺动脉狭窄可在肺动脉瓣区触及收缩期震颤，并可闻及响亮的喷射性全收缩期杂音（不选E）。

62. E 动脉导管未闭患儿当肺动脉压升高，超过主动脉压时，左向右分流明显减少或停止，产生肺动脉血流逆向分流入降主动脉，患儿呈现差异性青紫，下半身青紫，左上肢可有轻度青紫，而右上肢正常。

63. E 动脉导管未闭若合并重度肺动脉高压，即出现青紫，偶因扩大的肺动脉压迫喉返神经而引起声音嘶哑。

64. D 当酸碱平衡失调的患者pH处于正常范围（7.35~7.45）内时，考虑其正处于代偿期。二氧化碳分压（$PaCO_2$）为判断酸碱失衡的呼吸性指标，$PaCO_2$正常值为35~45mmHg，$PaCO_2$＜35mmHg为呼吸性碱中毒，$PaCO_2$＞45mmHg为呼吸性酸中毒。碱剩余（BE）为判断酸碱失衡的代谢性指标，正常值为－3~＋3，正值增大为代谢性碱中毒，负值增大为代谢性酸中毒。

65. C 呼吸性酸中毒是由各种原因所致的肺泡通气功能不足导致，处理原则是积极治疗原发疾病，改善通气功能，解除呼吸道梗阻，必要时行气管插管或气管切开并使用呼吸机辅助呼吸。

66. A 糖尿病酮症酸中毒的诱因有急性感染、胰岛素不适当减量或突然中断治疗、饮食不当、严重疾病、创伤、手术、精神刺激等，其临床表现主要是乏力和“三多一少”，恶心、呕吐、头痛、嗜睡及呼吸深快有烂苹果味；随病情发展会出现严重失水，尿量减少、皮肤弹性差、脉细速、血压下降；晚期出现意识障碍甚至是昏迷，血酮体多在3.0mmol/L以上，血糖一般为16.7~33.3mmol/L，甚至更高。

67. A 糖尿病酮症酸中毒后期严重失水，尿量减少、皮肤干燥、口干等；血糖一般为16.7~33.3mmol/L。严重失水时最重要的护理问题是“体液不足　与糖尿病酮症所致的脱水有关”，需要立即大量补液。

68. D 骨折后功能锻炼的目的包括促进肢体血液循环（不选B）；促进骨折愈合，防止并发症发生（不选E）；保持和恢复关节运动的幅度，防止关节僵硬（不选C）；保持和恢复肌肉力量及耐力，防止肌肉萎缩（选D）防止骨质脱钙，预防骨质疏松；改善全身功能（不选A）。

69. A 骨折患者肢体锻炼和固定要同时进行，强调早期开始活动训练，能减少创伤性骨关节炎的发生，有助于功能恢复。石膏固定术当天患者即应开始功能锻炼。

70. D 我国食管癌以鳞癌为主，少数为腺癌。

71. E 中晚期食管癌根据病理形态可分为4型，包括髓质型、蕈伞型、溃疡型、缩窄型，其中以髓质型最多见，癌组织累及食管全周或大部分。

72. D 原发性肝癌的发病与肝硬化有关，主要表现为肝大、肝区疼痛、黄疸、消化道症状和全身恶病质，可出现血性腹水（选D）。肝肾综合征主要表现为少尿、无尿及氮质血症（不选C）。慢性肝性脑病常见于肝硬化患者，以慢性反复发作性木僵和昏迷为突出表现（不选E）。

73. C 早期肝癌应尽量采取手术切除，对于不能切除者可采取多种综合治疗措施。肝动脉栓塞化疗是目前非手术中晚期肝癌的常用方法，经肿瘤的供血动脉注入栓塞剂，阻断肿瘤的供血，使其发生坏死。

74. A 头颅CT或MRI检查是诊断颅内占位性病变的首选方法，结合二者的检查结果，不仅能明确诊断，而且能确定肿瘤的位置、大小及周围组织情况（选A）。头颅X线检查主要用于诊断颅骨骨折（不选B）。脑血管造影检查常用于诊断脑血管疾病，可明确脑缺血和脑出血的部位及程度（不选D）。

75. D 常用于降低颅内压的药物有20%甘露醇溶液、呋塞米等。甘露醇溶液性质稳定，脱水作用强，反跳现象轻，是当前应用最广泛的渗透性脱水药。

76. C 肺性脑病是由于呼吸衰竭所致缺氧、二氧化碳潴留而引起的神经精神障碍综合征，常继发于慢性阻塞性肺疾病，主要表现为神志淡漠、嗜睡、昏迷、抽搐、扑翼样震颤、腱反射减弱或消失等（选C）。感染性休克常继发于严重胆道感染、急性化脓性腹膜炎、脓毒症等，常伴血压降低（不选B）。消化道出血常有呕血和黑便症状（不选A）。弥散性血管内凝血（DIC）主要表现为出血倾向、休克、微血管栓塞等症状（不选E）。

77. A 肺性脑病是由缺氧、二氧化碳潴留引起的神经精神障碍综合征。最重要的治疗是保持呼吸道通畅和氧疗，应持续低流量、低浓度给氧，保持PaO_2在60mmHg以上，防止高浓度吸氧抑制呼吸，加重缺氧和二氧化碳潴留。

78. B 急性心肌梗死的典型表现为胸骨后上中段或心前区压榨性疼痛，经休息和含服硝酸甘油不能完全缓解。心电图检查是急性心肌梗死最有意义的辅助检查，特征性改变为在面向透壁心肌坏死区的导联上出现宽而深的Q波（病理性Q波）、ST段弓背向上抬高、

T波倒置。根据异常导联来定位心肌梗死的部位，Ⅱ、Ⅲ、aVF导联示下壁心肌梗死（选B）；V_3~V_5导联示局限前壁心肌梗死；V_1~V_3导联示前间壁心肌梗死；V_1~V_5导联示广泛前壁心肌梗死（不选A）；V_7~V_9导联示后壁心肌梗死（不选C）。

79. A 多数急性心肌梗死患者会在发病1~2天内出现心律失常，下壁心肌梗死者易发生完全性房室传导阻滞（选A）。心力衰竭常表现为肺淤血和（或）体循环淤血（不选B）。心源性休克在胸痛发作时常有血压下降，伴有烦躁不安、面色苍白、皮肤湿冷、脉搏细速、尿量减少（不选C）。心室壁瘤和心脏破裂是急性心肌梗死的并发症，较少见，常在起病1周内发生（不选D、E）。

80. E 吗啡具有强大的镇痛作用，能改善由疼痛所引起的焦虑、紧张、恐惧等反应，从而缓解因胸痛使交感神经过度兴奋、心动过速、血压升高、心肌收缩力增强等不利因素，减少心肌耗氧量，预防快速性心律失常。此外还有扩张血管的作用，可缩小梗死病灶，减少心肌细胞死亡。

81. C 早期、快速并完全地开通梗死相关动脉是改善急性心肌梗死患者预后的关键。积极的治疗措施是起病3~6小时（最多12小时）内使闭塞的冠状动脉再通，心肌得到再灌注，首选经皮冠状动脉介入治疗（PCI）。无条件施行PCI或延误再灌注时机者，若无禁忌证，应立即予以溶栓治疗，常用药物有链激酶、尿激酶、阿替普酶等。

82. D 结肠癌的主要表现为排便习惯和大便性状的改变、腹痛等，其中左半结肠癌主要表现为血便、腹胀、便秘和肠梗阻，因肠腔相对狭小，癌肿多呈浸润生长型，易引起环状缩窄，发生肠梗阻。结肠癌首选结肠镜检查，可在直视下获取活组织行病理学检查，是诊断结肠癌最有效、可靠的方法。

83. E Dixon手术为直肠癌低位前切除术，可保留肛门，无须在左下腹行永久性乙状结肠单腔造口，因此无须观察造口黏膜血运情况（选E）。直肠癌术后卧床期间，鼓励患者床上翻身、活动四肢；术后第1天，患者情况许可时，可协助患者下床活动，以促进肠蠕动的恢复（不选C）。患者生命体征平稳后取半坐卧位，利于呼吸和引流（不选A）。术后2~3天肛门排气或造口开放后，可拔除胃管（不选B）。密切观察切口敷料情况，定时更换敷料，保持局部皮肤清洁干燥（不选D）。

84. A 急性一氧化碳中毒主要导致氧输送和氧利用障碍。高压氧舱治疗是最适宜的氧疗方式（选A），可使COHb半衰期缩短，增加血液中物理溶解氧，提高总体氧含量，促进氧释放和加速一氧化碳排出，迅速纠正组织缺氧，是一氧化碳中毒者最好的给氧方式。无高压氧舱条件再给予高浓度吸氧治疗（不选B）。

85. C 急性一氧化碳中毒程度依据血液中碳氧血红蛋白（COHb）浓度分为3级，轻度中毒10%~20%，中度中毒30%~40%，重度中毒达40%~60%。

86. C 处于生育期、有性生活史的妇女，平时月经周期规则，一旦月经过期，应考虑妊娠；子宫肌瘤合并妊娠时，可使子宫大于正常妊娠周数。

87. E 肌瘤对妊娠及分娩的影响与肌瘤类型、部位（不选B）、病变程度及大小密切相关（不选C、D）。妊娠期及产褥期肌瘤易发生红色变性，通常采用非手术治疗，可缓解症状。妊娠合并子宫肌瘤多能自然分娩，但应预防产后出血；若肌瘤阻碍胎儿下降应行剖宫产，术中是否同时行肌瘤切除术或子宫切除术，需要根据肌瘤大小、部位和患者的情况及生育意愿而定（不选A）。

88. C 弥漫性毒性甲状腺肿（Graves病）属自身免疫性甲状腺疾病，有遗传倾向，常有程度不等的甲状腺肿大，呈弥漫性、对称性，质地中等，无压痛。甲状腺上下极可触及震颤，闻及血管杂音。其中，甲状腺触及震颤、闻及血管杂音是具有诊断意义的体征。

89. A 丙硫氧嘧啶的药理作用是抑制甲状腺内过氧化物酶系，从而抑制甲状腺激素的合成，同时还具有阻止T_4转化为T_3的作用，是甲状腺危象的首选药物。

90. C 重症胆管炎的基本病理改变为胆道梗阻和胆管内化脓性感染，患者可有休克和神经系统症状，主要表现为血压下降、脉搏细速、神志淡漠、嗜睡、昏迷等，应重点观察患者的血压情况，警惕休克发生。

91. D 急性胆管炎患者应禁食、胃肠减压（选D），给予肠外营养支持，应用抗生素（不选B），静脉输液以纠正水、电解质紊乱及酸碱失衡（不选A）。观察患者的腹部体征、神志及意识情况等（不选C、E），如出现神志淡漠、嗜睡、昏迷等症状时，表明患者病情恶化，应及时手术处理。

92. A 乳腺癌最常见的表现为乳房肿块，早期为无痛、单发的小肿块，质硬，表面不光滑，与周围组织分界不清，活动度差；癌细胞侵入乳管使之缩短，把乳头牵向癌肿方向，可造成乳头内陷（选A）。乳腺囊性增生病的主要表现为一侧或双侧乳房胀痛和肿块，肿块的大小和质地常随月经周期而变化（不选B）。乳房纤维腺瘤肿块表面光滑，易于推动（不选C）。乳管内乳头状瘤的典型表现为乳头溢液，可为血性、暗棕色或黄色液体（不选D）。急性乳腺炎表现为患侧乳房局部变硬、红肿、发热，有压痛及搏动性疼痛（不选E）。

93. B 乳房肿块为乳腺癌最常见的症状，早期为无痛、单发的小肿块，以乳房外上象限最常见。

94. D 雌激素（雌酮和雌二醇）紊乱是乳腺癌发病最主要和最直接的原因（选 D）。其他因素包括月经初潮早（＜12 岁）、绝经期晚（＞52 岁，不选 E）、不孕或初次足月产迟；有乳腺癌家族史者（不选 B）；营养过剩、肥胖和高脂饮食可加强或延长雌激素对乳腺上皮细胞的刺激，从而增加发病率（不选 A、C）。

95. A 维生素 D 缺乏性手足搐搦症是维生素 D 缺乏性佝偻病的伴发症状之一。维生素 D 继续缺乏，血钙持续下降而甲状旁腺不能代偿性分泌增加，以致血钙继续降低，当血清总钙＜1.75~1.88mmol/L，或游离钙＜1.0mmol/L 时可引起神经肌肉兴奋性增高，出现手足抽搐、喉痉挛和惊厥。

96. D 维生素 D 缺乏性手足搐搦症的惊厥为低钙性惊厥，其典型表现为突然发生意识丧失，眼球上翻，双眼凝视，局部或全身肌群出现强直性或阵挛性抽搐等。若不及时治疗可发生窒息，此时应先控制惊厥，再及时补充钙剂。

97. C 维生素 D 缺乏性手足搐搦症惊厥发作，应先解痉后给予钙剂治疗（不选 B）。钙剂治疗常用 10% 葡萄糖酸钙 5~10ml，以 5%~10% 葡萄糖液稀释 1~3 倍后静脉滴注或缓慢静脉推注（选 C）。钙剂不可皮下或肌内注射，以免造成局部坏死（不选 D、E）。惊厥停止后改口服钙剂，钙剂不与牛奶同服，以免影响吸收（不选 A）。

98. A 维生素 D 缺乏性手足搐搦症的患儿应多摄入富含维生素 D 和钙的食物（选 A，不选 E）。夏季气温太高，可在阴凉处活动，宜在上午 10 时前和下午 4 时后接受太阳照射，尽量暴露皮肤（不选 B）。冬季室内活动时开窗，让紫外线能够透过（不选 C）。避免过早过久地坐、站、走，预防骨骼畸形和骨折（不选 D）。

99. D 营养性巨幼细胞贫血为大细胞性贫血，红细胞减少较血红蛋白降低更明显（不选 A）。血涂片可见红细胞大小不等，以大细胞为多，易见嗜多色性和嗜碱点彩红细胞（不选 B）。网织红细胞、白细胞、血小板计数常减少（不选 E）。外周血的非分叶核中性粒细胞的百分率增高称为核左移；营养性巨幼细胞贫血中性粒细胞呈分叶过多现象（核右移，选 D，不选 C）。

100. A 营养性巨幼细胞贫血应根据患儿的活动耐受情况，安排休息与活动，一般不需要卧床休息（选 A）。遵医嘱使用维生素 B_{12} 和叶酸治疗至临床症状好转、血象恢复正常（不选 C）。长期严重维生素 B_{12} 缺乏的患儿可出现局部或全身震颤甚至抽搐、感觉异常、共济失调等，应限制患儿活动，必要时遵医嘱给予镇静药，以免发生外伤（不选 D）。

强化试卷九

1. A 小儿的红细胞和血红蛋白随年龄不同而有差异，其中 6 个月至 6 岁小儿贫血的诊断标准是血红蛋白＜110g/L。

2. E 重度营养不良患儿体重低于正常均值的 40% 以上。轻度营养不良的患儿体重低于正常均值的 15%~25%；中度营养不良患儿体重低于正常均值的 25%~40%。

3. A 产后随子宫蜕膜脱落，含有血液、坏死蜕膜等组织经阴道排出，称为恶露。恶露有血腥味，但无臭味（不选 D），持续 4~6 周，总量为 250~500ml。恶露根据其颜色、内容物及时间不同，分为 3 种。血性恶露持续 3~4 天，因含大量血液得名，色鲜红，有大量红细胞、坏死蜕膜组织和少量胎膜（选 A）。浆液恶露持续 10 天左右，色淡红，有较多坏死蜕膜组织、宫腔渗出液、宫颈黏液，少量红细胞及白细胞，且有细菌（不选 B）。白色恶露一般持续 3 周左右（不选 E），呈白色，有大量白细胞、坏死蜕膜组织、表皮细胞及细菌等（不选 C）。

4. E 在输注肠内营养液的过程中，每 4 小时抽吸 1 次胃内残余量，如大于 100~150ml 应暂停输注（选 E）。成人肠内营养输注时应循序渐进，开始时采用低浓度、低剂量、低速度，逐渐增加。本题干扰选项的数据有争议，七轮外科护理学 P51 数据：经肠管给予营养液应从 1/4~1/2 浓度开始，起始速度 20~50ml/h，起始量 500~1000ml/d，5~7 天达到速度 100ml/h，总量 2000ml/d（不选 C）。九轮外科学 P105 数据：一般第 1 天用 1/4 总需要量，如能耐受第 2 天可增加至 1/2 总需要量，第 3、4 天增加至全量（不选 B）；开始输注时速度一般为 50ml/h，以后每 12~24 小时增加 25ml/h，最大速度为 125~150ml/h。

5. B 人体代谢过程中不断产生酸性和碱性物质，必须通过体内缓冲系统及肺、肾的调节作用使细胞外液 pH 稳定在正常范围。肺通过改变二氧化碳排出量来调节酸碱平衡；肾通过改变排出固定酸及保留碱性物质的量使血浆 pH 稳定。

6. A 肺炎链球菌属革兰阳性球菌，治疗首选青霉素；青霉素可抑制其细胞壁合成，使菌体失去渗透屏障而膨胀、裂解（选 A）。若对青霉素过敏或耐药者，可应用喹诺酮类药物（如氧氟沙星）。红霉素属大环内酯类抗生素，我国肺炎链球菌对大环内酯类药物耐药率高（不选 B）。庆大霉素、阿米卡星属氨基糖苷类抗生素，主要对革兰阴性杆菌和金黄色葡萄球菌有较强抗菌活性，对肺炎链球菌等多数革兰阳性菌作用差（不选 C、D）。

7. D 肛裂患者的临床特点为疼痛、便秘、出血，排便时常在大便表面或便纸上见到少量血迹或滴鲜血，大量出血少见。

8. A 手术切除范围应考虑癌灶侵犯程度和范围。Ⅱ A 期时癌灶侵犯阴道上 2/3，无宫旁浸润，Ⅱ B 期即有宫旁浸润，但未达盆壁；当宫颈癌属于Ⅱ A 期及以下时可保留卵巢，此时癌灶还未出现宫旁浸润，侵犯卵巢（选 A，不选 B）。宫颈癌Ⅲ期癌灶已扩散盆壁和（或）累及阴道下 1/3，导致肾盂积水或肾衰竭（不选 C、D）。Ⅳ期宫颈癌播散超出真骨盆或浸润膀胱黏膜、直肠黏膜（不选 E）。

9. D 新生儿黄疸分为生理性黄疸和病理性黄疸。病理性黄疸多于出生后 24 小时内出现并迅速加重，血清胆红素＞205.2~256.5μmol/L（12~15mg/dl），黄疸持续时间长（足月儿＞2 周，早产儿＞4 周，不选 E），黄疸退而复现（选 D）。生理性黄疸的患儿一般情况良好（不选 C），足月儿出生后 2~3 天出现黄疸（不选 A），4~5 天达高峰，持续时间不超过 2 周；早产儿黄疸多于出生后 3~5 天出现，5~7 天达到高峰（不选 B）。

10. D 主动免疫指给易感者接种特异性抗原，刺激机体产生特异性免疫抗体，从而产生主动免疫力，是预防接种的主要内容（选 D，不选 A）。被动免疫制剂主要用于应急预防和治疗（不选 C），在持续 1~5 年后逐渐减少（不选 B），须适时地安排加强免疫，以巩固免疫效果（不选 E）。

11. A 化疗过程中最严重的不良反应为骨髓抑制，主要表现为外周血白细胞及血小板的减少。

12. C 嗜睡是最轻的意识障碍，患者处于病理性的睡眠状态，可被唤醒，醒后能保持短时间的觉醒状态，但反应较迟钝，一旦刺激去除，又迅速入睡。

13. E 黄体功能不足表现为月经周期缩短（选 E，不选 B），月经频发，易并发不孕或妊娠早期流产（不选 D），基础体温为双相型（不选 C）。黄体功能异常好发于生育期妇女（不选 A）。

14. B 磺酰脲类药物主要是刺激胰岛 β 细胞分泌胰岛素（选 B）。α- 葡萄糖苷酶抑制药的主要作用为延缓碳水化合物吸收，降低餐后高血糖（不选 A）。双胍类药物减少肝内糖异生及肝葡萄糖输出，促进葡萄糖的转运和利用。

15. E 机械通气患者气道峰压增高除提示疾病外，还可能有呼吸道分泌物过多、呼吸机管道堵塞或扭曲、气管插管的斜面贴壁或滑向一侧支气管等情况。

16. E 急性梗阻性化脓性胆管炎的治疗原则为边抗休克边紧急手术解除胆道梗阻并引流，常选用胆总管切开减压、T 管引流术，最关键的治疗是手术解除胆道梗阻并减压。

17. E 多数急性心肌梗死患者会在发病 1~2 天出现心律失常，下壁心肌梗死者易发生完全性房室传导阻滞；前壁心肌梗死易发生快速性心律失常。

18. A 心绞痛常因体力劳动或情绪激动诱发，疼痛主要位于胸骨体中、上段之后及心前区，持续时间多为 3~5 分钟，一般不超过 15 分钟，休息或舌下含服硝酸甘油可缓解。急性心肌梗死疼痛的部位和性质与心绞痛相同（选 A），常无明显诱因（不选 C），持续时间 10~20 分钟以上（不选 B），经休息或含服硝酸甘油不能完全缓解（不选 D），患者常伴有大汗、呼吸困难、恐惧和濒死感（不选 E）。

19. E 金黄色葡萄球菌和革兰阴性菌感染的化脓性脑膜炎应用药 21 天以上；肺炎链球菌、流感嗜血杆菌感染的化脓性脑膜炎，其抗生素治疗应是静脉滴注有效抗生素 10~14 天；伴有并发症的患儿应适当延长给药时间。

20. A 经产妇宫口扩张 4cm 且宫缩规律有力，初产妇宫口开全（10cm）时，做好接产准备工作，护送产妇上产床待产。

21. C 椎动脉型颈椎病是由椎 - 基底动脉供血不足所致，出现头晕、恶心、耳鸣、偏头痛等症状，或转动颈椎时突发眩晕而猝倒。

22. C 避孕套可阻止精子进入宫腔，且能防止性传播疾病（选 C）。宫内节育器主要起到改变宫腔内环境，干扰受精卵着床的作用（不选 E）。阴道杀精药是通过阴道给药灭活精子而起到避孕作用（不选 B）。

23. C 口服避孕药的常见不良反应有类早孕反应、不规则阴道流血又称突破性出血（不选 D）、闭经（不选 A）、体重增加（不选 E）、色素沉着等（不选 B）。

24. E 产褥感染的主要症状是发热、疼痛、异常恶露。产褥感染时产妇应加强营养，给予高蛋白、高热量、高维生素、易消化饮食，鼓励多饮水，保证足够的液体摄入（不选 B）。产妇应取半坐卧位或抬高床头，促进恶露引流，防止感染扩散（不选 A）。必要时遵医嘱应用抗生素治疗（不选 C）。指导产妇做好个人卫生（不选 D）。新生儿出生若无异常情况，应将产妇同新生儿置于同病房（选 E）。

25. A 早期食管癌 X 线检查表现为局限性食管黏膜皱襞增粗或中断，小的充盈缺损及龛影（不选 B、D）；中晚期则为不规则的充盈缺损和狭窄（不选 E），病变段食管僵硬（不选 C）。食管呈鸟嘴样改变主要见于贲门失弛缓症（选 A）。

26. D 使用硫酸镁时必须有膝腱反射存在（不选 B），呼吸≥ 16 次 / 分（不选 A），尿量≥ 600ml/24h 或 25ml/h（选 D），以上反应不满足时应停止硫酸镁的使用，以免发生硫酸镁中毒。

27. B 面、颈和前胸部烧伤时，应谨防吸入性损伤，此时应密切观察患儿呼吸状况，注意有无呼吸困难和窒息。

28. A 急性肾小球肾炎主要是由 A 组 β 溶血性链球菌感染诱发的免疫反应所致，多见于儿童，男性略多，于感染后 2 周起病，相当于抗原免疫后产生抗体的时间。临床特点为急性起病，表现为血尿、蛋白尿、水肿和高血压。80% 的患者可有晨起眼睑及下肢水肿。

29. E 在儿童期，肱骨下端有骨骺，若骨折线穿过骺板，有可能影响骨骺的发育，易出现“肘内翻或外翻”畸形（选 E）。“枪刺样”畸形见于桡骨远端伸直型骨折（不选 D）。“爪形手”畸形见于前臂缺血性肌挛缩（不选 C）。“纽扣花样”畸形和“天鹅颈样”畸形均见于类风湿关节炎（不选 A、B）。

30. D 脑出血最常见的病因是高血压合并细小动脉硬化，而绝大多数高血压脑出血发生在基底神经节的壳核及内囊区，约占脑出血的 70%。

31. A 脑震荡的主要表现为伤后立即出现短暂的意识丧失，持续时间一般不超过半小时（选 A）；同时伴有面色苍白、瞳孔改变、出冷汗、血压下降、呼吸浅慢等自主神经和脑干功能紊乱的表现（不选 B）。意识恢复后，对受伤当时和伤前近期的情况不能记忆，即逆行性遗忘（不选 C）；多有头痛、头晕、疲乏无力等症状（不选 D）。神经系统检查多无明显阳性体征（不选 E）。

32. C 内痔是发生于齿状线以上，由直肠末端黏膜下的痔内静脉丛扩大曲张和充血而形成的静脉团，无痛性、间歇性便后出鲜血是内痔的早期症状。

33. A 切口感染是急性阑尾炎最常见的术后并发症，多表现为术后 2~3 天体温升高，切口胀痛或跳痛，局部红肿、压痛等。首先应查看切口，可先试行穿刺抽出脓液，或于波动处拆除缝线、排出脓液，放置引流管，定期换药，短期可治愈。

34. B 内镜下逆行胰胆管造影插管时，注射造影剂压力过高、并发十二指肠乳头水肿等情况均可引发急性胰腺炎，腹痛是其主要表现和首发症状。淀粉酶测定是急性胰腺炎早期最常用和最有价值的检查方法。

35. C 等渗性脱水患者静脉补液可选用等渗盐水或平衡盐溶液，其渗透压与细胞外液相同，可快速补充丢失的体液。

36. D 胰十二指肠切除术后早期禁食，禁食期间给予肠外营养支持（不选 A），拔出胃管后从流质饮食、半流质饮食开始逐步恢复至正常饮食，给予高蛋白（不选 C）、高热量（不选 B、E）、高维生素、低脂饮食（选 D）。

37. D 皮牵引的重量一般不超过 5kg，适用于小儿股骨骨折；年老体弱者的股骨骨折，在夹板固定的同时辅以患肢皮牵引；手术前的辅助治疗，如股骨头骨折、股骨颈骨折、股骨转子间骨折等。

38. A 破伤风发作期的典型症状是肌紧张性收缩及阵发性强烈痉挛，出现相应的表现如牙关紧闭（不选 B）、张口困难、苦笑面容（不选 C）、颈强直（不选 D）、角弓反张（不选 E），累及膈肌可致呼吸困难，甚至呼吸暂停。发作时患者神志清楚、表情痛苦（选 A）。

39. C 全身麻醉期间可因反流和误吸引起肺水肿和肺不张（不选 D）；麻醉药物引起的呼吸抑制导致通气量不足（不选 A）；手术引起的应激可导致高血压（不选 E）。肺脂肪栓塞主要由骨折导致脂肪滴经破裂的静脉窦进入血液循环引起（选 C）。

40. D 特异性厌氧菌如破伤风梭菌、梭状芽孢杆菌等，通常引起局部外科感染，一般不导致全身性感染（选 D）。全身性感染常见的致病菌种类繁多，包括革兰阳性球菌如金黄色葡萄球菌、溶血性链球菌等（不选 B），革兰阴性杆菌如大肠埃希菌、肠球菌、铜绿假单胞菌等（不选 A、E），无芽胞厌氧菌如脆弱杆菌等，真菌如白假丝酵母菌等（不选 C）。

41. A 负压吸引术的适应证为妊娠 10 周内要求终止妊娠而无禁忌证者、患有某种严重疾病不宜继续妊娠者。

42. B 妊娠期高血压疾病的基本病理生理变化是全身小血管痉挛和血管内皮损伤。由于底蜕膜螺旋小动脉痉挛或硬化，引起远端毛细血管变性坏死甚至破裂出血，血液在底蜕膜层与胎盘之间形成胎盘后血肿，致使胎盘与子宫壁分离，易发生胎盘早剥，表现为突发性持续性腹痛，伴或不伴阴道流血。

43. B 妊娠晚期孕妇长时间仰卧位，右旋增大的子宫会压迫下腔静脉，引起回心血量减少，心排血量降低，血压下降，形成仰卧位低血压综合征，取左侧卧位即可以解除。

44. B 创伤愈合类型有一期愈合（原发愈合）和二期愈合（瘢痕愈合）。二期愈合以纤维结缔组织修复为主，修复较慢，瘢痕明显，愈合后对局部结构和功能有不同程度的影响（选 B）。一期愈合组织修复以原来细胞为主，仅含少量纤维结缔组织，局部无感染、血肿及坏死组织，组织结构和功能修复良好（不选 A、D）。

45. B 抗结核治疗是泌尿生殖系统结核的基本治疗手段，手术治疗必须在药物治疗的基础上进行。肾结核患者肾切除术前抗结核药物治疗至少 2 周，肾部分切除术前抗结核药物治疗至少 4 周。

46. C 阴道毛滴虫适宜在温度 25~40 ℃、pH 为 5.2~6.6 的潮湿环境中生长，在 pH5.0 以下或 7.5 以上的环境中则不生长。

47. B 腹股沟斜疝是疝囊经腹壁下动脉外侧的腹股沟管深环，向内、向下、向前斜行经腹股沟管，穿出腹股沟管浅环，并可进入阴囊（选 B）。腹股沟直疝是疝囊经腹壁下动脉内侧的直疝三角区直接突出而形成的疝（不选 C）。

48. C 输尿管结石绞痛的治疗以解痉镇痛为主，发作时应卧床休息，立即解痉镇痛，可给予阿托品、哌替啶等药物。

49. B 胎膜早破时，若不伴有胎儿窘迫，胎心率可正常（选 B）。正常阴道液 pH 为 4.5~5.5，羊水 pH 为 7.0~7.5，胎膜早破时阴道液 pH 升高，此时用 pH 试纸检测可呈蓝色（不选 A）。胎先露未衔接者胎膜早破后脐带脱垂的风险增加（不选 C）。胎膜破裂后，感染率增加，破膜超过 24 小时，感染率增加 5~10 倍（不选 D）。30%~40% 的早产与胎膜早破有关（不选 E）。

50. B 维生素 D 缺乏性佝偻病的病因包括围生期维生素 D 不足；日光照射不足（选 B）；生长速度快，需要增加（不选 A）；维生素 D 摄入不足（不选 C）；疾病影响，如胃肠道或肝胆疾病影响维生素 D 吸收（不选 D）；药物影响，如长期服用抗惊厥药物可导致维生素 D 不足（不选 E）。

51. A 关于消化性溃疡疼痛节律性的表述，九轮内科学 P359 为：餐后痛多见于胃溃疡；饥饿痛或夜间痛、进餐缓解多见于十二指肠溃疡，未提及疼痛的时间。七轮内科护理学 P260 为：胃溃疡疼痛多于餐后 1 小时内出现，再经 1~2 小时后缓解；十二指肠溃疡疼痛为空腹痛，即于餐后 2~4 小时或午夜时出现。本题胃溃疡疼痛在餐后 30 分钟出现与餐后 1 小时内出现在表述上更为接近。

52. B 狼疮性肾炎是系统性红斑狼疮（SLE）的肾脏损害，我国 SLE 患者以肾脏受累为首发表现的仅为 25.8%，但肾活组织检查显示肾脏受累几乎为 100%（选 B）。约 85% 的患者有关节痛（不选 A）。80% 的患者出现皮疹，多见于日晒部位（不选 C）。约 35% 的患者出现双侧、中小量胸腔积液（不选 E）。约 10% 的患者有心肌损害（不选 D）。

53. A 小儿轻度脱水表示有 3%~5% 体重或相当于 30~50ml/kg 体液的减少；中度脱水表示有 5%~10% 体重或相当于 50~100ml/kg 液体的丢失；重度脱水表示有 10% 以上的体重或相当于 100~120ml/kg 液体的减少。

54. C 对于糜烂面小，炎症浸润较浅者，可采用药物治疗，给予康妇特栓剂连续用药 7~10 天。

55. E 早期血栓闭塞性脉管炎，又称局部缺血期，Buerger 试验阳性（不选 D），主要的病理变化是血管痉挛，表现为患肢皮肤温度降低（不选 A）、酸胀无力、麻木、刺痛及烧灼感等，典型表现为间歇性跛行（不选 B），少数患者可伴游走性浅静脉炎（不选 C）。干性坏疽为血栓闭塞性脉管炎晚期表现（选 E）。

56. E 高血压水平分级：收缩压 140~159mmHg 和（或）舒张压 90~99mmHg 为 1 级（轻度）高血压（不选 C）；收缩压 160~179mmHg 和（或）舒张压 100~109mmHg 为 2 级（中度）高血压（不选 D）；收缩压≥ 180mmHg 和（或）舒张压≥ 110mmHg 为 3 级（重度）高血压。收缩压从 120mmHg 开始每增加 20mmHg 和（或）舒张压从 80mmHg 开始每增加 10mmHg，分级增加 1 级。正常高值也称临界高血压，指收缩压 120~139mmHg 和（或）舒张压 80~89mmHg（不选 B）。当收缩压和舒张压分属不同级别时，以较高的分级为准（选 E）。

57. C 巡回护士和器械护士的共同职责是术前、关腹前清点器械（选 C）。器械护士的职责包括术前访视，术前洗手、穿无菌手术衣、戴无菌手套（不选 B），协助医生消毒和铺无菌手术单，与巡回护士清点、核对物品，正确传递器械（不选 D），协助医生包扎（不选 E），整理用物等。巡回护士的职责包括术前准备用物，核对患者信息（不选 A），安置体位，与器械护士清点、核对物品，术中配合，术后整理等。

58. C　有机磷农药中毒主要引起毒蕈碱样、烟碱样和中枢神经系统症状和体征；严重的呼吸肌麻痹会引起呼吸衰竭，是有机磷农药中毒患者主要的死亡原因。

59. B　右心衰竭以体循环淤血为主要表现，胃肠道及肝淤血可引起腹胀、食欲减退、恶心等，是右心衰竭最常见的症状；水肿是右心衰竭的典型体征，由于体循环静脉压力增高所致。

60. B　妊娠期大量雌激素需要在肝内灭活，妨碍肝脏对脂肪的转运和胆汁的排泄，加之胎儿代谢产物需要经母体肝内解毒，分娩时体力消耗、缺氧，酸性代谢物质产生增多以及产后失血等因素，加重肝脏负担。妊娠晚期合并肝炎易发展为重型肝炎，增高孕、产妇死亡率。

61. A　慢性肾小球肾炎以蛋白尿、血尿、高血压和水肿为基本临床表现，水肿开始出现于组织疏松的部位如眼睑和颜面部，主要由肾小球滤过率降低，引起尿少和水、钠潴留所致。

62. D　慢性肾小球肾炎患者病情进展缓慢，但在感染（不选E）、劳累（不选A）、妊娠、血压升高（不选C）、使用肾毒性药物如氨基糖苷类抗生素（不选B）、预防接种及高蛋白（选D）、高脂或高磷饮食等情况下，可诱发肾功能急剧恶化，去除诱因后肾功能可有一定程度的缓解。

63. D　慢性肾小球肾炎治疗的主要目的是防止和延缓肾功能进行性减退（选D），改善症状及防治严重并发症，而不以消除蛋白尿和血尿为目标（不选C）；一般不使用激素和细胞毒药物，多采取综合治疗（不选B）。

64. D　甲状腺功能亢进症的体征可有程度不等的甲状腺肿大，呈弥漫性、对称性，质地中等，无压痛，甲状腺上下极可触及震颤，闻及血管杂音。其中最具有诊断意义的体征是弥漫性甲状腺肿伴血管杂音。

65. D　促甲状腺激素（TSH）是反映甲状腺功能最敏感的指标，是筛查甲状腺功能亢进症的一线指标。

66. A　Ⅱ型呼吸衰竭血气分析特点为 PaO_2 ＜ 60mmHg，同时伴有 $PaCO_2$ ＞ 50mmHg；呼吸衰竭患者应取半坐卧位或端坐位，促进肺膨胀，改善呼吸。

67. B　呼吸衰竭主要的治疗目标是纠正缺氧和 CO_2 潴留。

68. E　糖尿病的典型表现为“三多一少”即多尿、多饮、多食和体重下降。空腹及餐后 2 小时血糖升高是诊断糖尿病的主要依据，是判断糖尿病病情和控制情况的主要指标。头晕、乏力、心悸、躁动不安是低血糖的临床表现，需要立即急查微量血糖，根据检测结果给予正确的治疗。

69. A　1 型糖尿病多于儿童或青少年起病，胰岛β细胞被破坏而导致胰岛素绝对缺乏，具有发生糖尿病酮症酸中毒的倾向，需要胰岛素终身治疗。2 型糖尿病主要与遗传有关，从胰岛素抵抗为主伴相对胰岛β细胞功能缺乏，逐渐发展为胰岛β细胞缺乏为主伴胰岛素抵抗。

70. C　肠梗阻的主要表现为腹痛、呕吐、腹胀和停止排气排便。绞窄性肠梗阻腹痛呈持续性剧烈绞痛，呕吐物呈棕褐色或血性。

71. B　绞窄性肠梗阻应立即手术治疗，争取在肠坏死以前解除梗阻，恢复肠管血液循环。

72. B　头痛、呕吐及视神经乳头水肿称为颅内压增高“三主征”。头痛是最常见的症状，多位于额部及颞部，开始为阵发性，而后可发展为持续性，可因体位改变、咳嗽等加重。X 线检查可见颅骨颅缝分离（不选A），脑回压迹增多、加深（不选C），蛛网膜颗粒压迹增大、加深（不选E），蝶鞍扩大，蝶鞍骨质吸收（不选D），颅骨的局部破坏或增生等。

73. C　颅内压的正常值，成人为 70~200mmH_2O，儿童为 50~100mmH_2O。

74. B　服用铁剂一般需用至血红蛋白达正常水平后 2 个月，以补足铁的贮存量（选B）。铁剂服用宜从小剂量开始（不选A），在两餐之间服用（不选C），注意观察疗效与不良反应（不选E）。维生素C、稀盐酸、果糖、氨基酸等还原物质可增加铁的吸收，与铁剂同服可提高补铁效果（不选D）。

75. A　牛奶含铁量与人乳相似，但吸收率仅为 10%（选A）。动物性食物中铁的吸收率高，如瘦肉及肝脏的吸收率最高，可达 22%（不选C、E）。

76. E　检查胸膜腔闭式引流管是否通畅的最简单方法是观察水封瓶长玻璃管中水柱波动的情况。在肺未完全复张的情况下，长玻璃管内的水柱会随着呼吸运动过程中胸膜腔内压力变化而上下波动。

77. E　更换引流瓶或搬动患者时，应用止血钳双向夹闭引流管，防止空气进入，搬运患者可将瓶放于患者两腿之间。

78. A　若引流瓶损坏，立即用双钳夹闭胸膜腔闭式引流管，并更换引流装置；若在搬运过程中，不能及时取到血管钳，应将引流管反折捏紧防止空气进入。

79. C　水痘前驱期可有低热、头痛、食欲减退等症状，发热持续 1~2 天后出现皮疹，初为红色斑疹和丘疹，继之发展为透明饱满的水疱，约24小时后水疱浑浊并呈中间凹陷，壁薄易破。

80. B 水痘患儿高热时可用物理降温或适量的退热药，但禁用阿司匹林，以免增加瑞氏综合征（Reye综合征）的危险（选B）；对于免疫功能低下或正在使用免疫抑制药治疗的患儿，可肌内注射免疫球蛋白（不选E）；保持病室内温湿度适宜，定期通风换气（不选D）；患儿应隔离，加强护理（不选A）；抗病毒药物首选阿昔洛韦，一般应在皮疹出现的48小时内开始使用（不选C）。

81. D 新生儿颅内出血主要由缺氧和产伤引起，临床表现为意识改变，如激惹、嗜睡或昏迷等；呼吸改变，如呼吸增快、减慢等；颅内压增高表现，如脑性尖叫、前囟隆起、惊厥等；肌张力早期增高以后降低等（选D）。新生儿脑膜炎的典型表现为发热、进行性的意识改变、颅内压增高表现、脑膜刺激征及脑脊液改变等（不选A）。新生儿败血症表现为精神不佳、体温异常，转而发展为嗜睡，出现病理性黄疸、呼吸异常等（不选B）。新生儿低血糖指全血血糖＜2.2mmol/L，多数患儿无明显症状（不选C）。新生儿低钙血症指血清总钙＜1.75mmol/L或游离钙＜1.0mmol/L，表现为易激惹、肌肉抽动、烦躁不安等，多出现于出生后5~10天（不选E）。

82. D 新生儿颅内出血患儿出现烦躁、眼球上翻、双上肢及嘴角抽动等表现，提示发生惊厥，控制惊厥首选苯巴比妥镇静。

83. D 心脏毒性反应是洋地黄出现的严重不良反应，主要表现为各种心律失常。

84. E 洋地黄类药物可与心肌细胞膜上Na^+-K^+-ATP酶结合，促进Ca^{2+}内流，使肌浆内Ca^{2+}浓度升高，加强心肌的兴奋与收缩偶联，从而发挥强心作用；与钙剂合用可导致细胞内Ca^{2+}过高，引起心律失常，甚至造成猝死，使用洋地黄类药物禁补钙。

85. B 肺炎合并心力衰竭的患儿应给予高热量、高维生素易消化饮食，少食多餐，不宜过饱（选B）；吸吮困难者可滴管或鼻饲；限制水钠的摄入，限制输液量及输液速度（不选D），记录24小时液体出入量；必要时给予强心、利尿及血管扩张药（不选E）；定时测量体重；病情控制后可取半坐卧位或端坐位，双腿下垂，减少回心血量（不选A）；保持大便通畅，避免用力排便诱发心力衰竭（不选C）。

86. D 骨肉瘤的临床表现为早期间歇性隐痛，逐渐发展为持续性剧痛，夜间加重，可伴有局部肿块，关节活动受限和功能障碍，局部肿块表面皮温升高，局部静脉怒张等，X线检查示密质骨和髓腔有溶骨性骨质破坏，骨膜反应明显，可见Codman三角（选D）。骨巨细胞瘤的主要症状为疼痛和肿胀，X线检查为骨端偏心位、溶骨性、囊性破坏而无骨膜反应（不选C）。骨软骨瘤疼痛轻微，X线检查示干骺端有从骨皮质向软组织的骨性突起（不选E）。

87. D 成骨细胞胞质呈嗜碱性，碱性磷酸酶强阳性；此外，成骨细胞以细胞膜出芽方式向类骨质中释放基质小泡，小泡膜上有钙结合蛋白、碱性磷酸酶等。发生骨肉瘤时，密质骨和骨髓腔内有成骨性、溶骨性或混合性骨质破坏，碱性磷酸酶被释放入血，致血碱性磷酸酶升高。

88. E 骨肉瘤经典的治疗方法由术前化疗、病灶切除、术后化疗三部分组成。

89. E 恶性畸胎瘤的复发及转移率均高，复发后应及时再次手术（不选D），复发后可见未成熟肿瘤组织具有向成熟转化的特点，即恶性程度的逆转现象，如果畸胎瘤复发，恶性程度将减小（选E）。顺铂可致肾毒性，使用顺铂时，应鼓励患者多饮水并保证尿量每天在2500ml以上（不选A）。平阳霉素的不良反应有发热、胃肠道反应等（不选C），能够引起间质性肺炎和肺纤维化（不选B）。

90. D 妇科腹部手术后，鼓励患者早期下床活动促进胃肠道功能恢复，降低下肢深静脉血栓形成的风险（选D）。术后应了解患者的心理感受，鼓励患者说出担心的问题，及时给予解答（不选A）。术后肛门已排气者，可进食半流质饮食，逐渐恢复至正常饮食（不选B）。术前预防性使用抗生素，术后根据患者情况，遵医嘱停用抗生素（不选C）。

91. D 结核分枝杆菌为抗酸杆菌。痰结核分枝杆菌检查在痰中找到结核分枝杆菌是确诊肺结核的方法，也是制订化疗方案和判断化疗效果的重要依据。

92. D 肺结核治疗方案分为强化期和巩固期。总疗程6~8个月，强化期2个月，巩固期4~6个月。

93. B 肺结核化疗的主要作用在于迅速杀死病灶中大量繁殖的结核分枝杆菌，使患者由传染性转为非传染性，中断传播，最终达到治愈的目的。

94. B 乳腺癌患者癌肿侵犯Cooper韧带，可使其缩短而致皮肤表面凹陷，出现“酒窝征”，是乳腺癌的特征性表现（选B）。癌肿侵入乳管可使之缩短，把乳头牵向癌肿方向，造成乳头内陷（不选D）。癌细胞阻塞皮下淋巴管，可引起皮肤“橘皮样”改变（不选E）。

95. C 胸部手术的备皮范围上自锁骨上及肩上，下至脐水平，包括患侧上臂和腋下，胸背均超过中线

5cm 以上。

96. C 急性胰腺炎是由多种病因导致胰酶在胰腺内被激活，引起胰腺组织自身消化，导致水肿、出血甚至坏死等炎性损伤，是一种化学性炎症（选 C）。急性胰腺炎腹痛的原因主要是胰腺的急性水肿，炎症刺激和牵拉其包膜上的神经末梢（不选 A）；胰腺的炎性渗出液和胰液外溢刺激腹膜和腹膜后组织（不选 D）；胰腺炎症累及肠道，导致肠胀气和肠麻痹，压迫腹腔神经丛而产生疼痛（不选 E）；胰管阻塞或伴胆囊炎、胆石病而引起疼痛（不选 B）。

97. B 少数急性出血坏死性胰腺炎患者因外溢的胰液以及坏死溶解的组织沿组织间隙到达皮下，并溶解皮下脂肪，使毛细血管破裂出血，导致腰部两侧皮肤呈暗灰蓝色（Grey-Turner 征），或脐周皮肤出现青紫（Cullen 征）。

98. B 急性胰腺炎患者的健康教育包括积极治疗胆道疾病，戒酒，忌暴饮暴食（选 B），预防感染，正确服药；出院后劳逸结合，避免疲劳和情绪激动（不选 C）；养成良好的饮食习惯，规律饮食，少食多餐，进食低脂饮食，少食油腻食物（不选 E）；戒烟（不选 A）；定期到医院复查等。

99. D 法洛四联症患儿缺氧发作的诱因包括吃奶、哭闹、情绪激动、贫血、感染等，表现为呼吸困难、烦躁、青紫加重，严重者可因狭窄的肺动脉漏斗部突然发生痉挛，引起一过性肺动脉梗阻，使脑缺氧加重导致突然晕厥、抽搐。

100. B 法洛四联症患儿缺氧发作的诱因包括吃奶、哭闹、情绪激动、贫血、感染等，应注意避免。

强化试卷十

1. B 闭合性多根多处肋骨骨折患者胸壁软化可出现反常呼吸运动，若软化范围较大，呼吸时两侧胸膜腔的压力发生变化，导致纵隔扑动，影响肺通气和静脉血回流，导致体内缺氧和二氧化碳潴留，严重者可发生呼吸和循环衰竭。

2. E 代谢性酸中毒患者早期最明显的表现是呼吸加快加深，典型者称为 Kussmaul 呼吸（选 E）。酮症酸中毒患者可出现心率、脉搏增快（不选 D），面颊潮红（不选 C）；腱反射减弱或消失等（不选 A）。

3. E 在院外，完全离断的肢体，原则上不做任何无菌处理，禁忌用任何液体冲洗、浸泡或涂药（不选 A、B、C）。离断肢体应采用干燥冷藏法保存，即将断肢用清洁的无菌敷料包裹，置入塑料袋中密封，再放入4℃的加盖容器内，容器外周放冰块和水各一半（选 E）。切勿将冰块直接放置于断肢周围，否则会造成肢体冻伤，影响再植（不选 D）。

4. B 小量咯血为＜100ml/d；中等量咯血为100~500ml/d；大量咯血为＞500ml/d，或 1 次咯血量＞300ml。

5. D 肝性脑病前驱期表现为焦虑、欣快激动、淡漠、睡眠倒错、健忘等轻度精神异常，可有扑翼样震颤，脑电图多数正常。

6. E 中心静脉压代表右心房或胸腔段腔静脉内的压力变化，是评估血容量、右心前负荷及右心功能的重要指标。

7. D 红细胞葡萄糖 -6- 磷酸脱氢酶缺乏症根据诱发溶血的原因不同，可分为 5 种临床类型。其中，蚕豆病常见于 10 岁以内的男孩，表现为进食蚕豆或其制品 24~48 小时出现黄疸、血红蛋白尿、贫血、急性肾损伤等（选 D）；溶血性黄疸以非结合胆红素增高为主，结合胆红素基本正常，尿胆原增加，但尿中无胆红素（不选 B）。贫血较轻者无须输血，去除诱因后溶血大多于 1 周内自行停止（不选 E）。

8. C 命名性失语由优势半球颞中回后部病变所致，患者不能说出物件的名称及人名，但可说出该物件的用途及使用方法，当别人提示物件的名称时，患者能辨别是否正确（选 C）。运动性失语患者不能说话，或者只能讲 1~2 个简单的字，且不流畅，常用错词，自己也知道，对别人的语言能理解（不选 A）。感觉性失语患者发音清晰，语言流畅，但内容不正常，如将“帽子”说成“袜子”，无听力障碍，却不能理解别人和自己所说的话（不选 B）。失写为书写不能（不选 D）。失读为不识文字、词句、图（不选 E）。

9. E 活性宫内节育器是指内含活性物质的节育器，包括铜离子（不选 A）、孕激素（不选 B）、药物如吲哚美辛或磁性物质（不选 C、D）。惰性宫内节育器含有金属、硅胶、塑料或尼龙（选 E）。

10. C 急性白血病发病时骨髓中异常的原始细胞及幼稚细胞大量增殖并抑制正常造血，成熟的粒细胞缺乏，易诱发感染；感染常发生在与外界相通的部位，最常见的是口腔（选 C）、牙龈、咽峡，其次为肺部（不选 B）、肛周（不选 E），严重时可有血行感染。

11. E 急性肠梗阻的非手术治疗的措施包括胃肠减压（不选 B）；取半坐卧位，减轻腹肌紧张（不选 A）；禁用泻药（不选 C），禁用强镇痛药（不选 D），禁止灌肠（选 E），以免加重病情。

12. D 急性肾小球肾炎引起的水肿为肾炎性水肿，主要原因是肾小球滤过率下降，因水肿组织间隙蛋白质含量高，水肿首先出现在组织疏松部位，如眼睑（选 D），其次为颜面部（不选 A）。

13. B 多数急性心肌梗死患者会在发病 1~2 天内出现心律失常，以 24 小时内最多见。

14. D 弥漫性毒性甲状腺肿（Graves 病）属自身免疫性甲状腺疾病，有遗传倾向。Graves 病常有程度不等的甲状腺肿大，呈弥漫性、对称性，质地中等，无压痛。甲状腺上下极可触及震颤，闻及血管杂音，具有诊断意义。

15. D 单纯性突眼的特征：瞬目减少（不选 A）；眼球向前突出，突眼度一般＜ 18mm（不选 E）；双眼视近物时，眼球辐辏不良（不选 B）；上眼睑挛缩，睑裂增宽（不选 C）；双眼向下看时，上眼睑不能随眼球同时下垂，向上看时前额皮肤不能皱起。浸润性突眼的特征是眼睑闭合困难，常有异物感，畏光，流泪，眼球活动度变小甚至固定（选 D），球结膜及角膜外露。

16. B 甲状腺手术易损伤喉上神经，若损伤外支，可使环甲肌瘫痪，引起声带松弛、音调降低；若损伤内支，则使喉部黏膜感觉丧失，患者进食或饮水时易发生误咽或呛咳（选 B）。单侧喉返神经损伤可引起声音嘶哑；双侧喉返神经损伤可引起双侧声带麻痹、失声或呼吸困难，甚至窒息（不选 A）。喉头水肿严重者可出现呼吸困难或窒息（不选 D）。甲状旁腺损伤主要表现为面唇或手足部的针刺感、麻木感或强直感，严重者可有持续性痉挛，甚至窒息死亡（不选 E）。

17. D 结肠或直肠手术术前 3 天口服肠道抑菌药，术前 1 天及手术当天行清洁灌肠或结肠灌洗，以减少术后并发感染的机会。

18. E 局部麻醉药中加肾上腺素，可使局部血管收缩，延长局部麻醉药吸收，减少局部麻醉药用量。局部麻醉药中含肾上腺素的浓度一般为 1∶200 000。

19. C 良性前列腺增生使尿道梗阻，当梗阻加重到一定程度，膀胱逼尿肌受损，收缩力减弱，残余尿量逐渐增加，继而发生慢性尿潴留；当膀胱过度充盈时，使少量尿液从尿道口溢出，称充溢性尿失禁。随着梗阻加重，残余尿量增多，膀胱有效容量减少，尿频更为明显，还可出现急迫性尿失禁。

20. B 尼群地平的主要作用是松弛血管，降压作用温和而持久，适用于各型高血压（选 B）。尼莫地平可预防由蛛网膜下腔出血引起的脑血管痉挛及脑栓塞（不选 A）。胞磷胆碱改善头部外伤后或脑手术后意识障碍的意识状态及脑电图，促进大脑功能恢复、促进苏醒（不选 C）。阿米三嗪萝巴新（都可喜）主要用于治疗老年人认知和慢性感觉神经损害的有关症状（不包括阿尔茨海默病和其他类型的痴呆，不选 D）。脑活素用于脑动脉硬化引起的头晕、卒中、偏瘫、高血压性脑出血后的脑血肿、脑血栓等（不选 E）。

21. E 咳粉红色泡沫样痰为急性左心衰（急性肺水肿）的典型表现（选 E）。慢性肺源性心脏病患者失代偿期，心力衰竭以右心衰竭为主，可见肝大（不选 D）、颈静脉怒张（不选 C）、肝颈静脉反流征阳性、下肢或全身水肿（不选 B）；严重者可出现明显发绀，球结膜充血，视神经乳头水肿等肺性脑病的表现。

22. D 任何类型的呼吸衰竭都存在低氧血症，血气分析特点为 PaO_2<60mmHg，伴或不伴 $PaCO_2$>50mmHg，氧疗是呼吸衰竭患者的重要治疗措施，需要迅速纠正缺氧。

23. E 胎膜早破的典型症状是孕妇突感较多液体自阴道流出。羊水过多及胎先露未衔接者胎膜破裂时脐带脱垂的风险增高，破膜后继发羊水减少，脐带受压，易致胎儿窘迫。当出现胎心过缓（胎心率基线＜ 110 次 / 分），提示胎儿缺氧严重，胎儿有宫内窘迫的可能，应立即平车送入产房待产，行阴道检查了解胎先露位置和宫颈条件，选择适宜的分娩方式。

24. C 重度子痫前期的临床表现为妊娠 20 周后出现血压≥ 160/110mmHg；尿蛋白≥ 2.0g/24h 或随机尿蛋白（＋＋）以上；血肌酐＞ 106μmol/L，血小板下降 <100×10^9/L，出现微血管溶血；丙氨酸氨基转移酶（ALT）或天冬氨酸氨基转移酶（AST）升高；持续性头痛或其他脑神经障碍或视觉障碍；持续性上腹不适。

25. D 胎心率听诊正常值是 110~160 次 / 分，＜ 110 次 / 分或＞ 160 次 / 分，提示胎儿宫内缺氧，应立即就诊。

26. E 慢性肾小球肾炎氮质血症的患者应予优质低蛋白、低磷饮食，并辅以 α- 酮酸和必需氨基酸治疗，以减轻肾小球内高压、高灌注及高滤过状态，延缓肾小球的硬化。

27. D 急性肾小球肾炎的并发症主要包括高血压脑

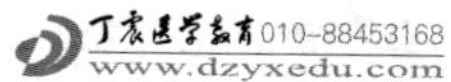

病、严重循环充血和急性肾损伤。高血压脑病多由脑血管痉挛，导致缺血、缺氧、血管渗透性增高或脑血管扩张；表现为剧烈头痛、呕吐、一过性失明等，严重者可突然出现昏迷（选 D）。严重循环充血表现为呼吸困难、端坐呼吸、咳嗽、咳粉红色泡沫样痰、双肺满布湿啰音、心脏扩大等（不选 E）。急性肾损伤表现为少尿、无尿、暂时性氮质血症、电解质紊乱和代谢性酸中毒（不选 C）。

28. C 维生素 D 缺乏性手足搐搦症惊厥发作时，应迅速控制惊厥或喉痉挛，用地西泮肌内注射或缓慢静脉注射，或用 10% 水合氯醛保留灌肠，尽快给予 10% 葡萄糖酸钙，缓慢静脉注射（10 分钟以上）。惊厥停止后改用口服钙剂，10% 氯化钙溶液糖水稀释后口服，连服 3~5 天后改服 10% 葡萄糖酸钙。

29. A 女性不孕症多与盆腔因素如输卵管、宫体、宫颈、子宫内膜等病变及排卵障碍有关。长期不明原因不孕的夫妇，首先要考虑排卵障碍。基础体温测定是简单易行的判断有无排卵的检查方法，有排卵者基础体温曲线呈双相型，无排卵者基础体温始终处于较低水平，呈单相型。

30. A 成人窦性心率＞ 100 次 / 分，称窦性心动过速（选 A）。阵发性室上性心动过速的心率一般为 150 次 / 分以上（不选 B）。室性期前收缩的心率可正常（不选 C）。心房颤动的听诊特点是第一心音强弱不等、心律绝对不规则、脉搏短绌，心室率一般为 100~160 次 / 分（不选 D）。病态窦房结综合征是由窦房结病变导致功能减退、产生多种心律失常的综合表现，心率＜ 50 次 / 分（不选 E）。

31. E 高渗性脱水血钠＞ 150mmol/L（不选 A、B、C），轻度脱水患者仅有口渴（不选 D）；中度脱水患者极度口渴、乏力、烦躁、口舌干燥、皮肤弹性差、眼窝凹陷、尿量减少（选 E）；重度脱水患者除以上症状还可出现脑功能障碍表现，如躁狂、幻觉等。

32. A 类风湿关节炎患者出现关节畸形并有消瘦、乏力时导致的护理诊断是“自理缺陷　与关节功能障碍、疼痛、疲乏有关”。

33. C 肾肿瘤和膀胱肿瘤都会出现间歇性无痛肉眼血尿。在血尿的基础上，如出现尿频、尿急、尿痛，高度怀疑是膀胱癌的晚期表现，膀胱刺激症状常因肿瘤坏死、溃疡或并发感染所致；少数广泛原位癌或浸润性癌最初可仅表现为膀胱刺激症状。B 超检查简便易行，能发现直径＞ 0.5cm 的膀胱肿瘤，可作为最初的筛选检查（选 C）。膀胱镜下可以直接观察到肿瘤的部位、大小、数目、形态，初步估计浸润程度等，并可对肿瘤和可疑病变取组织做病理学检查，是膀胱肿瘤的确诊检查（不选 A）。CT 和 MRI 检查可判断肿瘤浸润膀胱壁的深度、淋巴结及内脏转移的情况（不选 D、E）。

34. C 急性一氧化碳中毒可表现为头晕、乏力、四肢无力等；严重者可有胸闷、呼吸困难、烦躁、幻觉、视物不清、浅昏迷等，口唇黏膜可呈樱桃红色，瞳孔对光反射、角膜反射迟钝。首要的处理措施是立即脱离中毒时的环境，将患者迅速转移到空气新鲜处，保持呼吸道通畅，随后给予吸氧、防治脑水肿等措施。

35. E 对于药物治疗效果不佳或不宜用药、无生育需求，尤其是不易随访、年龄较大的无排卵性异常子宫出血患者，可根据意愿选择子宫切除术治疗（选 E）。排卵性异常子宫出血由黄体功能异常引起，好发于生育期妇女，有出血时行诊断性刮宫可同时达到止血和明确诊断的目的（不选 A）。出血多者卧床休息，减少出血量，纠正贫血（不选 B），配合医生行支持疗法，做好配血、输血及止血处理（不选 D）。保持外阴清洁干燥，出血期间禁止盆浴和性生活，遵医嘱应用抗生素，预防感染（不选 C）。

36. C Ⅰ度轻型子宫脱垂为宫颈外口距离处女膜缘＜ 4cm，未达处女膜缘（不选 A）；Ⅰ度重型为宫颈外口已达处女膜缘，阴道口可见宫颈（不选 B）。Ⅱ度轻型为宫颈脱出阴道口外，宫体仍在阴道内（选 C）；Ⅱ度重型为宫颈和部分宫体已脱出阴道口外（不选 D）。Ⅲ度子宫脱垂为宫颈及宫体全部脱出阴道口外（不选 E）。

37. C 实质性器官多为分叶性结构，如肝、胰、肾、睾丸等，其中肝是人体最大的实质性器官。

38. E 心力衰竭是妊娠合并心脏病常见的严重并发症。早期心力衰竭的临床表现包括轻微活动后即出现胸闷、心悸、气短（不选 A）；休息时心率＞ 110 次 / 分，呼吸＞ 20 次 / 分（不选 B）；夜间常因胸闷而坐起呼吸，或有夜间阵发性呼吸困难需要到窗口呼吸新鲜空气（不选 C、D）；肺底部出现少量持续性湿啰音，咳嗽后不消失。

39. C 定期乳房自我检查有助于早期发现乳房病变，20 岁以上妇女特别是高危人群及术后患者一般每个月进行 1 次乳房自我检查。

40. B 肠穿孔是伤寒最严重的并发症，多见于病程第 2~3 周，好发于回肠末段。

41. D 烧伤临床分期可分为体液渗出期、急性感染期、创面修复期和康复期。因深度烧伤形成的凝固性坏死及焦痂，在伤后 2~3 周可进入广泛组织溶解阶段，此期细菌极易通过创面侵入机体引起全身性感染。

42. D 术后及时镇痛有助于促进患者器官功能恢复和提高患者生活质量，不应在排痰后进行（选D）。手术后为促进痰液排出应鼓励患者深呼吸、有效咳嗽，遵医嘱给予祛痰药，协助患者翻身叩背，促进痰液排出（不选A）；痰液黏稠时，可给予雾化吸入，以稀释痰液（不选B）；如患者无力排痰，可给予吸痰（不选C）；如患者持续痰量多且无力排痰时，可考虑气管切开（不选E）。

43. B 缺铁性贫血的临床表现分为3类：缺铁原发疾病表现、贫血表现及组织缺铁表现。贫血表现的常见症状为乏力（不选E）、易倦、头晕、头痛、视物模糊、耳鸣、心悸（不选D）、气短、食欲减退、面色苍白（不选A）、心率增快等。组织缺铁表现为精神行为异常，如烦躁、易怒、注意力不集中、异食癖；体力、耐力下降；易感染；儿童生长发育迟缓、智力低下；口腔炎、舌炎、舌乳头萎缩、口角皲裂、吞咽困难；毛发干枯、脱落；皮肤干燥、皱缩；指（趾）甲缺乏光泽、脆薄易裂，重者指（趾）甲变平，甚至凹下呈勺状（匙状甲）。本题答案不唯一，口角炎也为组织缺铁的表现，但发育迟缓更突出（选B，不选C）。

44. E 水痘是由水痘-带状疱疹病毒引起的具有高度传染性的出疹性疾病，人是该病毒的唯一宿主，出疹前1~2天至疱疹全部结痂均有传染性。

45. A 微血管病变是糖尿病的特异性并发症，以肾脏和视网膜病变最为严重。糖尿病肾病表现为蛋白尿，眼睑或下肢水肿，高血压，肾功能减退甚至肾衰竭，血尿素氮和肌酐升高等；糖尿病视网膜病变多见于病程超过10年者，是糖尿病患者失明的主要原因之一。

46. E 停止使用胃肠减压拔除胃管时，将胃管末端用夹子夹紧（不选B）。嘱患者做深呼吸，在患者呼气时拔管，边拔边擦，到咽喉部时迅速拔出（不选C、D）。拔管后帮助患者清洁口、鼻、面部，擦拭胶布痕迹（选E）。

47. C 维生素D缺乏性佝偻病激期主要表现为骨骼改变和运动功能发育迟缓，6个月以内可见颅骨软化，6个月以上患儿四肢出现手镯或足镯征，7~8个月出现方颅，1岁左右膈肌附着处的肋骨内陷可形成肋膈沟等。

48. A 胆总管结石合并感染时，表现为典型的查科三联征（夏柯三联征），即腹痛、寒战高热和黄疸。

49. E 小儿心力衰竭的临床诊断依据包括安静时心率增快，婴儿＞180次/分，幼儿＞160次/分（不选A）；呼吸困难、青紫突然加重，安静时呼吸达60次/分以上（不选B）；肝大达肋下3cm以上（不选C）；心音明显低钝，或出现奔马律，而非出现心脏杂音（不选E）；突然出现烦躁不安、面色灰白，少尿、下肢水肿等表现（不选D）。

50. B 小脑幕切迹疝发生时，同侧的大脑受到挤压而造成病变对侧偏瘫，同侧动眼神经受到挤压产生动眼神经麻痹症状。其相应的典型临床表现是病变对侧肢体肌力减弱或瘫痪，患侧瞳孔进行性散大。

51. E 发生心脏骤停前患者可出现胸痛、气促、心悸等非特异性症状，也可无前驱表现（不选A）。识别心脏骤停最可靠的临床征象是意识丧失伴大动脉搏动消失（选E），通常成人检查颈动脉，儿童检查股动脉，婴儿检查肱动脉。心脏骤停的临床表现还包括呼吸断续、喘息，随后呼吸停止（不选C）；皮肤苍白或明显发绀（不选B）；瞳孔散大，大小便失禁；心音消失（不选D）。

52. B 新生儿败血症指细菌侵入血液循环并生长繁殖、产生毒素而造成的全身感染。早期表现为精神不佳、食欲减退、哭声弱、体温异常等（选B），转而发展为精神萎靡、嗜睡、不吃、不哭、不动（不选D），出现病理性黄疸、呼吸异常等（不选A），严重者可有惊厥（不选C）、呼吸衰竭、循环衰竭等（不选E）。

53. D 休克代偿期患者主要表现为精神紧张、烦躁不安（选D）、口渴（不选C）、面色苍白、四肢湿冷、脉搏＜100次/分、呼吸急促，血压正常或稍升高（不选A），脉压缩小（不选E），尿量正常或减少（不选B）。

54. B 急性粟粒型肺结核是由结核分枝杆菌经血行播散而引起的肺结核，主要见于小儿时期，起病急，累及器官多，多伴结核性脑膜炎，病程进展快，病死率高。

55. A 上消化道出血常见的病因包括消化性溃疡、食管胃底静脉曲张破裂、急性糜烂出血性胃炎、胃癌等。其中，最常见的病因是消化性溃疡。

56. A 幽门梗阻患者的典型临床表现为反复呕吐，呕吐物为宿食，有腐败酸臭味，不含胆汁（选A）。幽门梗阻患者的初期表现也可有上腹胀痛，但特异性不强（不选B）。

57. C 子宫复旧是指妊娠子宫自胎盘娩出后逐渐恢复至未孕状态的过程，一般需要6周（不选B）。产后子宫重量会随着子宫体积的缩小而减少，在分娩结束时约1000g，产后1周约500g（选C）。在胎盘娩出后，宫底在脐下1指，产后第1天稍上升平脐，以后每天下降1~2cm，产后10天降入骨盆腔内（不选A）。产后2~3天宫口可容纳2指（不选E），产后1周宫颈内口关闭，产后4周宫颈完全恢复至未孕状态（不选D）。

58. B 新生儿颅内出血主要由缺氧和产伤引起，主要表现为意识改变，如激惹、嗜睡或昏迷等；呼吸改变，如呼吸增快、减慢等；颅内压增高表现，如脑性尖叫、前囟隆起、惊厥等；肌张力早期增高以后降低，瞳孔不等大、对光反射差，贫血、黄疸等（选 B）。新生儿破伤风以全身骨骼肌强直性阵挛和牙关紧闭为临床特征（不选 C）。新生儿败血症表现为精神不佳、体温异常，转而发展为嗜睡，出现病理性黄疸、呼吸异常等（不选 D）。新生儿肺炎主要表现为反应差、哭声弱、拒乳、体温不稳定、呼吸不规则等（不选 E）。化脓性脑膜炎以急性发热、惊厥、意识障碍、颅内压增高表现、脑膜刺激征及脑脊液脓性改变为特征（不选 A）。

59. D 流产指妊娠不足 28 周、胎儿体重不足 1000g 而终止者，发生于妊娠 12 周以前者称早期流产，发生在妊娠 12 周至不足 28 周者称晚期流产。早期先兆流产因流产开始时绒毛与蜕膜剥离，血窦开放，先出现少量阴道流血（选 D），随后因剥离的胚胎和血液刺激子宫收缩，出现阵发性下腹痛或腰背痛（不选 B）。

60. A 初产妇多在预产期前 1~2 周衔接，临产后胎头多已入盆（选 A）；经产妇多在分娩开始后才衔接、入盆。自然分娩胎膜破裂多发生在第一产程末宫口近开全时（不选 B）。第二产程经产妇一般数分钟即可完成，也有长达 1 小时者（不选 C）。正常情况下，生理缩复环不能从腹部见到（不选 D）。第三产程指胎儿娩出后至胎盘、胎膜娩出（不选 E）。

61. B 甲状腺危象的首选药是丙硫氧嘧啶，其作用机制是迅速减少甲状腺激素合成及外周组织中 T_4 转化为 T_3。

62. D 甲状腺危象的诱因有应激状态（感染、手术、放射性碘治疗等），严重躯体疾病（低血糖症、充血性心力衰竭、脓毒症等），口服过量甲状腺激素制剂，严重精神创伤，手术中过度挤压甲状腺等。

63. B 大面积烧伤创面感染可导致全身性外科感染，包括脓毒症和菌血症。表现为起病急骤、发展迅速，体温高达 40~41℃。菌血症热型多呈稽留热，血培养为阳性。

64. C 全身性外科感染在用药前应行细菌培养，在未获得细菌培养结果之前，可先根据原发感染灶的性质，尽早、足量、联合应用抗生素（选 C，不选 B、D），以后再根据细菌培养及药物敏感试验结果予以调整。真菌性脓毒症患者，应尽量停用广谱抗生素（不选 E），或改用必需的窄谱抗生素，并全身应用抗真菌药物（不选 A）。

65. C 化脓性脑膜炎的典型表现包括发热、烦躁不安、面色灰白、进行性加重的意识障碍，逐渐从精神萎靡、嗜睡、昏迷到深度昏迷，部分患儿有反复惊厥。由于颅内压增高，患儿可出现头痛、呕吐。可有颈强直、布鲁津斯基征、凯尔尼格征阳性等脑膜刺激征。血常规可见白细胞明显增多，为（20~40）$\times 10^9$/L，中性粒细胞分类 0.80 以上。

66. E 脑脊液检查是确诊化脓性脑膜炎的重要依据，典型表现为脑脊液压力增高，外观浑浊似米汤样（选 E）。头颅 CT 和 MRI 检查可显示脑实质病变，但无法确定病因（不选 A、B）。血常规可见白细胞明显增多，以中性粒细胞为主，但不作为诊断的首选检查（不选 D）。

67. D 化脓性脑膜炎病情严重，应早期、足量、足疗程静脉给药，力争 24 小时内杀灭脑脊液中的病原菌；病原菌明确前，应选择对肺炎链球菌、脑膜炎奈瑟菌和流感嗜血杆菌三种常见病原菌均有效的抗生素，如第三代头孢菌素；明确为脑膜炎奈瑟菌后，应首选青霉素，青霉素耐药可选用第三代头孢菌素。

68. C 行胸膜腔闭式引流的患者，一般置管 48~72 小时后，临床观察引流瓶中无气体溢出且引流液颜色变浅，24 小时引流液量＜ 50ml，脓液＜ 10ml，胸部 X 线检查示肺复张良好无漏气，患者无呼吸困难或气促时，即可考虑拔管（选 C，不选 B）。长玻璃管的下口插至液面下 3~4cm（不选 A）。用于排气的引流管则选用质地较软、管径为 1cm 的塑胶管（不选 D）。引流气体时引流管放置在前胸壁锁骨中线第 2 肋间隙（不选 E）。

69. B 若引流管自胸部伤口脱出，应立即用手捏闭胸壁伤口处皮肤，消毒处理后，以凡士林纱布封闭伤口，并协助医师进一步处理。

70. D 法洛四联症是常见的青紫型先天性心脏病，患儿多有青紫、蹲踞、气促和缺氧发作、杵状指等表现，听诊时在胸骨左缘第 2~4 肋间可闻及（2~3）/6 级喷射性收缩期杂音（选 D）。肺动脉狭窄可在肺动脉瓣区触及收缩期震颤，并可闻及响亮的喷射性全收缩期杂音（不选 A）。室间隔缺损可在胸骨左缘第 3、4 肋间闻及（3~4）/6 级粗糙的全收缩期杂音（不选 B）。房间隔缺损听诊可在胸骨左缘第 2、3 肋间闻及（2~3）/6 级收缩期喷射性杂音（不选 C）。动脉导管未闭的患儿可在胸骨左缘第 2、3 肋间闻及粗糙响亮的连续性机器样杂音（不选 E）。

71. A 法洛四联症患儿缺氧发作的诱因包括吃奶、哭闹、情绪激动、贫血、感染等，表现为呼吸困难、烦躁、青紫加重，严重者可因狭窄的肺动脉漏斗部突然发生痉挛，引起一过性肺动脉梗阻，使脑缺氧加重导致突然晕厥、抽搐。

72. B 若缺氧发作较轻，应立即取膝胸卧位以缓解症状；若缺氧发作较重，应立即给予吸氧、镇静，吗啡皮下或肌内注射，β 受体阻滞剂如普萘洛尔缓慢静脉注射。

73. C 法洛四联症患儿血液黏稠度高，发热、出汗、呕吐、腹泻时，体液量减少，加重血液浓缩易形成血栓，造成血栓栓塞，需要注意供给充足液体，必要时可静脉补液。

74. A 由于股深动脉的穿支在后方贴近股骨并穿经肌肉，股骨干骨折易合并血管损伤，穿破肌肉，造成大量出血，甚至可导致失血性休克，出现心率增快、血压下降等休克表现时，应首先处理休克。

75. E 骨牵引后如 X 线检查示骨折复位较差，应切开复位内固定治疗。切开复位适应证包括骨折断端间有肌肉、肌腱等软组织嵌入；关节内骨折，手法复位后对位不理想，将影响关节功能；手法复位与外固定难以维持骨折复位，达不到功能复位的标准；骨折并发主要的神经血管损伤；多发性骨折；骨折畸形愈合及骨不愈合。

76. B 关节僵硬指骨折后由于患肢长时间固定和缺乏功能锻炼导致静脉和淋巴回流不畅，关节周围组织发生纤维粘连，并伴有关节囊和周围肌肉挛缩，致使关节活动障碍（选 B）。创伤性关节炎由关节内骨折后未能准确复位引起，骨折愈合后关节面不平整，长期磨损易导致活动时关节疼痛（不选 A）。

77. B 急性阑尾炎的典型症状为转移性右下腹痛，继发穿孔时，可出现发热及全腹压痛、反跳痛、腹肌紧张等腹膜刺激征。此时应行急诊手术，切除阑尾，清除腹腔脓液，并彻底冲洗腹腔，放置腹腔引流管以去除病因。

78. B 急性阑尾炎术后清醒，生命体征平稳者可取半坐卧位，可减轻腹部切口缝合处的张力，缓解疼痛，有利于切口愈合；有利于炎症局限和引流；减少毒素的吸收，减轻中毒症状。

79. D 脑出血患者多急性起病，发病后常有血压明显升高，由于颅内压升高，常有头痛、呕吐和不同程度的意识障碍，如嗜睡或昏迷等，常伴局灶性神经系统体征，如偏瘫、失语、病理征阳性等（选 D）。短暂性脑缺血发作患者主要表现为突发局灶性脑或视网膜功能障碍，持续时间短暂，多在 1 小时内恢复，不超过 24 小时，不遗留神经功能缺损症状（不选 A）。脑血栓形成患者表现为脑缺血症状，可突然出现偏侧上下肢麻木无力、口眼歪斜、言语不清等症状，多无意识障碍（不选 B）。脑栓塞较脑血栓临床发病更快，局部脑缺血常更严重（不选 C）。蛛网膜下腔出血患者表现为颈强直、凯尔尼格征（Kernig 征）等脑膜刺激征阳性，常无局灶性神经系统体征（偏瘫、失语等，不选 E）。

80. E 脑出血患者出现脑水肿，颅内压增高，可致脑疝形成，是影响脑出血患者功能恢复的主要因素。积极控制脑水肿，降低颅内压是脑出血急性期治疗的重要环节，可通过甘露醇静脉滴注脱水降颅压。

81. D 肺癌最主要的病因是吸烟，临床常见症状包括咳嗽、胸痛、胸闷和发热，早期常出现刺激性干咳或咳少量黏液痰，痰中带血或断续小量咯血，胸部 X 线检查可见块状阴影，边缘不清或呈分叶状，周围有毛刺（选 D）。肺结核多表现为午后低热、盗汗、咯血等（不选 A）。肺脓肿常有寒战、高热、胸痛等全身中毒症状，X 线检查呈大片浓密模糊浸润阴影，脓肿形成后可见气液平面（不选 C）。肺炎典型表现为发热、咳嗽、咳痰等，X 线检查可见散在斑片状影、片状浸润影等（不选 E）。气胸患者可出现胸痛、呼吸困难，胸部 X 线检查可见不同程度的肺萎陷和胸膜腔积气（不选 B）。

82. B 痰脱落细胞学检查是简易有效的普查和早期诊断肺癌的方法，找到癌细胞可明确诊断（选 B）。经胸壁穿刺活组织检查对周围型肺癌阳性率较高，但其可引起相关并发症（不选 A）。支气管镜检查是诊断肺癌最可靠的手段（不选 C）。开胸探查适用于经多项检查仍未能明确，而肺癌的可能性又不能排除时（不选 D）。胸腔镜检查适用于经支气管镜等方法无法取得病理标本的胸膜下病变，并可观察胸膜有无转移病变（不选 E）。

83. A 流行性腮腺炎是由腮腺炎病毒引起的急性呼吸道传染病，须采取呼吸道隔离。

84. D 流行性腮腺炎患儿高热时大量饮用冷水会造成周围血管迅速收缩，导致血流量减少，体内热量不易散出（选 D）。发热最好饮用温开水，高热时可用温水或乙醇拭浴降温（不选 B、C），头部冷敷（不选 A），必要时给予适量的退热药（不选 E）。

85. E 流行性腮腺炎患者应给予营养丰富、易消化的清淡半流质饮食或软食（不选 A），多饮水，避免坚硬、有刺激性的食物，以免唾液分泌增多加重疼痛（不选 B、D）；水果、果汁会促进唾液分泌，加重疼痛，不宜多食用（不选 C）；必要时可静脉补充营养（选 E）。

86. E 原发免疫性血小板减少症（ITP）患儿于发病前 1~3 周常有急性病毒感染史，以自发性皮肤和黏膜出血为突出表现，多为针尖大小的皮内或皮下出血点，或为瘀斑和紫癜。血小板减少使毛细血管脆性增加，束臂试验阳性。血小板相关抗体（PAIgG）阳性。

新诊断的 ITP 和持续性 ITP 骨髓巨核细胞数增多或正常；慢性 ITP 巨核细胞显著增多，幼稚巨核细胞增多，产生血小板的巨核细胞明显减少。

87. C 糖皮质激素是治疗原发免疫性血小板减少症的首选药物，其作用机制是抑制单核 - 巨噬细胞系统对血小板的破坏；减少自身抗体生成及减轻抗原抗体反应；改善毛细血管通透性；刺激骨髓造血及血小板向外周血的释放等。

88. D 原发免疫性血小板减少症（ITP）根据病程的长短和血小板减少的严重程度等可分为 5 种类型：新诊断 ITP（确诊后 3 个月内者），持续性 ITP（确诊后 3~12 个月血小板持续减少者），慢性 ITP（血小板减少持续超过 12 个月者），重症 ITP（血小板＜ $10×10^9$/L 者）及难治性 ITP。

89. E 口服避孕药的避孕原理包括避孕药中雌、孕激素负反馈抑制下丘脑释放促性腺激素释放激素（GnRH），从而抑制垂体分泌卵泡刺激素（FSH）和黄体生成素（LH），同时直接影响垂体对 GnRH 的反应，不出现排卵前 LH 峰，抑制排卵（选 E，不选 A）；避孕药中的孕激素使宫颈黏液分泌减少，黏稠度增加，拉丝度降低，不利于精子穿透（不选 B）；使子宫内膜推迟发生分泌期变化，抑制子宫内膜增殖，不利于受精卵着床（不选 C、D）；使输卵管的正常分泌和蠕动频率发生改变，从而影响受精卵的运行速度，不利于精子与卵子结合。

90. D 服用避孕药期间发生阴道不规则流血，多因漏服、迟服引起的突破性出血。轻者点滴流血，无须处理；若流血量较多，可加服雌激素；若出现闭经，连续停经 3 个月，应停药观察。

91. A 短效口服避孕药需要连服，不能中断，如果漏服，应于次晨（12 小时内）补服。

92. A 短效口服避孕药从月经来潮第 5 天开始每晚 1 片，连服 22 天，不能中断。

93. B 颅内任何部位占位性病变发展到严重程度可引起脑疝。小脑幕切迹疝患者的主要临床表现是颅内压增高症状，剧烈头痛，频繁呕吐并伴烦躁不安；进行性意识障碍；患侧瞳孔可有短暂的缩小，以后患侧瞳孔进行性散大；对侧肢体肌力减弱或瘫痪。首要的治疗措施为脱水降颅内压，快速静脉注射 20% 甘露醇 250~500ml，以缓解病情，争取时间。

94. C 颅脑术后患者应控制液体摄入量，每天静脉输液量在 1500~2000ml，控制输液速度，防止短时间内输入大量液体，加重脑水肿。

95. B 外阴阴道假丝酵母菌病主要表现为外阴阴道瘙痒、阴道分泌物增多，部分患者有外阴部灼热痛、性交痛以及排尿痛；阴道分泌物的特征为白色稠厚，呈凝乳状或豆腐渣；阴道黏膜红肿，小阴唇内侧及阴道黏膜附有白色块状物，擦除后露出红肿黏膜面（选 B）。细菌性阴道病有症状者多表现为稀薄阴道分泌物增多，伴鱼腥臭味（不选 A）。滴虫阴道炎多表现为大量稀薄泡沫状的阴道分泌物及外阴瘙痒（不选 C）。急性子宫颈炎有症状者表现为阴道分泌物增多，呈黏液脓性，可出现月经间期出血、性交后出血等症状（不选 D）。淋病主要表现为阴道脓性分泌物增多，妇科检查见宫颈水肿、充血等表现（不选 E）。

96. A 外阴阴道假丝酵母菌病患者的性伴侣无须常规治疗，但有症状男性应行假丝酵母菌检查及治疗（选 A）。治疗应消除诱因，及时停用广谱抗生素（不选 D）、雌激素及糖皮质激素等药物（不选 B、C）。以局部短疗程抗真菌药物为主，可选用咪康唑栓剂、制霉菌素栓剂等阴道给药。外阴阴道假丝酵母菌病常在月经前复发，治疗后应在月经前复查阴道分泌物，若症状持续存在或诊断后 2 个月内复发者，需要再次复诊。

97. E 急性胆管炎患者疼痛由结石下移嵌顿于胆总管下端或壶腹部，导致胆总管平滑肌或 Oddi 括约肌痉挛，表现为剑突下或右上腹刀割样绞痛，呈阵发性发作（不选 A、D），或持续性疼痛阵发性加剧（不选 B），可向右肩或背部放射（不选 C）。胆道蛔虫病的典型表现为突发上腹剑突下钻顶样剧烈绞痛（选 E）。

98. E 患者术前的护理问题包括：“营养失调　与食欲减退、感染等有关”（不选 A）；“疼痛　与感染、结石嵌顿等有关（不选 B）”；“皮肤完整性受损　与黄疸引起瘙痒致患者抓挠有关”（不选 C）；“焦虑　与胆道疾病病情反复发作、对手术担忧等有关”（不选 D）。

99. A 回盲部肿瘤最常见的症状为腹痛，常伴有腹泻、食欲减退，常有间歇性柏油样便或血便，病变部位可见腹部肿块，因肿瘤压迫可造成机械性肠梗阻，腹部 X 线检查可见气胀肠袢和气液平面（选 A）。回盲部结核多有低热、盗汗等结核病的全身症状（不选 B）。克罗恩病主要表现为右下腹或脐周痛、腹泻、体重下降等（不选 D）。回盲部肠套叠的三大典型症状是腹痛、血便、腹部肿块（不选 E）。

100. B 肠道肿瘤切除患者术前 3 天进少渣半流质饮食，术前 2 天进无渣流质饮食，有肠梗阻者应禁食、补液。术前 1 天禁食，以减少大便（选 B）。术前 3 天口服新霉素或甲硝唑，同时加服维生素 K（不选 A、E）。术前 3 天每晚口服缓泻药如液状石蜡或硫酸镁，术前 1 天晚及术晨清洁灌肠（不选 C）。术晨置胃管（不选 D）。